イラストでわかる

高齢者の
生活機能向上支援

地域ケアでの実践と手法の活用

編著 ● 山田 実 筑波大学准教授

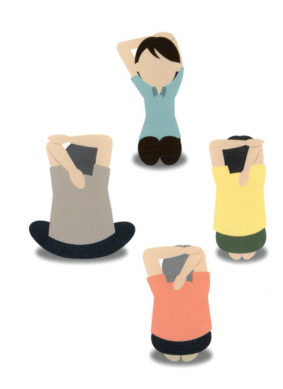

文光堂

■執筆者一覧 （執筆順）

山田　　実	筑波大学人間系	
神園明希子	管理栄養士	
飛山　義憲	東京工科大学医療保健学部理学療法学科	
上村　一貴	富山県立大学教養教育	
紙谷　　司	京都大学医学部附属病院臨床研究教育・研修部	
永井　宏達	兵庫医療大学リハビリテーション学部理学療法学科	
篠原　　淳	筑波大学大学院人間総合科学研究科	
木村　鷹介	JCHO 東京新宿メディカルセンターリハビリテーション室	
筧　　智裕	牛久愛和総合病院リハビリテーションセンター	
板垣　篤典	心臓血管研究所付属病院心臓リハビリテーション室	
石山　大介	聖マリアンナ医科大学東横病院リハビリテーション室	
阿部　祐樹	季美の森リハビリテーション病院リハビリテーション科	
西尾　尚倫	埼玉県総合リハビリテーションセンター理学療法科	
國枝　洋太	東京都済生会中央病院認知症疾患医療センター	

序

　2025年という大きな節目の年を前に，改めてセラピストによる地域リハビリテーションへの参画に大きな期待が寄せられています．この拡大する需要に対し，十分に応えるためには，世に溢れるさまざまな情報を取捨選択し，有益な情報を整理しておくことが必要になります．

　"地域"には老年症候群と称される，フレイル，サルコペニア，ロコモティブシンドローム，認知機能低下，うつ，転倒などの種々の機能低下をベースに，各種疾病に罹患しているケースも多く含まれます．さらに，これに加えて居住環境などが生活機能に影響するなど，その臨床像は言うまでもなく複雑です．しかし，"地域"の現場は，医療施設のように十分に整った設備環境で，十分な対象者情報に満たされた環境とはいえません．むしろ不十分な設備環境で，さらに対象者に対する情報も不十分という，決して恵まれた環境ではないなかで，セラピストとして最大限の専門性を発揮することが求められています．この高い難易度の要求に対し，より高次なレベルで応えるためには，種々の領域のエビデンスを把握し，それらを実践できる応用力が必要になります．

　このような，「限られた資源」，「限られた情報」，「限られた時間」という"地域"の現場でのセラピストの可能性を高めるため，研究者からのエビデンスに基づく視点と，臨床家による実践に基づく視点を融合させ，"地域"で活用できる情報をまとめたのが本書です．本書では，前半部分に各種老年症候群に対する基礎的情報や対応方法を，そして後半部分では高齢者で罹患していることの多い各種疾病への情報をまとめました．特に，評価や治療プログラムについては，現場のセラピストが実践している工夫を数多く紹介することで，特別な機器がない環境下であっても適切なアセスメント・トレーニングが提供できることを目指しました．

　また，本書の特徴として，左側ページに文章，右側ページに図を掲載し，一つのテーマが見開きページで完結する構成にしています．さらに，用語解説(Terms)や小窓のコラム記事(Knack & Pitfalls, One Point Advice, TOPICS)を掲載することで，印象に残りやすい内容となっています．これらは，忙しい臨床業務のなかでも，何度も見直して活用していただきたいという制作者一同の思いが詰まったもので，「パッと」復習できる，「サッと」確認できる形にしました．

　地域包括ケア時代において，本書が地域で活躍するセラピストの参謀となり，高齢者の生活機能向上の一助となることを期待しています．

2017年4月

山田　実

イラストでわかる　高齢者の生活機能向上支援

目次

1部　老年症候群の要点と評価・介入手法

I　フレイル

1　フレイルとは・山田　実 ―――――――――――――――――― 2
2　フレイルの判定方法・山田　実 ――――――――――――――― 4
3　加齢に伴う運動機能低下・山田　実 ――――――――――――― 6
4　フレイルに対する運動介入・山田　実 ―――――――――――― 8
5　フレイルに対する栄養介入・山田　実 ―――――――――――― 10
　　フレイルに対するレシピ①　オイルサーディン丼／神園明希子, 山田　実　**12**
　　フレイルに対するレシピ②　焼きはんぺん／神園明希子, 山田　実　**13**

II　サルコペニア

1　サルコペニアとは・山田　実 ――――――――――――――― 14
2　サルコペニアの簡易的判定方法・山田　実 ―――――――――― 16
3　サルコペニアと骨粗鬆症・認知機能低下・山田　実 ――――――― 18
4　サルコペニアと慢性疾患・山田　実 ――――――――――――― 20
5　サルコペニアに対する運動介入・山田　実 ―――――――――― 22
6　サルコペニアに対する栄養介入・山田　実 ―――――――――― 24
　　サルコペニアに対するレシピ①　お豆たっぷりスープ／神園明希子, 山田　実　**26**
　　サルコペニアに対するレシピ②　和風ミルクリゾット／神園明希子, 山田　実　**27**

III　ロコモティブシンドローム

1　ロコモとは・飛山義憲 ―――――――――――――――――― 28
2　ロコモの判定方法・飛山義憲 ―――――――――――――――― 30
3　ロコモの原因・飛山義憲 ――――――――――――――――― 32
4　ロコモに対する運動介入・飛山義憲 ――――――――――――― 34
5　ロコモに対する栄養介入・山田　実 ――――――――――――― 36
　　ロコモに対するレシピ①　つみれのスープ（牛乳風味）／神園明希子, 山田　実　**38**
　　ロコモに対するレシピ②　しらすチーズトースト／神園明希子, 山田　実　**39**

IV　認知症

1　認知症とは・上村一貴 ―――――――――――――――――― 40
2　認知症の危険因子・上村一貴 ―――――――――――――――― 42
3　認知症の症状・上村一貴 ――――――――――――――――― 44
4　認知症の検査・上村一貴 ――――――――――――――――― 46

5 認知症予防のための運動介入・上村一貴 ───── 48
6 認知症予防のための栄養介入・山田 実 ───── 50
　認知症に対するレシピ　さばカレー／神園明希子, 山田 実　**52**
　[COLUMN] エネルギーを簡単プラス／神園明希子, 山田 実　**53**

V 疲労感・うつ・自己効力感

1 メンタル要因の低下・紙谷 司 ───── 54
2 疲労感の評価と対策・紙谷 司 ───── 56
3 うつの評価と対策・紙谷 司 ───── 58
4 自己効力感の評価・紙谷 司 ───── 60
5 メンタル要因の運動への影響・紙谷 司 ───── 62
6 メンタル要因を有する高齢者に対する運動介入・紙谷 司 ───── 64
7 メンタル要因のための栄養介入・山田 実 ───── 66
　メンタル要因に対するレシピ①　手巻き寿司／神園明希子, 山田 実　**68**
　メンタル要因に対するレシピ②　ぜいたく納豆／神園明希子, 山田 実　**69**

VI 転　倒

1 高齢者における転倒とは・山田 実 ───── 70
2 転倒の要因・山田 実 ───── 72
3 転倒への対策・山田 実 ───── 74
4 転倒予防のための運動介入・山田 実 ───── 76
5 転倒予防のための栄養介入・山田 実 ───── 78
　転倒予防に対するレシピ　オイルサーディンとチーズのサンドウィッチ／神園明希子, 山田 実　**80**
　[COLUMN] タンパク質・カルシウム・ビタミンDを簡単プラス／神園明希子, 山田 実　**81**

2部　実践に必要な手法とその活用

VII 機能評価

1 筋力の評価・永井宏達 ───── 84
2 筋量・筋質の評価・山田 実 ───── 86
3 移動能力の評価・永井宏達 ───── 88
4 バランス能力の評価・永井宏達 ───── 90
5 身体活動量の評価・永井宏達 ───── 92
6 姿勢の評価・永井宏達 ───── 94
7 IADLの評価・永井宏達 ───── 96

イラストでわかる　高齢者の生活機能向上支援

目次

8	社会活動の評価・永井宏達	98
9	栄養状態の評価・山田　実	100
10	口腔機能の評価・永井宏達	102

VIII 機能トレーニング

1	筋力トレーニング・山田　実	104
2	バランストレーニング・永井宏達	106
3	ストレッチ・永井宏達	108
4	敏捷性トレーニング・永井宏達	110
5	有酸素運動としてのウォーキング・永井宏達	112
6	レジスタンス運動としてのウォーキング・山田　実	114
7	デュアルタスクトレーニング・山田　実	116

IX 介護予防領域における各種疾患への対応

1	骨　　折 ―評価のポイント・篠原　淳	118
	骨　　折 ―介入のポイント・篠原　淳	120
2	骨粗鬆症 ―評価のポイント・篠原　淳	122
	骨粗鬆症 ―介入のポイント・篠原　淳	124
3	変形性関節症 ―評価のポイント・木村鷹介	126
	変形性関節症 ―介入のポイント・木村鷹介	128
4	関節リウマチ ―評価のポイント・筧　智裕	130
	関節リウマチ ―介入のポイント・筧　智裕	132
5	脊柱管狭窄症 ―評価のポイント・篠原　淳	134
	脊柱管狭窄症 ―介入のポイント・篠原　淳	136
6	慢性腰痛 ―評価のポイント・木村鷹介	138
	慢性腰痛 ―介入のポイント・木村鷹介	140
7	頚　椎　症 ―評価のポイント・筧　智裕	142
	頚　椎　症 ―介入のポイント・筧　智裕	144
8	慢性腎臓病 ―評価のポイント・板垣篤典	146
	慢性腎臓病 ―介入のポイント・板垣篤典	148
9	高血圧症 ―評価のポイント・板垣篤典	150
	高血圧症 ―介入のポイント・板垣篤典	152

10	心不全 —評価のポイント・石山大介	154
	心不全 —介入のポイント・石山大介	156
11	虚血性心疾患 —評価のポイント・板垣篤典	158
	虚血性心疾患 —介入のポイント・板垣篤典	160
12	糖尿病 —評価のポイント・石山大介	162
	糖尿病 —介入のポイント・石山大介	164
13	慢性閉塞性肺疾患 —評価のポイント・石山大介	166
	慢性閉塞性肺疾患 —介入のポイント・石山大介	168
14	がん —評価のポイント・阿部祐樹	170
	がん —介入のポイント・阿部祐樹	172
15	脳卒中 —評価のポイント・木村鷹介	174
	脳卒中 —介入のポイント・木村鷹介	176
16	パーキンソン病 —評価のポイント・西尾尚倫	178
	パーキンソン病 —介入のポイント・西尾尚倫	180

X 現場の対応

1	住宅環境・筧 智裕	182
2	社会参加・筧 智裕	184
3	介護予防事業・山田 実	186
4	介護予防の実際・山田 実	188
5	熱中症・石山大介	190
6	肺炎・國枝洋太	192
7	血液透析・筧 智裕	194
8	在宅酸素療法・石山大介	196
9	アンドロゲン抑制療法・木村鷹介	198

文献	200
索引	212

老年症候群の要点と評価・介入手法

- **I** フレイル
- **II** サルコペニア
- **III** ロコモティブシンドローム
- **IV** 認知症
- **V** 疲労感・うつ・自己効力感
- **VI** 転倒

I フレイル

キーワード フレイル　要介護　負の循環

1 フレイルとは

フレイルの定義

フレイルとは，加齢に伴って生理的予備能が低下することにより，種々のストレスに対する脆弱性が亢進した状態である[1]．つまり，要介護と健常の中間的な状態のことを指し，近い将来，要介護状態や死亡に至るリスクが高いと考えられている．一方で，このフレイルな状態であれば，適切な介入によって健常な状態へと改善することも可能と考えられている．なお，図1に示すように，フレイルからプレフレイル，プレフレイルからロバストへは階段がついているが，フレイルから要介護には階段がなく，要介護状態になってしまうと，健常な状態へと改善することは難しいと考えられている．

また，フレイルでは，多疾患罹患者や多剤服用者などが多く含まれ，転倒や入院のリスクも高いことが知られている．地域在住高齢者において2種類以上の疾病罹患者割合を調べると，ロバストでは18％だったのに対し，フレイルでは59％が複数疾患を有していた．同様に，5剤以上の多剤服用者は，ロバストの12％，フレイルの50％で認められている（図2）[2]．多疾患罹患や多剤服用も種々のストレスに対する脆弱性を亢進させる要因となるため，フレイル者では心身機能の低下のみならず，多疾患罹患や多剤服用といった影響を受けることで，転倒，入院，要介護，死亡などへのリスクが高まることになる[3]．

フレイルの要素

フレイルには，身体的フレイル，心理・精神的フレイル，社会的フレイルの3つの側面があり，それぞれが複雑に関連し合いながら全身の脆弱性を亢進させる（図3）．身体的フレイルとは，いわゆる運動器の機能低下のことを意味し，ロコモティブシンドロームやサルコペニアなども含まれる．また，心理・精神的フレイルには軽度認知機能障害（mild cognitive impairment：MCI）や老年性のうつなどが含まれる．そして，社会的フレイルには閉じこもりなどが含まれることになる．

フレイルへの対策イメージ

各要素が歯車様に複雑に絡み合っているフレイルに抵抗するためには，どれか1つの要素でも逆回転（≒改善）させることが重要である．身体機能を高められれば，少しずつ身体活動量も増加し，認知・精神機能へも好影響を及ぼすことになる．そして，このような状態を継続させることによって，要介護状態を遠ざけ，健常を手繰り寄せることになる．

Knack & Pitfalls　フレイルの負の循環のイメージ（図4）

下肢筋力低下（≒身体的フレイル）が認められる75歳の高齢男性（Aさん）を例に挙げる．Aさんは，下肢の筋力低下が認められるものの，毎日，徒歩15分程度の距離にある駅前のスーパーに行き，孫のためにお菓子を購入することを楽しみにしていた．しかし，ある日，スーパーの入り口付近で転倒してしまう．幸い，骨折や頭部外傷などは伴わなかったものの，「また転倒してしまうのではないか？」，「今度はもっとひどい外傷を伴ってしまうのではないか？」という恐怖感が出現し，Aさんは日課にしていた買物を控えるようになってしまった．それどころか，買物以外の外出も制限するようになり，結果的に閉じこもり状態（≒社会的フレイル）になり，身体活動量は著しく減少することになった．このような非活動的な状態が継続することにより，認知機能低下や精神機能低下（≒心理・精神的フレイル）を引き起こすことになる．このようなフレイルの負の連鎖は雪だるま式に膨れ上がり，要介護状態を引き寄せることになってしまう．

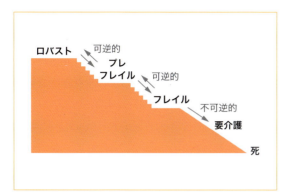

図1 フレイルの可逆性

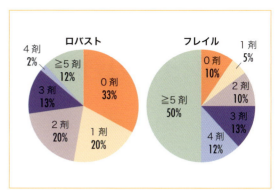

図2 フレイルと服薬数（文献2）より引用）

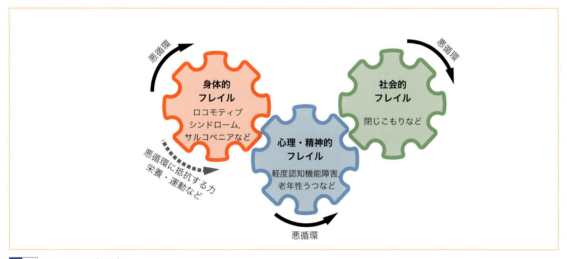

図3 フレイルの各要素

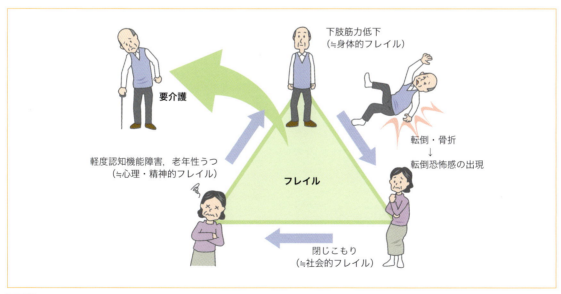

図4 フレイルの悪循環

（山田　実）

I フレイル

キーワード CHS　フレイル質問紙　チェックリスト

2 フレイルの判定方法

Friedらによる CHS の判定方法

　フレイルは国際的にも着目されている用語であることから，世界中でいくつかの判定基準が報告されている．なかでも国際的に広く用いられているのが，Friedらが Cardiovascular Health Study（CHS）によって開発したフレイルの尺度である[1]．CHSの尺度は，①体重減少，②活力減少，③活動量減少，④握力低下，⑤歩行速度低下の5項目によって構成され，3項目以上該当でフレイル，1～2項目該当でプレフレイル（フレイル予備軍）と判定する．この内容は身体的フレイルに偏っているものの，簡便に計測可能という利点を有していることから，2001年の報告以後，世界中の数多くの研究者がCHSの尺度を用いて調査を実施している．しかしながら，各研究者によって翻訳内容が異なることや，国によって基準値などを修正していることから，CHSそのものを利用しているというよりは，あくまで5つの構成要素の利用に留まっているといえる．わが国でも，ShimadaらがCHSの基準に準じた調査を行い，地域在住高齢者の約10％でフレイルが認められることを報告している[2]．**表1**に，日本版CHS尺度（J-CHS）として推奨されている内容を示す．

フレイル・インデックスによる判定方法

　前述のCHSの尺度は簡便に計測可能であるものの，握力や歩行速度という実際の計測が必要となる項目が含まれている点で制約がある．そこで，二者択一形式の5項目の質問からなるフレイル・インデックス（フレイル質問紙）を紹介する．これは，CHSを踏襲するかたちで開発されたもので，①体重減少，②活力減少，③活動量減少，④記憶力低下，⑤自覚的歩行速度遅延で構成され，CHSと同様に3項目以上該当でフレイル，1～2項目該当でプレフレイル（フレイル予備軍）と判定する（**表2**）．フレイル・インデックスを用いたフレイル有病率の調査では，地域在住高齢者の約13％でフレイルが認められることが示されている[3]．

基本チェックリストによる判定方法

　厚生労働省が，要介護リスクの高い高齢者を抽出するために使用を推奨している基本チェックリストも，フレイルのスクリーニングに有用である（**表3**）．基本チェックリストは，手段的日常生活活動（activities of daily living：ADL）に関する5項目，運動機能に関する5項目，栄養状態に関する2項目，口腔機能に関する3項目，閉じこもりに関する2項目，認知機能に関する3項目，うつに関する5項目の計25項目で構成される質問紙である．このうち，8項目以上該当でフレイルとされる[4]．

> **One Point Advice**
> **質問紙調査と実測調査**
> 　理学療法士や作業療法士などのセラピストでなくても，握力や歩行速度といった簡便な身体機能であれば容易に測定可能である．しかしながら，これらを実施する場合には測定者や測定場所を確保する必要があり，そのため，地域でフレイルのスクリーニングを行う場合には質問紙調査のほうが汎用性が高い．なお，病院などでフレイル判定を行う場合には，握力や歩行速度を含むCHSのほうが有用である．

> **Terms　予備能とは**
> 個々が有する最大能力と，通常使用している能力の差のことを予備能という．加齢に伴って，予備能が低下することが知られている．

> **Terms　フレイル，プレフレイル，ロバストとは**
> フレイルはあくまで要介護の前段階であり，健常の一部である．そのため，健常の内訳として，フレイル，フレイルの前段階を示すプレフレイル，そして剛健（とても元気）を意味するロバストの3つがある．

表1　J-CHS

体重減少
【質問】6か月間で，2〜3 kg以上の体重減少がありましたか

活力減少
【質問】（ここ2週間）わけもなく疲れたような感じがしますか

活動量減少
【質問】軽い運動・体操を1週間に何日くらいしていますか
【質問】定期的な運動・スポーツを，1週間に何日くらいしていますか
（いずれもしていないで該当）

握力低下
握力（男性26 kg未満，女性18 kg未満）

歩行速度低下
歩行速度（1.0 m/秒未満）

```
0：ロバスト
1〜2：プレフレイル
3〜5：フレイル
```

（佐竹昭介ほか：フレイルの進行に関わる要因に関する研究（25-11），長寿医療開発研究費 平成26年度 総括報告書 http://www.ncgg.go.jp/ncgg-kenkyu/documents/25-11.pdf より引用改変）

表2　フレイル・インデックス

体重減少
【質問】6か月間で，2〜3 kg以上の体重減少がありましたか

活力減少
【質問】（ここ2週間）わけもなく疲れたような感じがしますか

活動量減少
【質問】ウォーキングなどの運動を週に1回以上していますか

記憶力低下
【質問】5分前のことが思い出せますか

自覚的歩行速度遅延
【質問】以前に比べて歩く速度が遅くなってきたと思いますか

```
0：ロバスト
1〜2：プレフレイル
3〜5：フレイル
```

（文献3）より引用）

表3　基本チェックリスト

カテゴリ	No.	質問内容	回答	
手段的ADL	1	バスや電車で1人で外出していますか	0. はい	1. いいえ
	2	日用品の買物をしていますか	0. はい	1. いいえ
	3	預貯金の出し入れをしていますか	0. はい	1. いいえ
	4	友人の家を訪ねていますか	0. はい	1. いいえ
	5	家族や友人の相談にのっていますか	0. はい	1. いいえ
運動	6	階段を手すりや壁をつたわらずに昇っていますか	0. はい	1. いいえ
	7	椅子に座った状態から何もつかまらずに立ち上がっていますか	0. はい	1. いいえ
	8	15分くらい続けて歩いていますか	0. はい	1. いいえ
	9	この1年間に転んだことがありますか	1. はい	0. いいえ
	10	転倒に対する不安は大きいですか	1. はい	0. いいえ
栄養	11	6か月間で2〜3 kg以上の体重減少がありましたか	1. はい	0. いいえ
	12	身長　　cm 体重　　kg（BMI＝　　）*		
口腔	13	半年前に比べて固いものが食べにくくなりましたか	1. はい	0. いいえ
	14	お茶や汁物などでむせることがありますか	1. はい	0. いいえ
	15	口の渇きが気になりますか	1. はい	0. いいえ
閉じこもり	16	週に1回以上は外出していますか	0. はい	1. いいえ
	17	昨年と比べて外出の回数が減っていますか	1. はい	0. いいえ
認知	18	周りの人から「いつも同じことを聞く」などの物忘れがあると言われますか	1. はい	0. いいえ
	19	自分で電話番号を調べて，電話をかけることをしていますか	0. はい	1. いいえ
	20	今日が何月何日かわからないときがありますか	1. はい	0. いいえ
うつ	21	（ここ2週間）毎日の生活に充実感がない	1. はい	0. いいえ
	22	（ここ2週間）これまで楽しんでやれていたことが楽しめなくなった	1. はい	0. いいえ
	23	（ここ2週間）以前は楽にできていたことが今はおっくうに感じられる	1. はい	0. いいえ
	24	（ここ2週間）自分が役に立つ人間だと思えない	1. はい	0. いいえ
	25	（ここ2週間）わけもなく疲れたような感じがする	1. はい	0. いいえ

＊ BMI＝体重（kg）÷身長（m）÷身長（m）が18.5未満の場合に該当とする．（介護予防マニュアル平成24年改訂版．厚生労働省ホームページ http://www.mhlw.go.jp/topics/2009/05/dl/tp0501-1_1.pdf より引用改変）

（山田　実）

I フレイル

キーワード 筋力 骨格筋量 運動機能

3 加齢に伴う運動機能低下

加齢に伴う骨格筋機能の変化

　加齢に伴って，骨格筋量，筋力，それに運動機能は低下する．これら骨格筋機能は，おおむね40～50歳以降は直線的に低下することが知られている[1～6]．また，筋力低下と骨格筋量減少の推移を比較すると，筋力低下のほうが早期に生じることが示されており，筋力低下に追従するように骨格筋量の減少が認められる（**図1**）[7,8]．

　Morleyらが報告したレビューによると，加齢に伴う筋力低下と骨格筋量減少に影響を及ぼす因子は必ずしも同じではない[9]．これによると，両者に共通する因子としては，①身体活動量減少，②テストステロン減少，③アテローム性動脈硬化，④炎症性サイトカイン増加が，筋力低下のみに関与する因子には，①血中ビタミンD濃度低下，②インスリン抵抗性，③運動単位の減少，④ミトコンドリア機能不全が，骨格筋量減少のみに関与する因子には，①タンパク質摂取量減少，②成長ホルモン・インスリン様成長因子減少，③デヒドロエピアンドロステロン減少，④骨格筋増殖分化因子の減少が，それぞれ挙げられている（**表1**）．つまり，筋力と骨格筋量に関連する因子はやや異なるため，それぞれに応じた対策が求められる．

> **Terms** 炎症性サイトカイン
> サイトカインと総称される生理活性物質の一種で，炎症反応を促進する作用がある．代表的なものに，腫瘍壊死因子（tumor necrosis factor-α：TNF-α）やインターロイキン6（interleukin 6：IL-6）などがある．

> **Terms** デヒドロエピアンドロステロン
> 主に副腎皮質から分泌される性ホルモンの前駆体のことをいう．加齢に伴い分泌量は減少し，種々の老年症候群と関連する．

握力，歩行速度，5回立ち座りテストと予後

　運動機能（握力，歩行速度，5回立ち座りテストなど）は加齢に伴って低下し，同年代と比して低値を示す場合にはADL制限や全死亡との関連性も報告されている．このような関連は，65歳以上の高齢者をベースラインの対象者とした調査で，フォローアップ期間（3～10年間）におけるADL制限や要介護，全死亡との関連が認められているだけでなく（**図2**）[10～14]，中年期をベースラインの対象者とした25～30年間のフォローアップを設けた調査でも，ADL制限や全死亡との関連性が認められている[15,16]．

　握力と歩行速度は，サルコペニアやフレイルの判定基準でも用いられている．握力や歩行速度は簡便に計測可能という点，および中・長期的なハードエンドポイントへの影響が高いという点で，これらの判定基準に採用されている．ただし，注意すべき点として，握力はあくまで全身の筋力の一指標となっているだけであり，決して握力の強化がサルコペニアやフレイルの予防，ADL低下や死亡などのアウトカム改善に直結するわけではない．握力や歩行速度は，あくまでスクリーニングテストとしての意義が強いという点は十分に認識しておく必要がある．

> **Knack & Pitfalls** 体力年齢
> 体力測定などを実施した際に，「何歳相当の体力であるのか（いわゆる体力年齢）？」ということをよく聞かれる．筆者らは，10,000名を超える対象者の身体機能データから，60歳以降にはさまざまな身体機能が加齢に伴い直線的に低下することを把握している．その結果より，表2に示すような回帰式を作成した．測定値をyに代入すればxに年齢が，xに年齢を代入すればyにその年齢の標準値が算出されることになる．この体力年齢がおおむね80歳を超えると，要介護リスクが高いと判断することができる．

3. 加齢に伴う運動機能低下

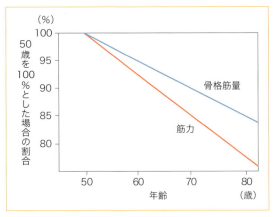

図1 筋力・骨格筋量の加齢変化のイメージ

表1 骨格筋機能低下に関与する因子

共通する因子	筋力低下のみに関与する因子	骨格筋量減少のみに関与する因子
①身体活動量減少 ②テストステロン減少 ③アテローム性動脈硬化 ④炎症性サイトカイン増加	①血中ビタミンD濃度低下 ②インスリン抵抗性 ③運動単位の減少 ④ミトコンドリア機能不全	①タンパク質摂取量減少 ②成長ホルモン・インスリン様成長因子減少 ③デヒドロエピアンドロステロン減少 ④骨格筋増殖分化因子の減少

(文献9)より作成

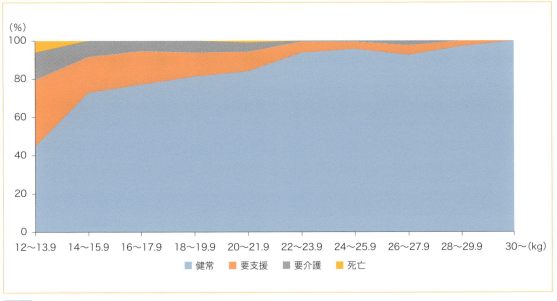

図2 握力と3年後の状態

表2 体力年齢

項目	単位	回帰式	
		男性	女性
10m通常歩行時間	秒	y = 0.1459x − 1.8367	y = 0.2304x − 7.9471
Timed Up and Go test	秒	y = 0.193x − 5.9352	y = 0.2706x − 11.339
ファンクショナルリーチテスト	cm	y = −0.468x + 64.818	y = −0.4771x + 62.017
片脚立位保持時間	秒	y = −0.6957x + 65.372	y = −0.8306x + 75.086
5回立ち座りテスト	秒	y = 0.1175x − 0.0356	y = 0.1772x − 4.5234
握力	kg	y = −0.5193x + 69.699	y = −0.2976x + 42.624

(山田 実)

I フレイル

キーワード　運動　機能レベル　栄養介入の併用

4 フレイルに対する運動介入

フレイルに対する運動介入の効果

　運動介入はフレイルの予防・改善に有用である．フレイルには身体的，心理・精神的，社会的側面があるが，運動介入には身体的および心理・精神的フレイルに対する効果がある．これまでの介入研究によって，運動介入には骨格筋機能を高め運動機能を向上させること[1]，運動機能向上に留まらずADL向上に効果があること[2]，さらに認知機能や精神機能の向上に寄与することなどが示されている（図1）[3]．わが国の介護予防事業でも運動介入（運動教室）は広く実施されている内容であり，健康寿命延伸のための重要な対策方法の一つである．

　フレイル対策として運動介入を実施する場合には，十分な運動量を担保することが重要である．フレイル高齢者に対する運動介入を実施した研究をレビューすると，①介入期間は12週間以上，②介入頻度は週に2～3回，③1回当たりの運動時間は60分程度と設定されている場合が多く，このくらいの運動量は最低限提供すべきと考えられる．なお，わが国の介護予防事業では週に1度の開催頻度としていることが多いが，このような場合には週に1～2回の自主トレーニングを実施するということで運動量を担保させる必要がある．

Terms　介護予防事業
介護予防事業とは，要介護状態にない高齢者に対して，心身機能や生活機能の低下予防を目的に各市区町村が実施する事業のことである．運動教室や栄養教室などの教室開催から普及啓発までさまざまな内容がある．

Terms　健康寿命
健康上の問題がない状態で，日常生活を遂行できる期間のことである．

機能レベルに応じた介入プログラムの考え方

　これまでに実施されたフレイル・サルコペニア関連の介入研究によると，フレイル・サルコペニアの方とそうでない方ではトレーナビリティが異なる結果になっている．つまり，フレイル・サルコペニアの"改善"を目的とするのか，"予防"を目指すのかによって介入プログラムを変更させる必要がある．"改善"を目指す場合（フレイル・サルコペニア高齢者に対しては），運動介入のみでは骨格筋機能の向上効果は不十分であり，栄養介入を併用することが重要となる（図2）．一方，フレイル・サルコペニアの"予防"を目指す場合には（ロバスト高齢者に対しては），運動介入のみであってもある程度の骨格筋機能向上効果は期待できる．これは，フレイル・サルコペニア高齢者の場合には，良好な栄養状態になく日々の栄養摂取状況も不良であるのに対し，ロバスト高齢者の場合には，栄養状態が良好であることに起因している．

Knack & Pitfalls　自主トレーニングの実施

　自主トレーニングのアドヒアランスを高めトレーニングを継続してもらうには，種々の工夫が必要である．例えば，活動量計やスマートフォンのアプリを用いることで運動へのモチベーションが向上する．しかし，このような自己管理型のデバイスだけでは，継続的な運動が困難となるケースも少なくない．そこで筆者らが実践しているのが，カレンダーへの記録と簡単なフィードバックである．週に1回や2週に1回の頻度での運動教室の場合，決して運動量が十分であるとはいえない．そこで，運動記録用のカレンダーを配布し，自主トレーニング実施日に○を付け，運動教室開催日にはそのカレンダーを持参するよう指導する．さらに，指導者はそのチェックを行い，○のある箇所に押印する．このような簡単なチェック・フィードバックだけでも，自主トレーニングのアドヒアランスは向上し，継続性は高まる．もちろん，押印だけでなく，一言コメントを添えるなど，フィードバックの内容を濃くすることでさらに参加者のモチベーションは高まることになる．しかし，フィードバックの充実度に伴い指導者の負担も増加するため，時間やマンパワーを考慮して，指導者にとっても負担が少なく継続しやすいフィードバック内容を選択すべきである．

4. フレイルに対する運動介入

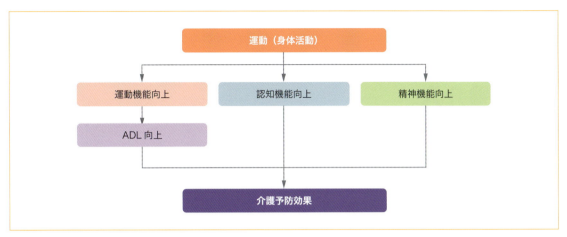

図1 運動の効果

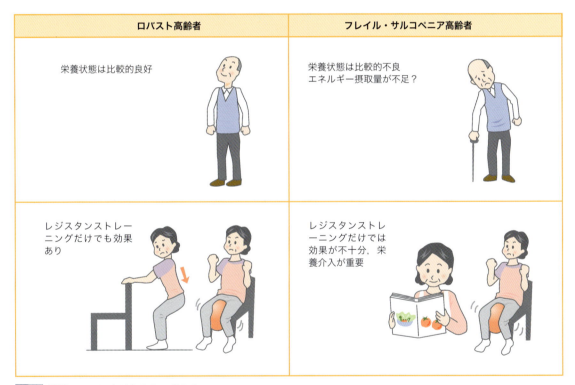

図2 機能レベルに応じた介入の考え方

| TOPICS | 運動介入と併用する栄養介入の有り方 |

　高齢者に対して何らかの介入を実施する場合，主たる機能の向上効果だけでなく，費用対効果についても熟慮しておく必要がある．そのため，ロバスト高齢者のように，運動介入単独でも骨格筋機能向上効果が得られるのであれば，積極的な栄養介入は控えるべきある．一方，フレイル・サルコペニア高齢者のように，運動介入単独では介入効果が期待できない場合には，栄養介入を併用したほうが機能向上効果が得られやすく，栄養介入併用の必要性が高いと考えられる（費用対効果も良好）．

（山田　実）

9

I フレイル

キーワード: タンパク質　アミノ酸　朝食

5 フレイルに対する栄養介入

フレイルと栄養

身体的フレイルは，ロコモティブシンドロームやサルコペニアといった運動器の機能低下を含むことから，骨や骨格筋に影響を及ぼしうる栄養素としてカルシウムやタンパク質の摂取が重要である（図1）．乳製品はカルシウムとタンパク質の両者を含有する食材であり，Lanaらは乳製品の摂取量とフレイル発生との関連性を報告している[1]．ほかにも乳製品摂取には骨格筋量や認知機能との関連性も報告されており[2,3]，身体的フレイルのみならず心理・精神的フレイルへの貢献も期待できる．ただし，乳製品摂取と各種機能障害との関連性を検討した報告の多くは欧米のものであり，その摂取量は日本人のそれとは比較できないほど多い．そのなかで，スペインからの報告は比較的日本人の摂取量に近く，コホート研究において牛乳250 mL/日，ヨーグルト125 mL/日，そしてチーズ40 g/日のいずれかの摂取習慣があればフレイルの発生を抑制しうるとしている[1]．

フレイルに対する栄養介入

フレイル高齢者では，主にタンパク質摂取不良が認められることから，通常の食事にタンパク質を上乗せすることが推奨されている．また，単にタンパク質の摂取量を増やすだけでなく，運動療法と併用することで，骨格筋機能向上効果が期待される．Dideriksenらがまとめたレビューでは，若年者と高齢者のタンパク質摂取量と筋タンパク質合成反応の関係性を示している（図2）[4]．これによると，若年者と高齢者が同等のタンパク質摂取量である場合，若年者で顕著に筋タンパク質合成反応が高くなる．しかし，高齢者であってもタンパク質摂取量を増加させることで，若年者と同等もしくはそれ以上の筋タンパク質合成反応を示すことが可能とされている．つまり，若年者よりも高齢者でタンパク質摂取を促すことが重要であり，サルコペニアやフレイル対策においては不可欠な栄養素であるといえる．

朝食時にタンパク質をプラスする

タンパク質摂取のタイミングについては，いくつかの考え方があるが，最近の研究では朝食時のタンパク質摂取量を増加させていることが多い．この背景には，1日を通して，血中アミノ酸濃度を高いレベルで保持しておくことが望ましいという根拠に基づいている．そもそも，現代の一般的な食習慣では，朝食時のタンパク質摂取量が最も少なく，次いで昼食，そして夕食時に最も多くなる（図3）[5]．このような場合，日中の活動的な時間帯の血中アミノ酸濃度が低くなることになり，筋タンパク質合成反応が制限されることになる．実際，1日トータルのタンパク質摂取量が同等であった場合でも，3食でのタンパク質摂取量がほぼ一定割合摂取できている場合と3食のタンパク質摂取量に偏りがある場合とでは，後者で筋タンパク質合成反応が低くなることが示されている[5]．このようなタンパク質摂取量の偏りは，特にフレイル高齢者で顕著ともいわれている[6]．そのため，タンパク質摂取量が少なくなりがちな朝食時もしくは昼食時にタンパク質摂取を促すことが重要とされている．

> **One Point Advice**
> **アミノ酸摂取のタイミング**
>
> サプリメントとして摂取するようなアミノ酸やタンパク質であれば，運動直後に摂取することが望ましいとされており，筋タンパク質の合成反応が促進することが報告されている．この場合，運動終了後30分以内に摂取することが望ましいとされており，運動終了後1時間以上経過することで筋タンパク質合成反応は顕著に低下することも示されている．

5. フレイルに対する栄養介入

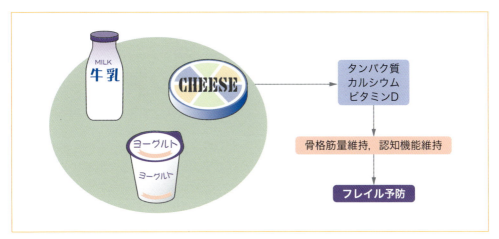

図1 乳製品とフレイル

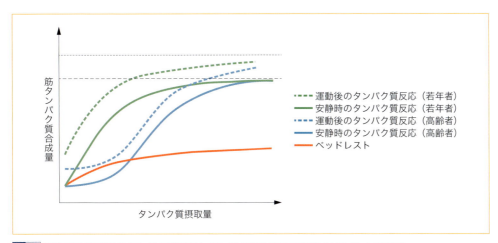

図2 若年者と高齢者のタンパク質摂取とタンパク質合成量の比較（文献4）より引用）

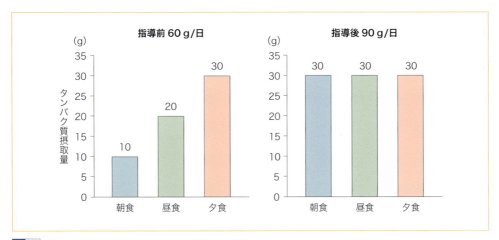

図3 朝食・昼食のタンパク質摂取量を増やす指導
目標は 1.2〜1.5 g/kg/日（体重 60 kg の場合）．

（山田　実）

I　フレイル

フレイルに対するレシピ①

キーワード　タンパク質　ビタミンD　カルシウム

オイルサーディン丼

　オイルサーディンとはいわしの缶詰のことであり，タンパク質，カルシウム，ビタミンDを豊富に含むために，運動機能低下に対して有用な食材である．また，いわしにはn-3系脂肪酸のドコサヘキサエン酸（DHA）やエイコサペンタエン酸（EPA）が多く含まれるのも特徴であり，認知機能低下などにも保護的に作用すると考えられる．梅干しでさっぱりとした味わいのため，食欲不振の際にも食べやすい一品である．

作り方

調理時間 約10分

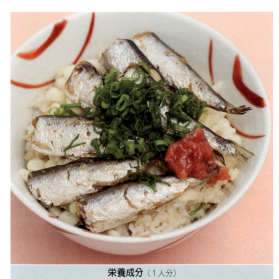

栄養成分（1人分）

エネルギー	タンパク質	カルシウム	ビタミンD
768 kcal	26.7 g	368 mg	7.0 μg

❶ オイルサーディン缶からいわしのみを取り出し，フライパンで焼く．残ったオイルは捨てずにとっておく．

❷ 小ねぎは小口切りにする．梅干しはつぶして種を抜いておく（スーパーによっては，小口切りになった小ねぎが売られている）．

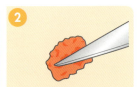

❸ 丼にごはんを盛り，その上に缶詰のオイルとしょうゆをまんべんなくかけ，揚げ玉も加えごはんと和える．

❹ ❸の上にさらに揚げ玉を散らし，いわし，小ねぎ，梅干しをのせる．

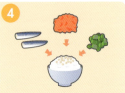

材料（1人分）

- ごはん……………………………………丼1杯分
- オイルサーディン………………………1/2～1缶
- 揚げ玉（なくても可）…………………適量
- 小ねぎ……………………………………適量
- 梅干し……………………………………1～2個
- しょうゆ…………………………………適量

One Point Advice
オイルサーディンを使ってアレンジ

オイルサーディンを用いた料理例としては，ほかにもパスタやサンドウィッチなどがあり，いずれもフレイル対策として有用な一品である．

フレイルに対するレシピ②

キーワード　エネルギー　タンパク質　低脂肪

焼きはんぺん

　はんぺんは，白身魚の身肉，卵白，やまいもで作られており，タンパク質を豊富に含む低脂肪な食材である．ツナにもタンパク質が多く含まれるため，骨格筋機能向上には最適な一品といえる．また，高エネルギーであるため，エネルギー量が不足しがちな朝食や昼食などの一品としてもおすすめである．

作り方

調理時間　約5分

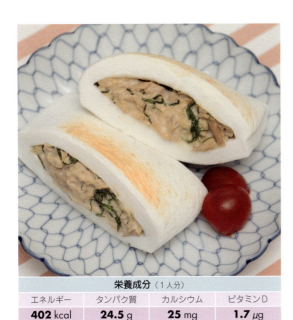

栄養成分（1人分）			
エネルギー	タンパク質	カルシウム	ビタミンD
402 kcal	24.5 g	25 mg	1.7 μg

材料（1人分）
- はんぺん ………………………………… 1枚
- ツナ ……………………………………… 1缶
- 大葉（粗みじん切り）………………… 3枚
- マヨネーズ ………………………… 大さじ1
- こしょう ………………………………… 適量

① ボウルにオイルをよく切ったツナ，大葉，マヨネーズ，こしょうを入れ，混ぜ合わせる．

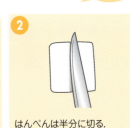

② はんぺんは半分に切る．

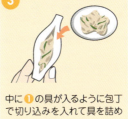

③ 中に①の具が入るように包丁で切り込みを入れて具を詰める．

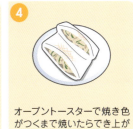

④ オーブントースターで焼き色がつくまで焼いたらでき上がり．

One Point Advice
はんぺんを使ってアレンジ

　はんぺんの中に入れる具材としては，ほかにも「チーズ＋ハム」や「かにかま＋チーズ」，「卵」，「のり＋チーズ」などがあり，さまざまなアレンジが可能．

（神園明希子，山田　実）

II サルコペニア

キーワード 筋タンパク質　メカニズム　判定方法

1 サルコペニアとは

サルコペニアとは

　サルコペニアとは加齢に伴う骨格筋量減少のことであり，近年では，骨格筋量のみならず筋力低下を兼ね備える場合をサルコペニアと定義するようになった[1,2]．サルコペニア者の大腿や下腿断面図のMRI画像などからは，顕著に萎縮した骨格筋が確認できるとともに，肥厚した皮下脂肪や骨格筋内に浸潤した筋内脂肪を確認することができる（図1）．わが国の地域在住高齢者におけるサルコペニアの有病率は15〜20％とされており，実に5人に1人がサルコペニアということになる[3,4]．なかでも，75歳以降でサルコペニア有病割合は高まることがわかっており（一般高齢者におけるサルコペニア有病割合：65〜74歳は約10％，75〜84歳は約30％，85歳以降は約60％），後期高齢者が要介護に至る主要因の一つとも考えられている．

> **Terms** サルコペニア（sarcopenia）
> サルコペニアは，ギリシャ語で筋肉を意味する「サルコ（sarco）」と，喪失を意味する「ペニア（penia）」を組み合わせた造語である．

サルコペニアのメカニズム

　サルコペニアは骨格筋の代謝バランスが崩壊した状態ととらえることができる．骨格筋は筋タンパク質の合成（同化）と分解（異化）を繰り返しており，加齢に伴い筋タンパク質の合成力が低下し分解力が亢進することで骨格筋量は減少する（骨格筋は萎縮する）（図2）．筋タンパク質合成に関与する因子としては，成長ホルモンとしてのインスリン様成長因子1（insulin-like growth factor-1：IGF-1），性ホルモン，ステロイドホルモンとしてのデヒドロエピアンドロステロン（dehydroepiandrosterone：DHEA）などが挙げられ，これらは加齢に伴って血中濃度が低下することが知られている．一方，筋タンパク質分解に関与する因子としては，インターロイキン6（interleukin 6：IL-6）や腫瘍壊死因子（tumor necrosis factor-α：TNF-α）などの炎症性サイトカインや酸化ストレスの亢進などが関与していると考えられ，これらは加齢に伴い増加する．つまり，正常の加齢変化であっても，筋タンパク質合成が制限され分解が亢進した状態となるため，十分な予防策を講じなければ骨格筋は萎縮することになる．

サルコペニアの判定方法

　サルコペニアの診断基準はいまだ明確に定められていないものの，2010年にヨーロッパで，2014年にはアジアで，それぞれワーキンググループによるコンセンサスレポートが報告され，そのなかで診断アルゴリズムも紹介された（図3）[1,2]．これらのコンセンサスレポートでは，いずれも運動機能（筋力）低下と骨格筋量減少の両者を兼ね備える場合にサルコペニアと定義している．なお，アジアのコンセンサスレポートでは，骨格筋量計測の際に生体電気インピーダンス法（bioelectrical impedance analysis：BIA）も推奨されたことで，広く地域在住高齢者におけるサルコペニア判定が可能となった．これまで骨格筋量計測のスタンダードとされていた二重エネルギーX線吸収法（dual-energy X-ray absorptiometry：DXA）は，被曝の影響，コストの影響，装置の可動性の問題などから広範囲にサルコペニア判定を実施することが困難であった．その点，BIAは非侵襲であり，被曝の影響もないため，効果判定などを含めて何度も計測することが可能である．なお，サルコペニア判定のための運動機能測定には，握力と歩行速度が用いられている．

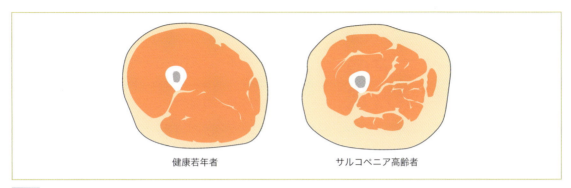

図1 健康若年者とサルコペニア高齢者の筋断面の比較

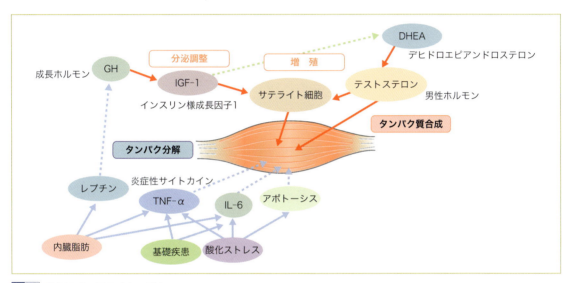

図2 サルコペニアのメカニズム

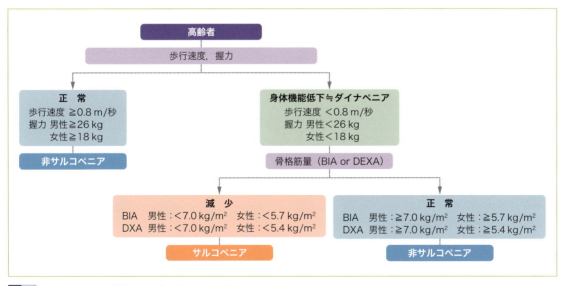

図3 サルコペニアの診断アルゴリズム（文献2）より引用）

（山田　実）

II サルコペニア

キーワード　指輪っかテスト　片脚立位テスト　立ち座りテスト

2 サルコペニアの簡易的判定方法

指輪っかテスト，片脚立位テスト，5回立ち座りテスト

　サルコペニアを簡易的にスクリーニングする方法として，介護予防などの現場においては，「指輪っかテスト」，「片脚立位テスト」，「5回立ち座りテスト」の実施を推奨している．「指輪っかテスト」とは，両手の母指および示指で輪を作り，その輪と下腿最大膨大部とを比較するものである（図1）[1]．指で作った輪が下腿最大膨大部よりも大きければサルコペニアの可能性ありと判断する．このテストは何より簡便性に優れており，わずか数秒で簡便にサルコペニアのスクリーニングが可能である．しかし一方で，肥満者や浮腫では偽陰性になりやすいといったデメリットもある．そこで，「片脚立位テスト」や「5回立ち座りテスト」といったパフォーマンステストとの併用を推奨する．「片脚立位テスト」では，両脚ともに開眼片脚立位の検査を行い，いずれか一側でも8秒未満になるとサルコペニアの可能性が高いと判断する．「5回立ち座りテスト」では，椅子から5回立ち座りを繰り返す時間を計測し，10秒以上要する場合にサルコペニアの可能性ありと判断する．しかし，これらパフォーマンステストも指輪っかテストと同様にデメリットはあり，下肢に疼痛がある場合や前庭系の障害を有する場合には偽陽性になりやすい．そこでこれら3つのテストの併用を推奨している．図2に示すように，2項目以上陽性であればサルコペニアの可能性はかなり高いと判断でき，1項目が陽性の場合にはサルコペニアの可能性あり，すべて陰性の場合にはサルコペニアの可能性は低いと判断している．

　もちろん，これらのテストを併用しても，機器を用いた判定に比べると精度は落ちる．しかし，機器環境が整備されていないうえに，複数の高齢者（多ければ20名程度）のアセスメントを迅速に行うことが求められるような状況下では，このようなスクリーニングテストの組み合わせは非常に有用となる．そして，介護予防などの現場においては，このようにある程度のスクリーニング精度が担保されたアセスメントを用いることで，十分に介入プログラムに反映することができる．

SARC-F

　より簡便にサルコペニアを判定する方法として，SARC-Fという質問調査がある（表1）[2〜4]．SARC-Fは，それぞれstrength（筋力），assistance in walking（歩行介助），rise from a chair（椅子からの立ち上がり），climb stairs（階段上り），falls（転倒）の頭文字をとったものであり，5項目（0〜10点）より構成される質問紙である．4点以上でサルコペニアと判定する．正式な日本語版が出版されておらず，使用は制限つきであるものの，簡便にサルコペニアをスクリーニングできる手段として有用である．

One Point Advice
指輪っかテストが有用な理由

　一般的に骨格筋量を示す指標（≒SMI）は，四肢の骨格筋量を身長（m）の二乗で除した値が用いられる．つまり，身長補正がなされている．指輪っかテストは，自身の手を用いて判定するため，自然と身長補正がなされた状態で下腿の筋の状態を評価していることになり（図3），簡便かつ妥当な方法であるといえる．

TOPICS
サルコペニア

　サルコペニアは，2016年に国際疾病分類（ICD-10）に傷病登録された．そのため，これまではサルコペニアという状態を示す用語であったのが疾病という扱いになり，今後は保険収載に向けての取り組みや治療薬の開発などが促進されるものと考えられている．

2. サルコペニアの簡易的判定方法

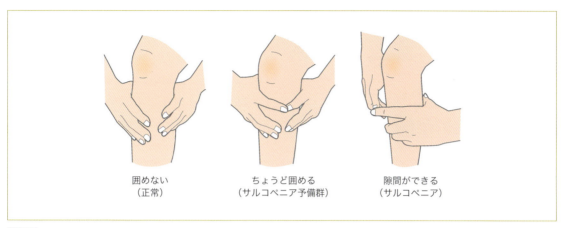

| 囲めない
(正常) | ちょうど囲める
(サルコペニア予備群) | 隙間ができる
(サルコペニア) |

図1　指輪っかテスト（文献1）より作成

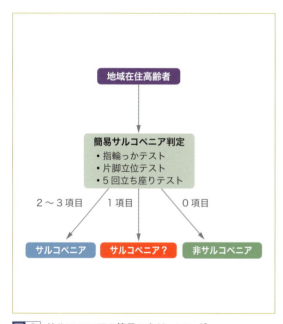

図2　サルコペニアの簡易スクリーニング

表1　SARC-F

項目	質問内容	スコア
Strength	4〜5 kgのものを持ち上げて運ぶのがどのくらい困難ですか？	0：全く困難でない 1：少し困難 2：とても困難・または全くできない
Assistance in walking	部屋の中を歩くのがどのくらい困難ですか？	0：全く困難でない 1：少し困難 2：とても困難・補助具が必要・または全く歩けない
Rise from a chair	椅子やベッドから移動するのがどのくらい困難ですか？	0：全く困難でない 1：少し困難 2：とても困難・または助けがないと移動できない
Climb stairs	階段を10段のぼるのがどのくらいたいへんですか？	0：全く困難でない 1：少し困難 2：とても困難・またはのぼれない
Falls	この1年で何回転倒しましたか？	0：なし（0回） 1：1〜3回 2：4回以上

≧4：サルコペニア．　　　　　（文献4）より引用改変）

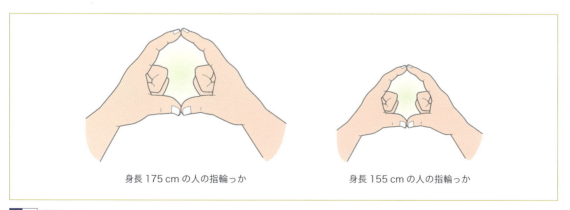

| 身長175 cmの人の指輪っか | 身長155 cmの人の指輪っか |

図3　指輪っか

（山田　実）

II サルコペニア

キーワード　骨粗鬆症　認知機能低下　併存

3 サルコペニアと骨粗鬆症・認知機能低下

サルコペニアと骨粗鬆症

　サルコペニアは代表的な老年症候群の一つであり，その背景因子が骨粗鬆症と類似していることから，両者の併存は比較的高頻度で認められる（図1）．II章-1で述べた筋タンパク質の合成に関与する因子は骨形成に，筋タンパク質の分解に関与する因子は骨吸収にそれぞれ関連するためである．そのため，サルコペニアと骨粗鬆症との関連は，腎不全，心不全，慢性閉塞性肺疾患などに起因する，いわゆる二次性のサルコペニアとは異なる性質をもつ．

　Huoらは，680名の高齢者を対象にサルコペニアと骨粗鬆症の有病調査を実施し，サルコペニアの有病者が345名，骨粗鬆症の有病者は441名，そして両者を併存していた高齢者は258名（37.9％）と報告した[1]．実に，サルコペニア者の約75％で骨粗鬆症が，骨粗鬆症者の約59％でサルコペニアが認められることになる（図2）．また，サルコペニアは骨格筋が，骨粗鬆症は骨が脆弱な状態であるため，前者では転倒を，後者では骨折を誘発しやすいことになる．Huoらの調査では，骨折・転倒の発生割合も調査しており，両者を併存する高齢者で最も転倒・骨折の発生率が高まることを示した[1]．

> **Terms　老年症候群**
> 加齢に伴って生じる心身機能の低下の総称のことであり，主なものに骨粗鬆症，認知機能低下，うつ，転倒，尿失禁などがある．

> **Terms　二次性サルコペニア**
> 二次性サルコペニアとは，加齢以外の原因によるサルコペニアのことであり，種々の疾患，廃用，飢餓などに起因する場合が多い．

サルコペニアと認知機能低下

　サルコペニアは，認知機能低下との関連性も着目されている．認知機能低下も骨粗鬆症との関連と同様に，各々の背景因子が類似しているのがその理由とされる（図3）．また，それだけでなく，相互に負の循環を生じさせることがある．例えば，身体活動量の減少はサルコペニアと認知機能低下の両者を招くことになるが，サルコペニアになれば身体活動量は減少し，認知機能低下によっても身体活動量は減少し，サルコペニアを招く．つまり，どちらか一方の機能が低下することで，もう一方の機能低下を招く可能性が高まる．事実，サルコペニア者では非サルコペニア者と比較して，その後の認知機能低下が著しいことも示されている[2]．それ以外にも，認知機能低下によって食事摂取量が低下することで骨格筋量減少を招くことなども要因の一つと考えられている．

> **TOPICS　ミオスタチン**
> サルコペニアに関連する要因の一つとして，ミオスタチンの関与が挙げられる．ミオスタチンは，筋芽細胞の融合を阻害し，筋線維の発達を調整するタンパク質である．つまり，骨格筋の成長を抑制する作用がある．このミオスタチンが欠損した新生児では，生後直後でも明らかな骨格筋の発達が認められる[3]．通常，ミオスタチンは誰にでも存在するものであるが，加齢に伴い増加することも明らかとなっており[4]，サルコペニアを惹起させる一要因となっている．一方，レジスタンストレーニングによって，ミオスタチンメッセンジャーRNAは減少することも示されており[5]，ミオスタチンの作用を減弱させる点からもレジスタンストレーニングはサルコペニア対策に有用と考えられる．

> **TOPICS　オステオサルコペニア**
> 本文でも示したように，サルコペニアと骨粗鬆症の関連性は強固であり，両者を併存する割合は高い．このことから，近年では，osteoporosis（骨粗鬆症）とsarcopenia（サルコペニア）を組み合わせて，osteosarcopenia（オステオサルコペニア）という造語が使われ始めた．まだ研究者間でも馴染みの薄い用語ではあるが，併存率の高さ，共通する因子の多さなどから，今後，「オステオサルコペニア」という言葉が広く用いられる可能性がある．

図1 サルコペニアと骨粗鬆症

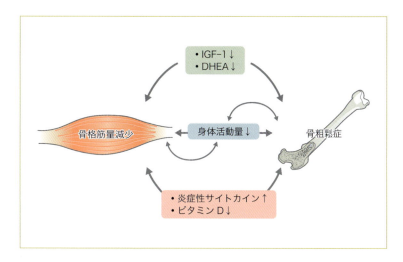

図2 サルコペニアと骨粗鬆症の併存関係（文献1）より作成）

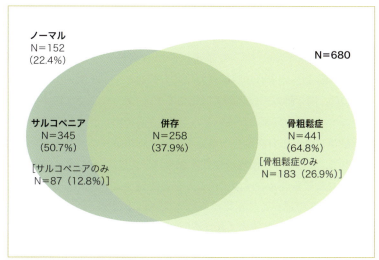

図3 サルコペニアと認知機能低下

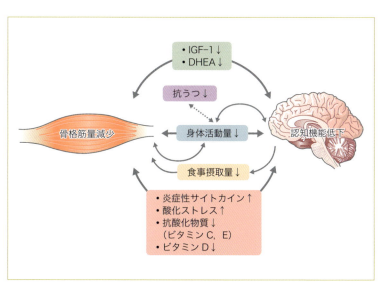

（山田　実）

II サルコペニア

キーワード　慢性疾患　二次性　有病率

4 サルコペニアと慢性疾患

各種慢性疾病との関連

フレイル・サルコペニアの有病率は加齢に伴って増加するが，疾病罹患によっても惹起されやすくなることが知られている．特に，糖尿病，非アルコール性脂肪性肝疾患（NAFLD），慢性腎不全（CKD），心不全，慢性閉塞性肺疾患（COPD）などはフレイル・サルコペニアを誘発しやすい疾病とされる（図1）．いずれの疾病においても共通しているのは，同年齢の一般高齢者に比してフレイル・サルコペニアの有病割合が高いという点，さらに疾患重症度によって有病割合が高まるという点が挙げられる．このような慢性炎症性疾患をベースに，二次的に生じるサルコペニアのことを悪液質とよび，II章-3で述べた骨粗鬆症や認知機能低下によるサルコペニアとは発症メカニズムが異なる．

Terms　非アルコール性脂肪性肝疾患（NAFLD）
肝細胞に中性脂肪が沈着し，肝機能障害を引き起こす疾患のことである．以前は，アルコールによる肝機能障害が多かったが，近年では非アルコール性の肝疾患が増加している．

サルコペニアと各種慢性疾病

糖尿病患者においては，HbA1cの値が高くなることで骨格筋機能が低下すること[1,2]，フレイル有病割合が高まることなどが示されている[3,4]．また，HbA1cの値に関係なく，2型糖尿病患者ではサルコペニア有病率，フレイル有病率が高まることが示されている[5,6]．また，インスリン抵抗性と骨格筋量は相関し[7]，インスリン抵抗性改善薬の使用によって，サルコペニアの進行を遅らせることが可能と考えられている[8]．

NAFLDもサルコペニアを誘発しやすい疾患であり，NAFLD患者のサルコペニア有病率は28.3%とされる[9]．また，脂肪肝の重症度と骨格筋指数は直線関係にあることも示されている[10]．興味深いことに，糖尿病やNAFLDでは骨格筋内脂肪が蓄積されやすく，糖尿病患者においてmuscle density（筋密度）低下や骨格筋内脂肪が増加傾向にあること[11,12]，NAFLDの重度化に伴い筋内脂肪量が増加することが示されている（図2）[13]．

CKD患者においては，糸球体濾過量（GFR）の低下とともにサルコペニア有病率は高まり，GFR≧90 mL/分/1.73 m^2 でサルコペニア有病率は約30%，60～89 mL/分/1.73 m^2 では約40%，そして＜60 mL/分/1.73 m^2 では約60%となる[14]．同様に，GFRの低下に伴いフレイル有病率も高まる傾向にあり，同年代の健常高齢者と比較すると軽度～中等度のCKD患者で約2倍，中等度～高度では約4倍，そして末期腎不全になると約10倍もフレイル有病率が高まることが示されている[15～19]．

心不全患者においては，平均71歳の調査でもサルコペニア有病率が男性で75.5%，女性で35.4%と，ともに一般高齢者に比して顕著に高い有病割合を示している[20]．一般的に，健常高齢者ではtype II線維の減少・萎縮が著しいとされるが，心不全患者やCOPD患者ではそれに加えてtype I線維の減少も著しいと報告されている（図3）[21,22]．さらに，心不全患者においては，骨格筋量と運動耐容能が比例関係にあることも示されており[23]，同じサルコペニアでもやや異なる性質を有していることがうかがえる．

COPD患者においては，平均63歳の調査でもサルコペニア有病率が29.3%[24]，同様に平均67歳の調査でもサルコペニア有病率は39.6%と報告されており[25]，ほかの疾患と同様に高い有病率であることが示されている．COPDに関しては，疾患重症度を示すGOLD（Global Initiative for Chronic Obstructive Lung Disease）分類とサルコペニア有病率との関連性も認められており，重症化するにつれサルコペニア有病率は高まる[20]．

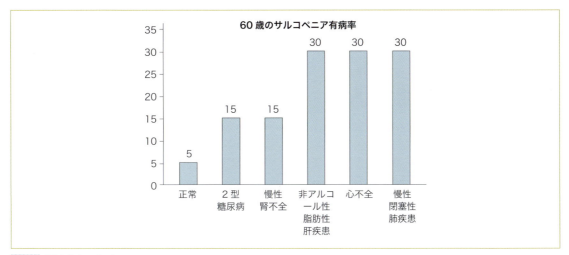

図1 慢性疾患におけるサルコペニア

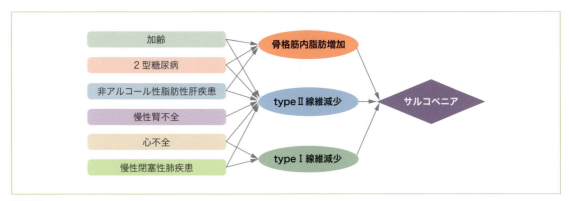

図2 慢性疾患と骨格筋量の変化

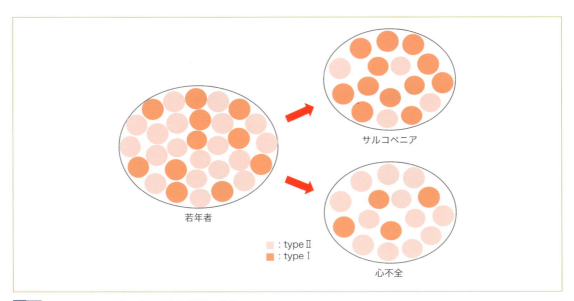

図3 サルコペニアと心不全の骨格筋線維の変化

（山田　実）

II サルコペニア

キーワード　運動　骨格筋量　電気刺激

5 サルコペニアに対する運動介入

サルコペニアに対する運動の貢献度

運動（筋収縮）には，II章-1で述べたインスリン様成長因子1（IGF-1）やデヒドロエピアンドロステロン（DHEA）の血中濃度を高めるような作用があるとともに，抗炎症作用や抗酸化作用があるとされており，運動によって筋タンパク質の合成を促進し分解を抑制することになる．通常，下垂体から分泌された成長ホルモンが肝臓を刺激することでIGF-1が産生されるが，筋収縮によって骨格筋内からもIGF-1が産生され，このIGF-1産生が筋タンパク質の同化促進に寄与する（図1）．それ以外にも，運動には骨格筋表面にあるビタミンDレセプターを増加させるような作用や，ミオスタチンメッセンジャーRNAを減弱させるような作用があるとされており，さまざまな側面より筋タンパク質の合成を促進する作用がある．

サルコペニアに対する運動介入

サルコペニアに対して運動介入を実施する場合にも，十分な量を担保することが重要である．サルコペニア高齢者に対する運動介入を実施した研究をレビューすると，①介入期間は24週間以上，②介入頻度は週に2〜3回，③1回当たりの運動時間は60分程度，④運動介入の内容としてはレジスタンストレーニングを包含すると設定されている場合が多い．なお，レジスタンストレーニングの効果は，"筋力の改善"が早期に生じ，その後に"骨格筋量の増加"となるため，筋力が改善したからといってトレーニングを中断するのではなく，骨格筋量の増加を目指してトレーニングを継続することが重要である．

電気刺激

近年では，サルコペニア予防の一つとして，骨格筋電気刺激が注目されている．Kemmlerらは，2週間に3回の骨格筋電気刺激によるトレーニングを54週間にわたって実施することで，骨格筋量増加および筋力増強効果が得られることを報告している[1,2]．また，Bezerraらは，週に3回の骨格筋電気刺激療法を6週間行うことで，筋力増強効果が得られたことを報告した[3]．もちろん，費用対効果などを考慮した場合，健常高齢者に対しては能動的なレジスタンストレーニングを実施すべきである．しかし，安静臥床が強いられるような場合や転倒リスクが高い場合など，何らかの理由によって能動的なレジスタンストレーニングの実施が難しい場合には，骨格筋電気刺激療法が有用となる可能性がある．

One Point Advice

運動指導

高齢者に対して運動指導を行う場合，理学療法士や作業療法士といったリハビリテーション専門職はどうしても"細かな指示（注意）"をしてしまう．もちろん，細かな指示によって機能向上が得られる場合も多々あるが，高齢者の性格によっては"細かすぎる指示"によって運動が嫌に感じる場合も少なからずある．介護予防の現場では，運動嫌いの方も含まれることから，まずは運動方法が完全に正確でなくても，悪影響がない範囲であれば自由に行ってもらい，"褒める"という対極の指導を行うことも大切である（図2）．

Knack & Pitfalls

運動継続の意義

サルコペニアのみならず，種々の老年症候群の予防・改善を目標に運動を行う場合，何より重要なのは継続することである．運動介入によって運動機能は向上するが，この機能は長続きせず，運動休止によって元に戻ることになる．そのため，12週間や24週間といった一定期間の運動介入を実施する場合には，その期間後に運動を休止してしまうのではなく，可能な範囲で自宅でもトレーニングを継続できるように，教室開催期間中より自主トレーニングを意識した指導を行う必要がある．このような点からも，高齢者にとって馴染みやすく，継続しやすい運動を提供する意義は大きい．

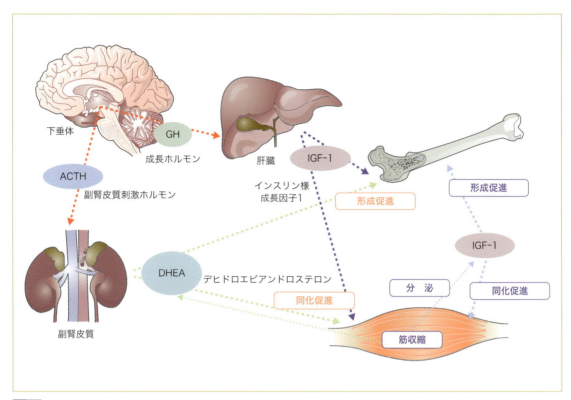

図1 運動によるIGF-1増加

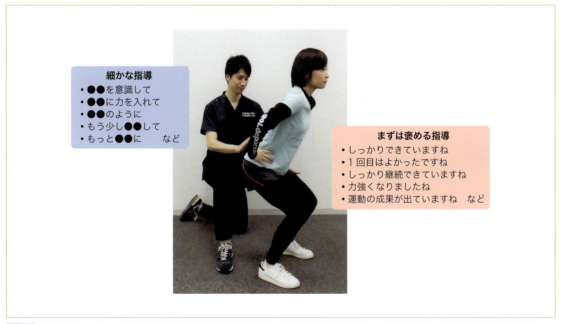

図2 運動指導

(山田 実)

II サルコペニア

キーワード トレーナビリティ　併用介入　骨格筋機能

6 サルコペニアに対する栄養介入

レジスタンストレーニングのトレーナビリティ

運動の効果は機能レベルによって異なる．Churchward-Venneらは，ロバストからフレイルまでの幅広い機能レベルの高齢者にレジスタンストレーニングを実施し，レッグエクステンションやレッグプレスといった筋力指標はほぼ全例で改善が認められたのに対し，type I・II 線維および筋断面積などの骨格筋量の指標は約2/3の高齢者しか増加していないことを示した（約1/3は減少している，図1）[1]．このように，筋力と骨格筋量増加は必ずしもパラレルに推移するわけでなく，一部の高齢者ではイレギュラーに推移（筋力向上，骨格筋量減少）する．この一部のイレギュラーな高齢者こそが，フレイル・サルコペニア高齢者の場合が多く，このような高齢者に対しては，運動単独ではなくタンパク質，アミノ酸などの摂取を併用することが必要になる．

Terms　トレーナビリティ
トレーニングによる効果の現れやすさのことを示す．同じ運動でも個々人によって，効果の現れ方（トレーナビリティ）は異なる．

運動と栄養の併用介入による骨格筋機能向上効果

運動（特にレジスタンス運動）と栄養（特にタンパク質，アミノ酸摂取）の併用介入には，骨格筋機能を向上させる効果がある．これまでに報告された多くの介入研究をレビューすると，おおむね運動と栄養の併用介入には，それぞれ単独の介入と比較して筋力増強効果および骨格筋量増加効果ともに良好であることが報告されている．なお，このような効果は特にフレイル・サルコペニア高齢者に対して有用であり，健常（ロバスト）高齢者に対しては運動単独の場合と比較してそれほど目覚ましい効果は示していない[2]．健常高齢者では通常の食事であっても十分にタンパク質を摂取できており，タンパク質を追加することの効果が認められにくいと考えられる．逆に，フレイル・サルコペニア高齢者では通常の食事だけでは十分にタンパク質を摂取できていないために，タンパク質を追加することの効果が認められている（図2）．

TOPICS　骨格筋内脂肪

サルコペニアは骨格筋量減少を示す病態であるが，骨格筋の加齢変化は単純にボリュームが減少するという現象に留まらない．筋生検を実施した研究によると，加齢に伴ってtype II 線維（速筋）は減少するものの type I（遅筋）は比較的維持されやすいことが示されている[3]．また，各々の筋線維（細胞）の間隙が拡大し，線維化および脂肪沈着がうかがえる[4]（図3）．この骨格筋内の脂肪沈着は，intramuscular adipose tissue（IMAT）などとよばれ，筋力低下を招くことが知られている[5]．CTや超音波を用いた画像では，IMATによって骨格筋の画像が白く写る（高吸収）ことからmuscle density と表現されることもある（図4）[6,7]．IMATやmuscle density を標的とした介入研究は少ないものの，エアロビック運動によって改善する（筋内脂肪が減少する）ことが示されている[8]．

Knack & Pitfalls　筋力増強効果の盲点

本文で示したように，フレイル・サルコペニア高齢者では，レジスタンストレーニングによって筋力増強効果が得られても，骨格筋量が減少している場合がある．このような場合，一時的に筋力が増強しても，短期間で元に戻る（場合によってはさらに低下する）可能性が高く，骨格筋量を増加させておく意義は大きい．筋力と骨格筋量をともに詳細に計測していた場合には，このようなイレギュラーな関係性に気づけるが，臨床現場などでは筋力指標やパフォーマンス指標の計測に留まる場合が多く，骨格筋量の減少に気づかない場合が多い（視覚的に判断できるレベルの減少ではないため）．そのため，特にこのようなイレギュラーな関係性に陥りやすいフレイル・サルコペニア高齢者においては，何らかの形で"量"の測定を実施しておくべきである．

6. サルコペニアに対する栄養介入

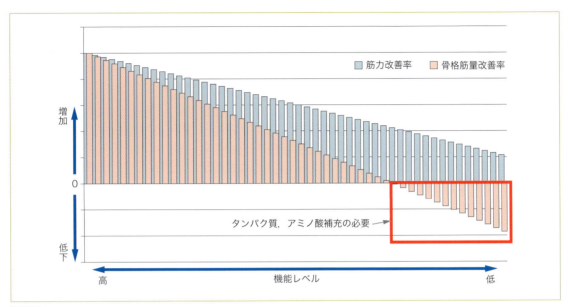

図1 運動の効果

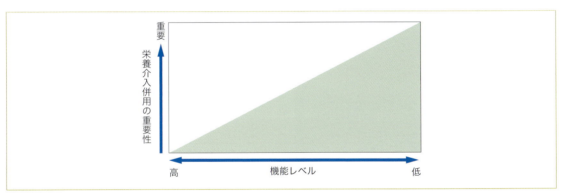

図2 栄養介入併用の重要性

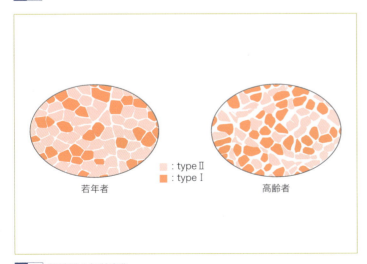

図3 筋線維の加齢変化

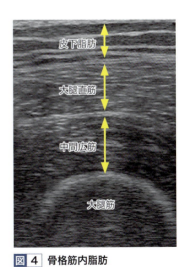

図4 骨格筋内脂肪
65歳の女性，164 cm，51.3 kg．

（山田　実）

25

II サルコペニア

サルコペニアに対するレシピ①
キーワード　タンパク質　カルシウム　ビタミンD

お豆たっぷりスープ

大豆は代表的な植物性タンパク質であり，タンパク質含有量が高い食材である．このように，スープとして栄養価の高いものを摂取するのも有用な手段であり，主食と合わせることでよりサルコペニア対策に有用な一品となる．

作り方

調理時間 約10分

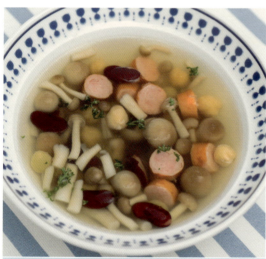

栄養成分（1人分）

エネルギー	タンパク質	カルシウム	ビタミンD
105 kcal	6.0 g	23 mg	1.5 μg

材料（1人分）
- ミックス豆……………………………25 g
- まいたけ………………………………1/4袋
- しめじ…………………………………1/4袋
- ソーセージ……………………………1本
- A
  - ・水……………………………150 mL
  - ・顆粒コンソメ………小さじ3/4強
  - または固形コンソメ………1/3個
  - ・こしょう……………………少々

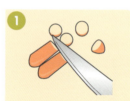

1　ソーセージは1 cmの長さに切る．

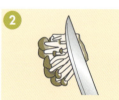

2　しめじは石づきを切り落とす．まいたけは食べやすい大きさにほぐす．

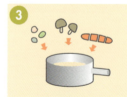

3　鍋にAを入れて煮立て，ミックス豆とまいたけ，しめじ，ソーセージを加えてひと煮立ちさせる．

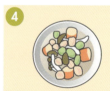

4　こしょうを加えて火を止めでき上がり．

TOPICS　鮭フレークの有効活用

鮭フレークはタンパク質，ビタミンDの含有量が高い便利食品である．もちろん，ごはんにかけるだけでもよいが，パンにのせて，パスタの具材に，冷奴にのせて，卵焼きに混ぜて，など，さまざまなアレンジが可能となる．

サルコペニアに対するレシピ②

キーワード タンパク質 カルシウム 牛乳

和風ミルクリゾット

　ミルクリゾットには牛乳，チーズといった乳製品を用いており，タンパク質，カルシウムを補給することができる．米にもタンパク質は含まれることから，この和風ミルクリゾットによって，タンパク質を8.9g，カルシウムを193mg摂取することが可能である．余ったごはんや，飲みきれない牛乳などを上手く活用できるという点でも，昼食や夕食の一品として推奨できる．

作り方

調理時間 約5分

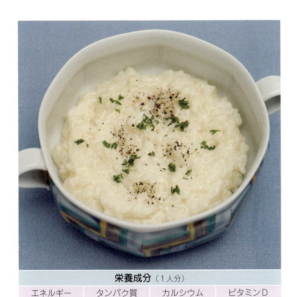

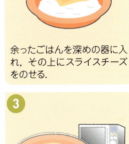

① 余ったごはんを深めの器に入れ，その上にスライスチーズをのせる．

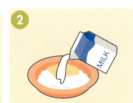

② ごはんの1/3が浸るくらいの牛乳を注ぐ．

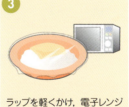

③ ラップを軽くかけ，電子レンジ（500W）で2分30秒加熱する．

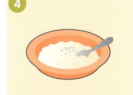

④ ごはんをほぐしながら，仕上げにブラックペッパーを少々，しょうゆで味を整えて，お好みでパセリを散らす．

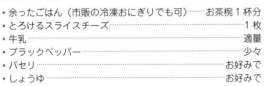

栄養成分（1人分）

エネルギー	タンパク質	カルシウム	ビタミンD
276 kcal	8.9 g	193 mg	0.2 μg

材料（1人分）
- 余ったごはん（市販の冷凍おにぎりでも可）……お茶椀1杯分
- とろけるスライスチーズ……1枚
- 牛乳……適量
- ブラックペッパー……少々
- パセリ……お好みで
- しょうゆ……お好みで

Knack & Pitfalls　高齢者にとってのミルクリゾット

　ごはんに牛乳を注ぐというこのリゾットに対しては，抵抗があるという高齢者も少なくない．しかし，食べると意外とおいしく，また作ってみようという人が多い．しょうゆが上手く味を整えてくれ，和風仕上げになる．

（神園明希子，山田　実）

III ロコモティブシンドローム

キーワード ロコモ 運動器 負の循環

1 ロコモとは

ロコモとは

　人間の身体は骨や関節，筋，神経で構成される「運動器」の働きによって自由に動かすことができる（図1）．これらの運動器はそれぞれ連携して働いており，いずれかが障害されることで身体の自由な動きは妨げられる．このように運動器のいずれか，あるいは複数に障害が起こり，「立つ」，「歩く」といった移動機能が低下した状態を「ロコモティブシンドローム」（以下，ロコモ）とよぶ．

　ロコモは骨粗鬆症や骨折，変形性関節症，脊柱管狭窄症，サルコペニアなど運動器にかかわる疾患・障害を背景にもつ（図2）が，わが国において骨粗鬆症，変形性関節症，脊柱管狭窄症を有する人は予備軍も含めると約4,700万人にも上ると推計されている[1]．また，日本整形外科学会の調査によると，50歳代以上の男女の半数以上がロコモ予備軍に相当すると報告されている[2]．しかし一方で，ロコモに対する全世代の認知度は36.1％と低く[2]，ロコモの認知・理解は重要な課題であるといえる．

ロコモの負の循環

　わが国では高齢者人口の増加に伴い要支援・要介護認定者数も増加しており，高齢者の健康寿命延伸，介護予防などの観点から要支援・要介護を予防することは極めて重要である．平成25年国民生活基礎調査では，要支援・要介護に至る要因として脳血管疾患，認知症，高齢による衰弱が上位を占めているが，これらの要因のうち骨折・転倒や関節疾患など運動器の障害を合算すると，運動器の障害が要因実態の上位を占めることとなる（図3）．そのため，要支援・要介護を予防し，健康寿命を延伸させるうえでロコモという課題に取り組むことは極めて重要である．

　また，ロコモのような移動機能の低下は身体活動量の減少を招く．身体活動量の減少はさらなる移動機能の低下の原因になるだけでなく，認知症や心疾患，がん，脳血管疾患などさまざまな疾患を引き起こすことが知られており，全世界の死亡危険因子の第4位にも挙げられている．そのため，種々の疾患を予防するうえでもロコモという課題を克服し，適切な身体活動量を維持する必要がある．身体活動は，日常生活を営むうえで必要な労働や家事に伴う生活活動と，健康増進や体力向上，楽しみなどの意図をもって余暇時間に計画的に行われる活動から構成され，特に生活活動における活動量を増大させることが身体活動量を増大させるうえで継続しやすいと考えられている．

ロコモの対策イメージ

　ロコモの要因となる変形性関節症や脊柱管狭窄症は突発的に生じるのではなく，関節や脊柱に加齢変化が生じることで発生すると考えられている．これらの疾患は50歳代以降に発症することが多いものの，その背景にある筋肉の減少などは20歳代以降に徐々に生じていることから，若年者においてもロコモを周知させ，予防に向けた取り組みを行っていくことが必要である．

TOPICS　座位時間

　近年では単なる身体活動量の減少だけでなく，特に座位時間が糖尿病や心血管疾患，がんなどの疾患発症リスクおよび死亡率の上昇と関連することが指摘されている．特に，"Sitting is the new smoking"と表現されるように，座位時間が長いことは喫煙と同じくらい健康にとって悪影響であると考えられている．座位時間は一般的な睡眠時間よりも長いことが報告されており，座位時間を減らすことが健康増進のための大きな課題である．これに対し，単に立ち上がり，座位時間を中断させることでも健康増進に有効であることが報告されている．

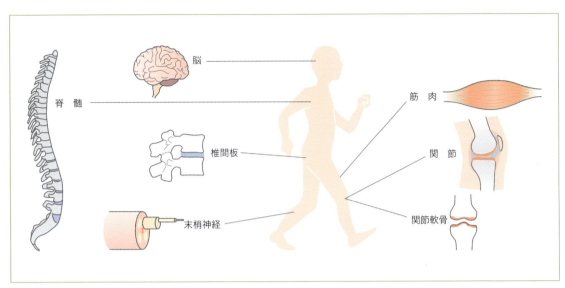

図1 運動器の各パーツ

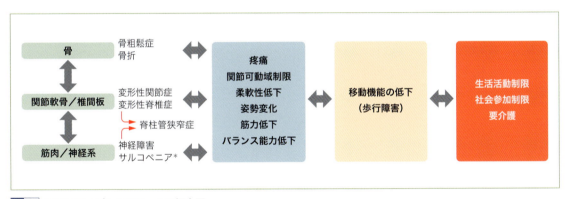

図2 ロコモティブシンドロームの概念図
＊加齢に伴う筋量・筋力の低下のこと．「加齢性筋肉減少症」ともいう．
（日本整形外科学会公認ロコモティブシンドローム予防啓発公式サイト．https://locomo-joa.jp/locomo/01.html より引用）

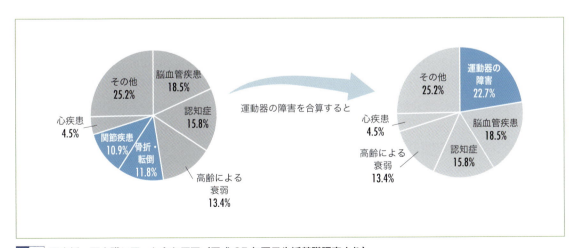

図3 要支援・要介護に至った主な原因（平成25年国民生活基礎調査より）

（飛山義憲）

Ⅲ ロコモティブシンドローム

キーワード 立ち上がりテスト 2ステップテスト ロコモ25

2 ロコモの判定方法

ロコモ度テスト

日本整形外科学会では移動機能を判定する「ロコモ度テスト」を提唱している．ロコモ度テストは下肢筋力を評価する「立ち上がりテスト」（図1），下肢筋力やバランス能力，柔軟性を含めた歩行能力を評価する「2ステップテスト」（図2），痛みや日常生活を評価する「ロコモ25」（図3）の3つのテストから構成される．3つのテストの結果から，移動機能の低下が始まっている状態である「ロコモ度1」，移動機能の低下が進行した状態である「ロコモ度2」に判定される．

立ち上がりテスト

立ち上がりテストでは10 cm，20 cm，30 cm，40 cmの台をそれぞれ用意する．まず40 cmの台に両腕を組んで腰かけ，両脚は肩幅くらいに広げる．下腿はやや前傾させ，反動をつけずに立ち上がり，そのまま3秒間保持する．両脚で立ち上がることができれば，片脚で同様に実施する．上げたほうの脚は膝を軽く曲げておき，反動をつけずに立ち上がり，3秒間保持する．これが可能であれば10 cmずつ低い台に移り，左右とも片脚で立ち上がることができた最も低い台がテスト結果となる．

40 cmの台から片脚で立ち上がることができなかった場合は，両脚で10 cmずつ低い台に移り実施していく．両脚で立ち上がることができた最も低い台がテスト結果である．

2ステップテスト

両足のつま先をスタートラインに合わせる．できる限り大股で2歩歩き，両足を揃えて終了となる．スタートラインから最後に両足を揃えた際のつま先までの距離を測定する．2回実施し，距離が長いほうの記録を採用する．この記録（cm）を身長（cm）で除した値を2ステップ値とし，テスト結果とする．なお，このテストは滑りにくい床でバランスを崩さない範囲で実施するよう留意する．

ロコモ25

ロコモ25は最近1か月間の体の痛みや日常生活での困難なことを尋ねる，25項目からなる質問紙である．各質問は0点から4点の5段階で評価され，点数が小さいほど良い状態を反映する．ロコモ25は日本整形外科学会公認ロコモティブシンドローム予防啓発公式サイトからダウンロード可能である[1]．

テスト結果

立ち上がりテスト，2ステップテスト，ロコモ25の3つのテスト結果のうち，「立ち上がりテストで両脚で20 cmの高さから立ち上がることができない」，「2ステップ値が1.1未満」，「ロコモ25の結果が16点以上」のいずれかに該当する場合はロコモ度2と判定され，痛みが伴う場合は何らかの運動器疾患が発症している可能性があるため整形外科専門医の受診が勧められている．また，「立ち上がりテストでどちらか一方の片脚で40 cmの高さから立ち上がることができない」，「2ステップ値が1.3未満」，「ロコモ25の結果が7点以上」のいずれかに該当する場合はロコモ度1と判定される．

> **Knack & Pitfalls　ロコモ度テスト実施中の注意点**
>
> 立ち上がりテストや2ステップテストは下肢の筋力やバランス能力が要求されるため，これらが低下している場合には転倒の危険性が増大する．そのため，環境設定や検者の位置などに留意し，転倒を防ぎ，より安全に実施できるようにする必要がある．

2. ロコモの判定方法

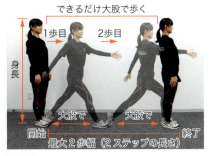

図1 立ち上がりテスト
どちらか一方の片脚で40cmの台から立ち上がることができない場合はロコモ度1，両脚で20cmの台から立ち上がることができない場合はロコモ度2となる．

図2 2ステップテスト
2ステップ値（2歩幅（cm）÷身長（cm））が1.3未満であればロコモ度1，1.1未満であればロコモ度2となる．

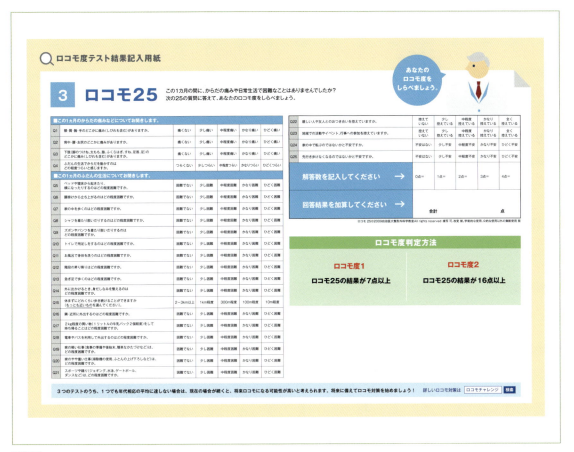

図3 ロコモ25
ロコモ25の結果が7点以上であればロコモ度1，16点以上であればロコモ度2となる．
（文献1）より引用）

（飛山義憲）

III ロコモティブシンドローム

キーワード　骨粗鬆症　変形性関節症　脊柱管狭窄症

3 ロコモの原因

ロコモの原因とは

　ロコモは移動機能の低下の背景に，骨や関節，筋，神経などの運動器の障害を有する．ここでは，ロコモに関連する主要な運動器疾患である骨粗鬆症，変形性関節症，脊柱管狭窄症がどのような要因によって引き起こされるかを説明する．

骨粗鬆症

　骨粗鬆症はわが国の 1,280 万人が罹患する骨疾患であり，脊椎の圧迫骨折や転倒による大腿骨頸部骨折などを引き起こす重大な疾患である．骨密度は 20 歳前後でピークとなり，その後徐々に減少し，50 歳前後から急激に低下する．特に女性は閉経による女性ホルモンの分泌低下が骨密度を低下させるため，男性に比べ骨粗鬆症を発症しやすい（図1）．しかし，このような加齢変化，性別だけでなく，身体活動や運動習慣の不足，不適切な食習慣なども骨密度の低下および骨粗鬆症の発症に関与しており，適度な運動や適切な食習慣により骨粗鬆症を予防することが，ロコモを予防するうえで重要である．

変形性関節症

　変形性関節症とは関節表面を覆う関節軟骨の変性・摩耗により関節に変形や痛みを生じる疾患であり（図2），荷重関節である膝関節，股関節に特に多く，わが国では 2,530 万人が変形性膝関節症に罹患していると推計されている．変形性関節症の発症には遺伝や性別，肥満，職業など多くの要因が関与している．特に加齢による影響は大きく，加齢とともに筋肉が減少し関節への負担が増大すること，長年にわたり関節を使い続けることで関節軟骨が変性・摩耗しやすくなることなどが発症に関係していると考えられている．そのため，適度な運動により加齢による筋肉の減少を防ぎ，肥満などの改善を図ることが発症予防になると考えられる．

脊柱管狭窄症

　脊椎が積み重なってできる脊柱管には脊髄および馬尾神経が走るが，この脊柱管が狭くなることで腰痛や下肢のしびれ，疼痛などさまざまな神経症状が生じるのが脊柱管狭窄症である．脊柱管狭窄症では連続歩行により下肢のしびれや疼痛が生じ歩行困難となるものの，前かがみになって休憩することで再び歩けるようになる間欠性跛行という典型的な症状がみられる（図3）．脊柱管狭窄症は加齢に伴う脊柱管の狭小化だけではなく，変形性腰椎症や変性すべり症などの疾患を背景にもつことが多い．これらの疾患は上述した骨粗鬆症や変形性関節症と密接に関連しており，骨粗鬆症や変形性関節症を予防することが変形性腰椎症や変性すべり症，脊柱管狭窄症の発症を防ぐうえで重要と考えられている．

ロコモの予防

　前述のように，身体活動量の減少や運動習慣の不足，不適切な食習慣や肥満，筋肉の減少などが骨粗鬆症や変形性関節症，脊柱管狭窄症などの運動器疾患を引き起こし，移動機能を低下させることがわかる．ロコモを予防するには，運動器疾患を発症していない段階から身体活動量や運動習慣，食習慣に留意し，運動器の加齢変化を最小限に止めることが不可欠である．

TOPICS　関節軟骨の摩耗

　関節軟骨には血管や神経線維の分布はなく，摩耗し変性した軟骨の自然治癒は起こらないと考えられている．関節軟骨の摩耗防止や再生に効果的な治療法はまだ確立されておらず，現在は人工の関節に置換し疼痛を軽減する人工関節置換術が治療の主流となっている．

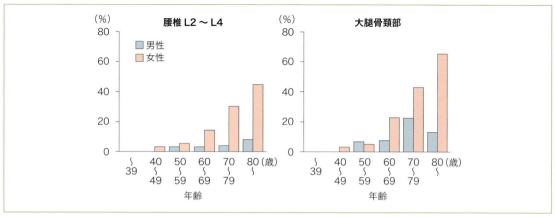

図1 骨粗鬆症の年代別有病率
(骨粗鬆症の予防と治療ガイドライン作成委員会（編）：骨粗鬆症の予防と治療ガイドライン2015年版，日本骨粗鬆症学会，日本骨代謝学会，骨粗鬆症財団，2015．http://www.josteo.com/ja/guideline/doc/15_1.pdf より引用)

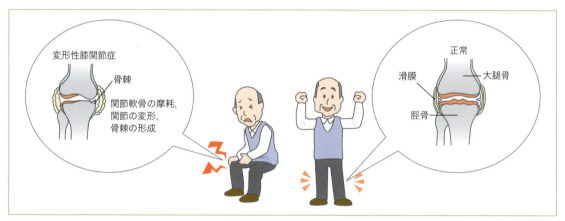

図2 変形性膝関節症の病態イメージ

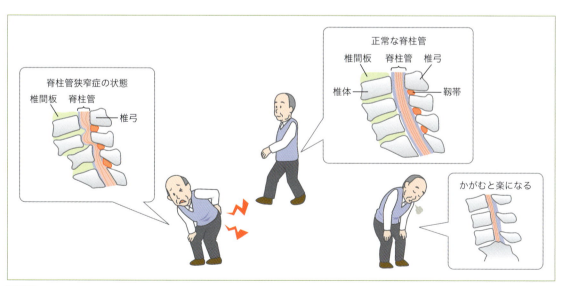

図3 脊柱管狭窄症の病態イメージ

（飛山義憲）

III ロコモティブシンドローム

キーワード｜バランス能力｜下肢筋力｜柔軟性

4 ロコモに対する運動介入

ロコモに対する運動介入とは

　ロコモは運動器が障害されることによって移動機能が低下した状態であるため，ロコモに対する運動介入は移動機能低下に対してだけでなく，移動機能が低下する原因となった運動器の障害に対してもなされるべきである．

バランストレーニング

　移動機能の要素の一つであるバランス能力を向上させることを目的として実施する．ロコモを有している者ではすでにバランス能力が低下していることも少なくないため，まずは継ぎ足立ちから実施する．視線はまっすぐ前の目標物を見つめたまま，片方のつま先にもう一方の踵をつけた状態で姿勢を保持する．その際に転倒を防ぐため，必ず支えになるものがある場所で実施する．次に，継ぎ足立ちが可能であれば片脚立ちを実施する．視線はまっすぐ前の目標物を見つめたまま，床につかない程度に片方の脚を上げる．こちらも必ず支えになるものがある場所で実施し，難しい場合は支えに触れるなどした状態でも構わない．継ぎ足立ち，片脚立ち（左右それぞれ）ともに1分間を目標に，1日3回実施する．

下肢筋力トレーニング

　移動機能向上に重要な下肢，特に大腿部の筋力トレーニングを実施する．「ロコトレ」として推奨されているスクワットは下肢の筋力トレーニングとして非常に有用であるものの，高齢者にとっては理解が難しく，不適切なフォームで実施されることも少なくないため，本書では椅子の立ち座りトレーニングを紹介する（図1）．まず椅子に浅く腰かけ，足部を後方に引く（図1a）．上肢を前方に伸ばし，体幹を前傾させながら立ち上がる（図1b）．その後，同様に上肢を前方に伸ばしながら体幹を前傾させて浅く腰かける．この動作を10回1セットとし，1日に3セット実施する．立ち上がりが難しい場合は椅子の高さを上げる，または前方に支えになるものを用意し，手をついて支えにした状態でこの動作を繰り返す．

　また，ブリッジ動作も下肢の代表的なトレーニングの一つであり，主に大腿後部および殿部のトレーニングとして用いられる（図2）．仰向けになり膝を90°屈曲させた状態から開始する（図2a）．腰が反らないよう注意しながら，股関節屈伸0°（体幹と大腿部が一直線）になるまで殿部をゆっくりと挙上し（図2b），ゆっくりと戻す．この動作を10回1セットとし，1日に3セット実施する．一般的に膝は90°屈曲位とするが，殿部の筋力強化に特化する場合はさらに膝を屈曲させ，大腿後部（ハムストリング）の筋力向上に特化する場合には膝は90°より伸展させる．

ストレッチ

　歩幅の拡大に必要な大腿部の付け根（腸腰筋，大腿直筋），下腿後部（下腿三頭筋）の柔軟性改善を目的としてストレッチを実施する．大腿部の付け根のストレッチでは姿勢をまっすぐにし，ストレッチを行う下肢を後方に大きく引き，軽く腰を落とすようにして後方の大腿部の付け根（腸腰筋，大腿直筋）を伸張させる．また，下腿後部のストレッチではアキレス腱を伸ばすようにストレッチを行う下肢を後方に引き，踵を地面から離さず，膝を伸ばすことで下腿後部（下腿三頭筋）を伸張させる．どちらも図3のように伸張されている部位を意識しながら，呼吸を止めず，反動をつけずにゆっくりと30秒間ストレッチを行う．1日に3回実施し，痛みのない範囲で行う．

4．ロコモに対する運動介入

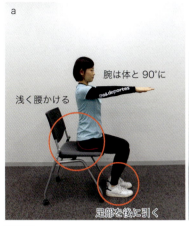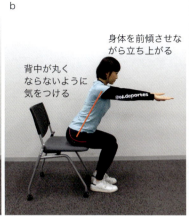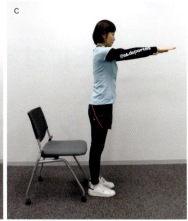

図1 下肢筋力トレーニング1（椅子の立ち座りトレーニング）

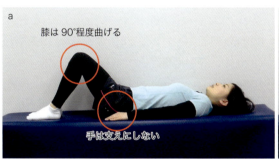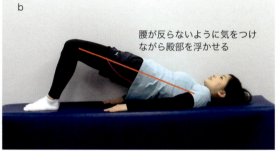

図2 下肢筋力トレーニング2（ブリッジ動作）

図3 ストレッチ
a：大腿部付け根（腸腰筋，大腿直筋）．
b：下腿後部（下腿三頭筋）．

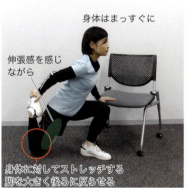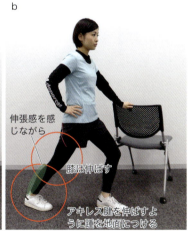

（飛山義憲）

35

Ⅲ ロコモティブシンドローム

キーワード　骨　カルシウム　乳製品

5 ロコモに対する栄養介入

ロコモに対する栄養介入とは

　ロコモに対する栄養介入を考えた場合，大きく骨格筋への介入と骨への介入に分類できる．前者の骨格筋に対しては，Ⅰ章，Ⅱ章でも解説しているため，ここでは骨に対する栄養介入を中心に解説する．

　骨粗鬆症は日本人高齢者，特に女性において高い有病率を誇る疾患であり，日本人を対象とした大規模疫学研究において，60歳代女性の22.2%，70歳代女性の42.9%，そして80歳代女性の65.1%に骨粗鬆症が認められることが示唆されている[1]．男性は女性ほどではないものの，65歳以上の高齢者の10%以上で認められる疾患であり，高齢期のみならず中年期からの予防が重要とされる．

骨に対する栄養介入

　骨への介入を考えた際，最も重要になるのはカルシウム摂取である．これまでにもカルシウム摂取量と骨量，骨密度との関連性を示す数多くの研究が報告されており[2,3]，カルシウム摂取の有用性については言うまでもない．なお，カルシウム単独よりもビタミンD摂取を併用したほうが有用とされており，両者併用による骨強度向上効果はシステマティックレビューによっても報告されている[4]．ビタミンDは腸管でのカルシウム吸収を促すことから，薬剤としても骨粗鬆症患者に対してはビタミンD製剤の投与が推奨されている．

　なお，骨強度を強化するためには，カルシウムやビタミンD摂取といった栄養介入に加え，運動介入を併用することも重要である（図1）．運動には骨に対して力学的刺激を与えるとともに，骨形成に関与するホルモンの分泌を促進する作用がある．また，屋外で運動を実施することによって，日光曝露によるビタミンD合成作用も期待される．

> **Terms　システマティックレビュー**
> 　システマティックレビューとは，先行研究をくまなく調べ，質の高い研究データを統合し分析するものである．そのため，システマティックレビューより導かれた結果は，何らかの介入を実施する際には重要な情報となる．

カルシウムと乳製品

　日本人の食事摂取基準2015では，カルシウムにおいては男性で722 mg/日，女性で629 mg/日，ビタミンDは男女ともに5.5μg（220 IU）/日が推奨されている（図2, 3）．牛乳100g当たりのカルシウム摂取量が110 mgであることを考えると，日々意識的にカルシウムを摂取することが重要といえる．なお，カルシウムを豊富に含む乳製品には，骨への作用のみならず，フレイル・サルコペニアの予防，認知機能の低下抑制などの効果も示されており，高齢者においては重要な食材の一つとなっている．

> **Terms　乳糖不耐症**
> 　乳糖不耐症とは，牛乳を飲むと下痢などの消化器症状が出現するもので，牛乳に含まれる乳糖を消化する酵素が少ないか，働きが弱いことが原因と考えられている．日本人における乳糖不耐症の有病率は約1割で，成人以降で症状が出現する場合もある．なお，ヨーグルトでは乳酸菌に含まれるラクターゼが乳糖を分解する作用があり，チーズでは乳糖の多くが乳清に移行するため，乳糖不耐症の方でも摂取しやすいとされている．

> **TOPICS　牛乳**
> 　牛乳は身近に手に入りやすく，高齢者にとっても馴染みやすい製品である．この牛乳には100 mLあたり，カルシウム110 mg，タンパク質3.4 g，そしてビタミンDが0.6μg含まれており，骨格筋や骨の機能低下を示すロコモの対策に適した製品と言える．特に，タンパク質摂取量が不足しがちな朝食時などに，コップ1杯の牛乳を追加するということが，意義深いロコモ対策となる．

5. ロコモに対する栄養介入

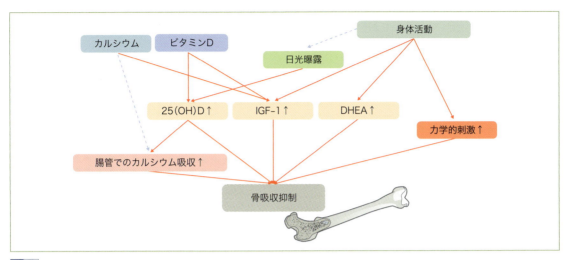

図1 運動と栄養による骨吸収抑制
IGF-1：インスリン様成長因子1，DHEA：デヒドロエピアンドロステロン，25(OH)D：25-ヒドロキシビタミンD．

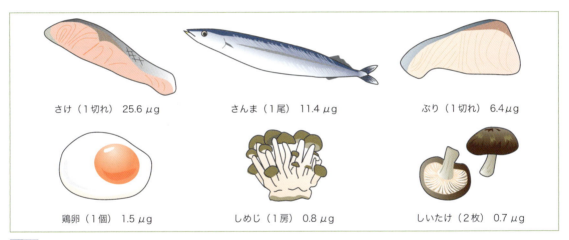

図2 ビタミンD含有食材

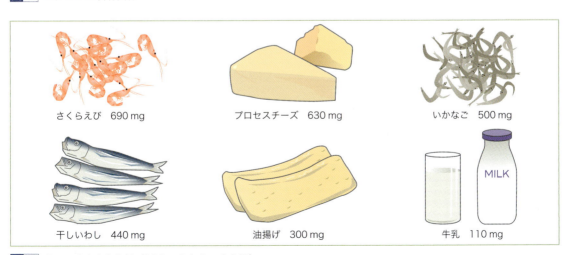

図3 カルシウム含有食材（100gあたりの含有量）

（山田　実）

Ⅲ ロコモティブシンドローム

ロコモに対するレシピ①

キーワード | タンパク質 | カルシウム | ビタミンD

つみれのスープ（牛乳風味）

つみれのスープには，タンパク質，カルシウム，ビタミンDが豊富に含まれ，骨や骨格筋といった運動器に対して有用な一品となる．スープでしっかりとこれら栄養素が摂れることから，食欲があまりないような場合でもおすすめの料理である．

作り方

調理時間 約10分

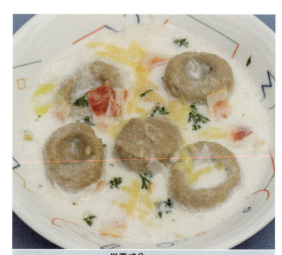

栄養成分（1人分）			
エネルギー	タンパク質	カルシウム	ビタミンD
365 kcal	23.0 g	259 mg	6.4 µg

材料（1人分）

- つみれ（市販品，好みの種類）……6個
- ベーコン……1枚
- ねぎ……10 cm程度
- サラダ油……小さじ1
- コンソメ（顆粒または固形）……少量
- 牛乳……1/2カップ
- 水……1/2カップ
- ピザ用チーズ……適量

❶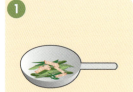
食べやすい大きさに切ったベーコンとねぎを軽く炒める（スーパーによっては食べやすい大きさに切られたねぎが売られている）．

❷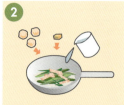
❶につみれと水，コンソメを加え（コンソメがなければそのまま），柔らかくなるまで煮る．

❸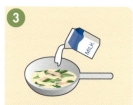
❷に牛乳を加えて温める（コンソメがない場合は少量の塩またはみそで調味する）．

❹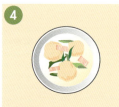
器に盛り，ピザ用チーズをのせる（お好みでごはんを加えて雑炊にしてもよい）．

◯ne Point Advice
できるだけ栄養価の高いものを摂る

「"アイスクリーム"と"かき氷"」ならアイスクリーム，「"せんべい"と"甘納豆"」なら甘納豆，「"麦茶"と"牛乳"」なら牛乳，のように，類似したものを摂るのであれば，少しでもタンパク質含有量やカルシウム含有量が高いものを選択すべきである．日頃からこのような習慣を身につけておくことが，ロコモの予防につながる．

ロコモに対するレシピ②

キーワード タンパク質 ビタミンD カルシウム

しらすチーズトースト

　しらすは，タンパク質，ビタミンD，カルシウムを豊富に含み，骨や骨格筋などの運動器を強化するためには最適な食材といえる．また，チーズにもタンパク質，カルシウムが豊富に含まれており，しらすチーズトーストによって，タンパク質13.2 g，ビタミンD 4.6 μg，カルシウム157 mgを摂取することができる．簡単かつ短時間で調理することができるため，朝食や昼食におすすめの一品である．

作り方

調理時間
約10分

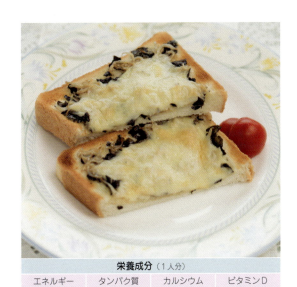

栄養成分（1人分）			
エネルギー	タンパク質	カルシウム	ビタミンD
316 kcal	**13.2** g	**157** mg	**4.6** μg

①
食パンにバターを塗り，その上に細かくちぎった焼きのりをのせる．

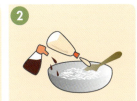
②
しらす干しとマヨネーズ，しょうゆを和える．

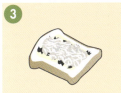
③
①の上に②のしらす干しとマヨネーズ，しょうゆを和えたものをのせる．

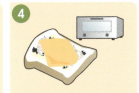
④
スライスチーズをのせてオーブントースターでチーズが溶けてこんがりするまで焼いたら（約2〜3分）でき上がり．

材料（1人分）

- 食パン······················1枚
- しらす干し················10 g
- マヨネーズ··············小さじ1
- しょうゆ····················少々
- 焼きのり····················適量
- バター（マーガリンでも可）····少々
- とろけるスライスチーズ·····1枚

One Point Advice
高齢者にとってのパン

　漠然と，高齢者は和食（米）を好むと考えられがちであるが，意外とパンを好む方が多い．地域性もあるが，毎朝パンを食べる，週に3〜4回はパンを食べるという方は大勢いる．そのため，このようなパンを用いたタンパク質強化メニューは大変好評である．

（神園明希子，山田　実）

IV 認知症

キーワード DSM-5 ／ アルツハイマー ／ 認知症人口

1 認知症とは

認知症の定義・診断基準

認知症とは，「生後正常に発達した精神機能が慢性的に減退，消失することで日常生活や社会生活を営めない状態」をいう．認知症の有無を判断するためには，国際疾病分類第10版（International Classification of Diseases-10：ICD-10，2003年改訂）やアメリカ精神医学会による精神疾患の診断・統計マニュアル第5版（Diagnostic and Statistical Manual of Mental Disorders, 5th edition：DSM-5）がある（表1）．ICD-10による認知症の定義は，「通常，慢性あるいは進行性の脳疾患によって生じ，記憶，思考，見当識，理解，計算，学習，言語，判断等多数の高次機能の障害からなる症候群」とされる．DSM-5では，neurocognitive disorderという診断カテゴリーにせん妄（delirium），major neurocognitive disorder, mild neurocognitive disorderが含まれる．dementiaという用語は原則廃止され，DSM-5ではmajor neurocognitive disorderが「認知症」，mild neurocognitive disorderが「軽度認知障害」に当たるとみなされている[1]．

認知症の病型

認知症の原因疾患は複数あり，最も多いのがアルツハイマー型認知症である．脳血管性認知症，レビー小体型認知症と続くが，2つ以上の病型を合併している例も少なくない[2]．合併例も含めるとアルツハイマー型認知症が全体の半数以上を占めている（図1）．2011年にNational Institute on Aging-Alzheimer's Association（NIA-AA）workgroupにより，すべての認知症関連疾患に対応する認知症の診断基準が提唱された．この基準は記憶障害や遂行機能障害，さらに行動障害も含め，非アルツハイマー型認知症にも対応した内容となっている．

> **Terms** レビー小体型認知症とは
> アルツハイマー型認知症，脳血管性認知症と並ぶ3大認知症の一つであり，進行性で変動の大きい認知機能障害とともに幻視やパーキンソニズムなどの特有な症状を呈する神経変性疾患である．

> **TOPICS** 認知症と間違われやすい状態
> うつ病による仮性認知症（意欲低下に伴う記銘力・注意障害など）やせん妄（脳疾患や薬剤を誘発要因とする軽度の意識障害）は，認知症と間違われやすい状態であり，早期の発見と鑑別が重要となる．

認知症の現状と将来

WHOの発表によると，世界全体での認知症人口（患者数）は，2010年時点で3,560万人と推定された．地球規模で進行する高齢化によって，2050年までに1億人を突破するとされ，4秒に1人の速さでこの地球上に新たな認知症患者が増えている．日本国内でみると，65歳以上の高齢者における認知症の有病率は推計15%であり，2012年の時点で約462万人と報告されている[3]．また，国民生活基礎調査による介護が必要となった要因をみると，2004（平成16）年には認知症は10.7%で4位であった．これに対して，2013（平成25）年には脳卒中（18.5%）に次ぐ第2位の要因（15.8%）となっており，認知症の占める割合は10年前と比較して明らかに増加している（図2）．今後は，認知症の好発年齢となる後期高齢者の人口割合が急増していくことから，認知症対策は超高齢社会における最重要課題の一つといえる．アルツハイマー型認知症などの原因疾患に対する根治療法・治療薬がいまだ開発されていないため，認知症の予防や発症遅延のための非薬物療法の有効性が注目を集めており，科学的根拠に基づくプログラムが早期に確立されることが期待される．

表1 DSM-5による認知症（major neurocognitive disorder）診断基準（文献1）より引用）

A. 一つ以上の認知領域（複雑性注意，実行機能，学習および記憶，言語，知覚-運動，社会的認知）において，以前の行動水準から有意な認知の低下があるという証拠が以下に基づいている：
　（1）本人，本人をよく知る情報提供者，または臨床家による，有意な認知機能の低下があったという懸念，および
　（2）可能であれば標準化された神経心理学的検査に記録された，それがなければ他の定量化された臨床的評価によって実証された認知行為の障害

B. 毎日の活動において，認知欠損が自立を阻害する（すなわち，最低限，請求書を支払う，内服薬を管理するなどの，複雑な手段的日常生活動作に援助を必要とする）

C. その認知欠損は，せん妄の状況でのみ起こるものではない

D. その認知欠損は，他の精神疾患によってうまく説明されない（例：うつ病，統合失調症）

図1 認知症の原因疾患
（文献2）より作成）

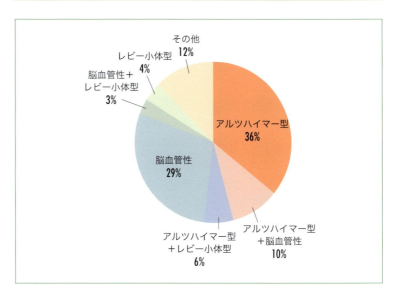

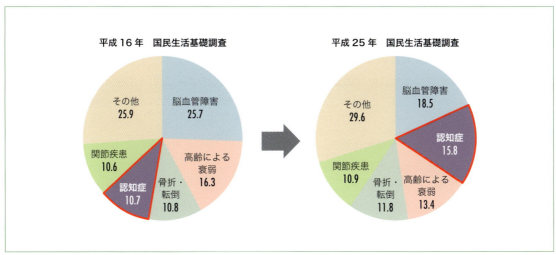

図2 介護が必要となった主な原因の構成割合

（上村一貴）

IV 認知症

キーワード：血管危険因子　ライフスタイル　MCI

2 認知症の危険因子

認知症の危険因子

疾病の予防のためには，発症リスクを増加させる危険因子を可能な限り取り除き，保護因子を多く取り込むことが重要となる．認知症には，高齢期だけでなく，生涯にわたってさまざまな要因がかかわっている（図1）[1]．認知症の有症率は高齢になるほど高く，アルツハイマー型認知症は男性より女性で発症しやすい．加齢・性別や遺伝的要因は認知症の修正不可能な危険因子とされる．これに対して，糖尿病，高血圧，脂質異常症，喫煙，肥満，運動不足などは動脈硬化疾患の危険因子として知られるが，認知症の危険因子でもあり，生活習慣の改善や治療により修正可能である．高齢期には，うつ傾向や閉じこもりに伴う対人交流の減少，転倒による頭部外傷のように，老年症候群に関連した因子が認知症発症の危険を高める．アルツハイマー型認知症の修正可能な危険因子の保有率と相対リスクをもとに人口寄与危険度割合を検討した研究によると，身体的不活動，すなわち運動不足が最も強く寄与していた（図2）[2]．

認知症の保護因子

身体的・知的な活動や，社会参加を積極的に行うライフスタイルは，認知症の重要な保護因子である．高齢期に限らず，若年期における身体活動や教育・職業上での知的活動も，認知症発症の危険を減少させる．認知症予防に有効と考えられている栄養・食生活要因としては，ビタミンEのような抗酸化物質，ビタミンB類，魚由来の多価不飽和脂肪酸などが挙げられ，魚介類，緑黄色野菜，果物に多く含まれる栄養素である．また，降圧薬治療をはじめとした血管危険因子に対する適切な治療も，認知症予防のために重要となる．

TOPICS　知的活動による認知症予防

読書・ゲーム・音楽・ダンスのような余暇時間における知的活動も認知症の保護因子となる．教育・職業上での知的活動の経験が少なかった場合でも，中年期以降の余暇時間での知的活動は，認知症発症を遅延させる効果があるとされている．

予防の焦点：軽度認知障害（mild cognitive impairment：MCI）

MCIとは，認知症ではないが軽度の認知機能低下を有する状態であり，認知症の前駆状態とされる．MCIは認知的に健常な高齢者と比較して早期に認知機能の低下が生じ，認知症の発症リスクが高い（図3）．NIA-AA（National Institute on Aging-Alzheimer's Association）は，MCIの臨床診断基準を以下のように推奨している[3]．

①以前と比較して認知機能の低下がある（これは本人，情報提供者，臨床医のいずれかによって指摘される）．
②記憶，遂行，注意，視空間認知のうち1つ以上の認知機能領域における障害がある．
③日常生活動作は自立している．
④認知症ではない．

MCIは正常認知機能へと自然に回復することもある可逆的な状態であり，早期に発見して改善のための取り組みを行う必要があるステージといえる．障害が認められる認知機能領域が記憶かそれ以外（遂行，注意，視空間認知など）か，障害領域が1つかそれ以上かにより，4つのサブタイプに分類され，それぞれ認知症への移行リスクが異なる（図4）[4]．複数領域に機能低下がある場合は，単一領域の障害に比較して正常状態に回復しにくく，記憶障害を有する健忘型ではアルツハイマー型認知症に移行しやすいという報告が多いが，それぞれのサブタイプがどのような認知症に移行しやすいかについては一致した見解が得られていない．

2. 認知症の危険因子

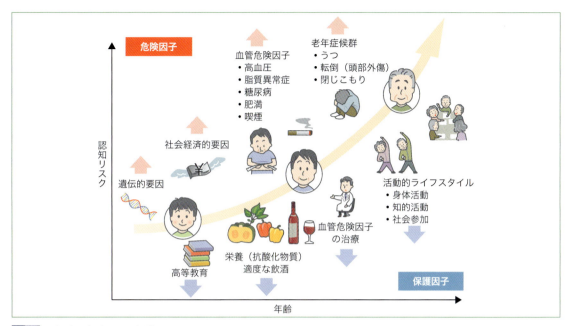

図1 認知症の危険因子と保護因子

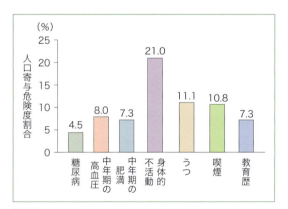

図2 アルツハイマー型認知症の危険因子の人口寄与危険度割合＊（アメリカにおける調査結果）

＊各危険因子により集団全体でどれだけ発生率が増えたかを示す指標．（文献2）より作成）

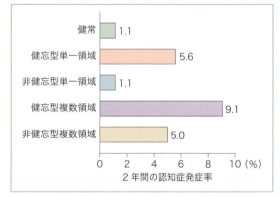

図4 MCIのサブタイプによる認知症発症率の比較
（文献4）より作成）

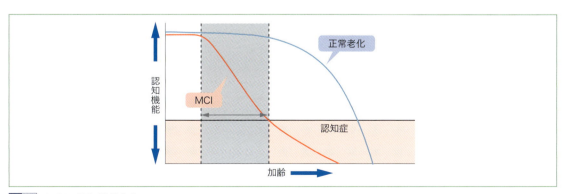

図3 MCIの認知機能変化のモデル

（上村一貴）

43

IV 認知症

キーワード 流動性知能　中核症状　BPSD

3 認知症の症状

認知機能の加齢変化

　認知機能は，結晶性知能（crystallized intelligence）と流動性知能（fluid intelligence）という2つの異なる能力として存在すると考えられている．結晶性知能は，言葉やその意味，一般的な知識や過去の学習・職業経験によって蓄積された知識，それに基づいた判断力を含む能力である．一方，流動性知能は，情報を獲得・処理・操作・学習し，新しい環境に適応するために必要な問題解決能力である．結晶性知能は加齢の影響を受けにくく，60歳を過ぎても保持，あるいは発達を続けるのに対して，流動性知能は加齢に伴って低下しやすく，20歳代の半ばでピークに達し，60歳代まで緩やかに下降した後，急速に低下するとされている（図1）．

認知症の中核症状

　認知症の症状は，記憶や見当識，遂行機能，注意機能，言語，判断などの，主に認知機能の障害である中核症状（core symptoms）と，行動・心理症状（behavioral and psychological symptoms of dementia：BPSD）とよばれる周辺症状に大別される（図2）．
　記憶障害は，認知症の中核症状の主体をなすものであり，アルツハイマー型認知症ではほぼ全例に認められ，進行性に増悪する．エピソード記憶の障害が中心であり，初期のアルツハイマー型認知症は，新しい出来事を覚える記銘力の障害を呈し，進行とともに古い出来事の記憶も障害される．見当識障害とは，時間，場所，自己認知，対人認知，状況認知に異常をきたした状態であり，自分自身が置かれている状況などが正しく認識できない状態を指す．通常，近時記憶への依存度の高い時間の見当識が最初に障害され，進行とともに場所や人物の見当識が障害される傾向がある．
　遂行機能は，物事を論理的に考え，目標に向けて計画を立てて実行に移す機能である．その障害はあらゆる行動に影響を与え，さまざまな課題を遂行する方略や行動の制御を直接的に障害する．特に，金銭管理，料理，服薬管理などのように高度で複合的な日常生活機能は遂行機能低下によって障害されやすい．麻痺などの運動に関する器官の異常がないにもかかわらず目的に沿って運動を遂行できない症状である「失行」，感覚器官に異常がないにもかかわらず対象物の正確な知覚・認知ができないことを指す「失認」，言語の理解障害や表出障害を示す「失語」も認知症の中核症状とされる．

認知症の行動・心理症状（BPSD）

　認知症に伴って出現するBPSDは，自立生活を阻害して介護負担を高め，中核症状以上に本人や家族のQOLを低下させる要因となりうる．心理面では，不安，抑うつ，幻覚，妄想，無為などが，行動面では暴言，暴力，脱抑制，易怒性，徘徊などが含まれる（図2）．アルツハイマー型認知症のBPSDの具体例として，自分で財布をしまったにもかかわらず，その体験自体を忘れてしまい，泥棒や家族に盗まれたと疑う症状がみられることがあり，「物盗られ妄想」とよばれる（図3）．
　認知症の初期では，症状の自覚や将来への不安から，不安や抑うつの症状が現れやすい．逆にわからないことや覚えていないことを認めずに取り繕ったり，怒って興奮したりすることもある．BPSDには，個人の性格，環境，人間関係などが影響を及ぼすため，多様な症状があり，進行に伴ってその症状は変化する．ここでは，主にアルツハイマー型認知症の中核・周辺症状について紹介したが，認知症の原因疾患によって認知症状やBPSDは異なっており，それらの特徴を表1に示す．

3. 認知症の症状

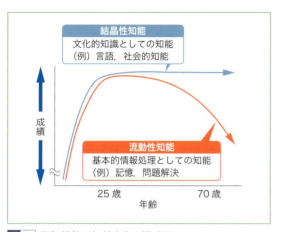

図1 認知機能の加齢変化の模式図

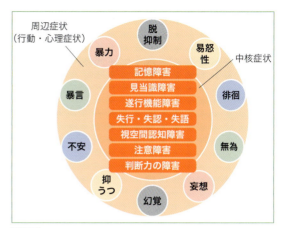

図2 認知症の中核症状と周辺症状

図3 認知症の症状の具体例（物盗られ妄想）
物を置いた場所を思い出せない：記憶障害．
物を盗られたと家族を疑う：物盗られ妄想．

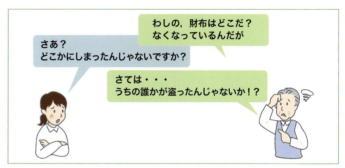

表1 代表的な認知症の特徴

	アルツハイマー型	脳血管性	レビー小体型	前頭側頭型
主な障害部位	頭頂葉 側頭葉	さまざまな部位	後頭葉	前頭葉 側頭葉
特徴的な症状	記憶障害 見当識障害 被害妄想，取り繕いなど	まだら認知症 運動・感覚障害 遂行機能障害など （障害の部位によって異なる）	幻視 パーキンソニズム 視空間認知障害など	人格変化 異常行動（反社会的行動） 遂行機能障害など
病識	なし（初期はあり）	あり	なし（初期はあり）	なし
症状の変化	持続的に進行	梗塞の再発のたびに段階的に進行	持続的に進行 日内・日間変動大	持続的に進行
性差	女性に多い	男性に多い	男性に多い	特になし

Knack & Pitfalls　軽度認知障害（MCI）のBPSD

MCIの段階であっても不安や攻撃性のようなBPSDがみられることがある．症状に関する知識をもって理解したうえで，むやみに刺激したり，自尊心を傷つけたりすることのないよう余裕をもった対応が求められる．

（上村一貴）

Ⅳ 認知症

キーワード MMSE　記憶　遂行機能

4 認知症の検査

認知症の検査とは

認知機能検査は通常，臨床では臨床心理士のような専門家によって実施されるが，ここでは介護予防の現場を想定し，要求される技術が比較的少なく，検査用紙などを準備しやすい簡便な検査について紹介したい．

全般的認知機能：Mini-Mental State Examination（MMSE）

現在，認知症の評価尺度として国際的に最も頻繁に使用されている．見当識，3単語の記銘，注意と計算，3単語の遅延再生，言語，構成能力をみる11項目からなり，10分程度で施行できる．23/24点を認知機能障害のカットオフ値として用いることが多い．

記憶機能：Scenery Picture Memory Test（SPMT）

視覚性記憶を評価する簡便なテストであり，最初に検査用紙（絵）の内容を1分間で記憶させる．別のテスト（数字の順唱課題）を行った後，絵の中に何があったかを口頭で回答させる（即時再生）．遅延再生を評価するためのより詳細な方法もあるが，即時再生でも同等以上の判別精度を有しているため，ここでは省略する．得点は正答数により，9/10点を認知機能障害のカットオフ値として用いる．刺激として用いる検査用紙については原典を参照されたい[1]．

遂行機能/言語機能：Verbal Fluency Test（VFT）

遂行機能のうち，言語流暢性を評価するテストである．指定されたカテゴリー（例：動物・果物など）に属する単語，または指定された文字から始まる単語（例：「し」から始まる単語）を制限時間（60秒）内にできるだけたくさん口頭で答えさせる（図1）．成績は，正答した語数により評価する．カテゴリーとして動物を用いた場合のカットオフ値を表1に示す．単独よりも，MMSEとの合計点を用いることで識別力を高めることが可能である[2]．運動介入によって改善しやすく，効果判定の指標として用いられることが多い．

遂行機能/抑制機能：Stroop test

遂行機能として代表的な，「特定の情報・行動に集中し，その他の感覚入力・反応を抑制する機能」を評価するテストであり[3]，測定にはさまざまな方法がある．最も簡便なものとして，図2のように赤・青・緑・黄色の4色で構成される24個（4列×6行）のドット（干渉なし），あるいは異なる色で書かれた色名単語（干渉あり）が印刷された用紙を提示し，すべて読み上げるまでの所要時間と誤答数を記録する．干渉ありとなしの場合の所要時間の差分，あるいは比率（干渉あり/干渉なし）を成績として用いることが多い．

主観的認知機能低下の評価

主観的な認知機能低下を評価する簡便な指標として，基本チェックリストの認知機能関連の3項目がある（表2）．これらの項目のいずれかに該当があった場合には，臨床的認知症尺度（Clinical Dementia Rating）で0.5（認知症の疑い）以上の認知機能低下を有する危険性が高く[4]，将来的に認知症を発症しやすいハイリスク者としてとらえることができる．

4. 認知症の検査

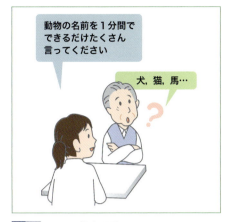

図1 VFTの検査風景

表1 VFTのカットオフ値

		カットオフ値	AUC*
VFT（カテゴリー：動物）	健常/MCIの判別	12/13	0.69
	健常/認知症の判別	10/11	0.88
VFT（カテゴリー：動物）＋MMSEの合計点	健常/MCIの判別	37/38	0.72
	健常/認知症の判別	33/34	0.93

＊AUC（area under the curve）：カットオフ値の診断能の指標．1に近いほど高い．（文献2）より作成

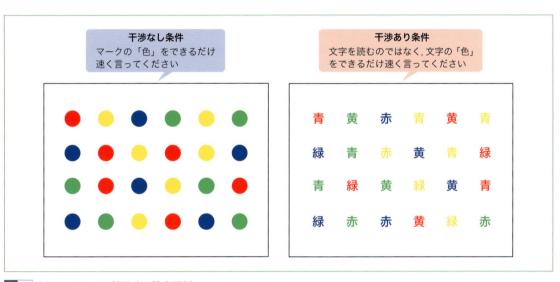

図2 Stroop testで提示する検査用紙

表2 基本チェックリストの認知機能関連項目

No	質問項目	回答	該当の判定	ドメイン
18	周りの人から「いつも同じことを聞く」などの物忘れがあると言われますか	はい/いいえ	→「はい」を該当とする	記憶
19	自分で電話番号を調べて，電話をかけることをしていますか	はい/いいえ	→「いいえ」を該当とする	遂行機能
20	今日が何月何日かわからないときがありますか	はい/いいえ	→「はい」を該当とする	見当識

（文献4）より引用）

 VFTの集団評価

正確な測定のためには，ICレコーダーなどを用いて録音した後，回答を書き出して採点することが望ましいが，集団を同時に測定する場合の工夫として，口頭ではなく紙に書き出させる回答方法をとることも可能である（カットオフ値による識別には注意が必要）．

（上村一貴）

Ⅳ 認知症

キーワード 心拍数予備能 ／ 自覚的運動強度 ／ マルチタスク

5 認知症予防のための運動介入

有酸素運動

　認知機能の改善・低下抑制を目的とした運動介入では，有酸素運動が第一選択として用いられ，高齢者を対象とした場合にはウォーキングが最も実施しやすいプログラムとなる．中強度以上の運動強度で，1回当たり少なくとも10分以上を習慣的に実施することが望ましい．簡便な運動強度処方として，心拍数（heart rate：HR）の変化を基準にした心拍数予備能法について**図1**，**表1**に示す．安静時心拍数，年齢，目標運動強度をもとに目標心拍数をあらかじめ設定し，運動直後に測定した心拍数がそれに到達するように運動負荷を調整する方法である．心拍数が目標値に達しない場合には，歩行のピッチを上げたり，歩幅を広くしたりすることで運度負荷を高める．最初は心拍数予備能の40%程度の負荷から開始し，徐々に増やして60〜70%程度を目指す．主観的運動強度を用いた負荷設定ツールとしてBorg scaleがある（運動強度の対応表は「Ⅸ章-11. 虚血性心疾患―介入のポイント 表2」参照）．Borg scaleを用いる場合には，「11. 楽に感じる」程度の負荷から開始し，「13. ややきつい」または「15. きつい」と感じるような負荷まで徐々に強度を上げていく．

> **One Point Advice**
> **運動のスキルを学ぶ意義**
> 高齢者が心拍数をモニタリングし，負荷を調節するという運動のスキル・習慣を身につける過程自体も認知症予防のための刺激として有効になりうる．ただ漫然と歩くのでなく，心拍数などに対する目標意識をもった運動習慣を促進させることが推奨される．

> **Knack & Pitfalls**
> **心拍数予備能法の注意点**
> β遮断薬のように徐脈の副作用のある薬の服用中には，運動に対する心拍応答が通常と異なるため，心拍数予備能法は使用できず，自覚的運動強度で代用する．

マルチタスクトレーニング

　マルチタスクとは，複数の課題を同時に遂行するものであり，例えば「人と会話しながら歩く」などが相当する．マルチタスクトレーニングは，同時に複数の課題を遂行するという特性上，前頭葉の活動を賦活しやすく，認知機能の向上に有効であると考えられている．マルチタスクトレーニングで用いる課題にこれといった決まりはないが，一般的に主課題としての運動と同時に，副次的に認知課題を実施させることで複数課題環境をつくることが多い（**図2**）．運動内容にバリエーションをもたせるとともに，運動中に対人交流を取り入れることができるという利点がある．認知課題は，簡単にできてしまうものよりも遂行に努力を要するような難易度のものを設定するとよい．

運動による認知機能改善のメカニズム

　運動による認知機能の改善・低下抑制のメカニズムははっきりと解明されていないが，いくつかの経路による影響が考えられる（**図3**）[1]．神経生物学的経路として，脳由来神経栄養因子（brain-derived neurotrophic factor：BDNF）の活性が誘発されたり，インスリン様成長因子1（insulin-like growth factor-1：IGF-1）が増加したりすることで，神経細胞の新生や保護が促進される．また，高血圧のような血管危険因子が改善することは，脳の血管病変に伴う認知機能低下を防ぐことにつながる．さらに，心理・社会的経路として，運動やそれに伴う社会的交流を通じて抑うつ症状が改善することで，結果的に認知機能も改善することが考えられる．

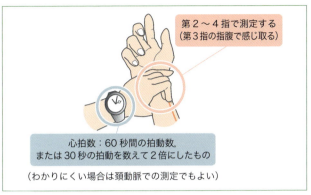

図1 心拍数の測定方法

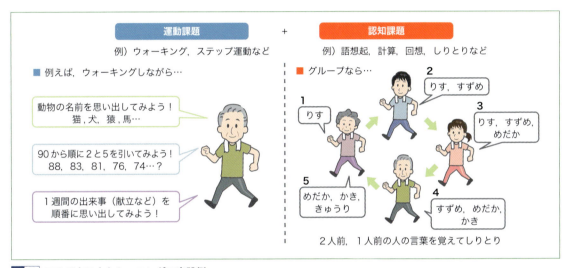

図2 マルチタスクトレーニングの実践例

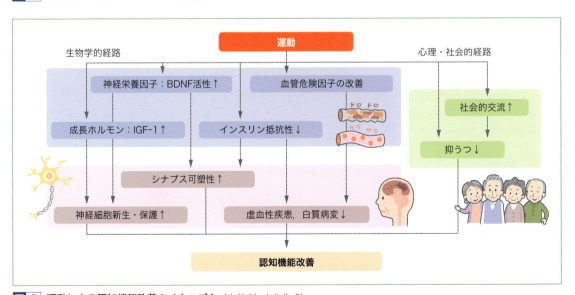

図3 運動による認知機能改善のメカニズム（文献1）より作成）

（上村一貴）

Ⅳ 認知症

キーワード　認知機能　観察研究　食事パターン

6 認知症予防のための栄養介入

認知機能低下と栄養摂取

認知症，認知機能低下と特定の栄養素の摂取状況との関連を検討した研究は多く，n-3系脂肪酸のドコサヘキサエン酸（DHA）やエイコサペンタエン酸（EPA）[1,2]，ビタミンD[3,4]，抗酸化作用を有するビタミンCやE[5]などの摂取習慣と認知機能低下との関連性が示されている（表1）．

観察研究と介入研究の結果の乖離

観察研究では，認知機能低下と関連を示す栄養素は示されているものの，介入として上記栄養素の摂取を促した介入研究では，あまり良好な成績は得られていない．この観察研究と介入研究の乖離は，摂取期間や摂取量に依存するものと推測される．観察研究の場合，「○○をどれくらいの頻度で食べているか」という問い方をするのが一般的であり，「いつから，○○をどのくらいの頻度で食べているか」という問い方はあまりしない．特に中高齢者の食習慣は長い歳月を経て構築されたものであり，例えば，青魚を週に3回程度食べると答える方は，数年，数十年にわたって青魚の摂取習慣がある場合が多い．一方，介入研究では数年，数十年もサプリメントを摂取させるということは少なく，数か月～1年間程度が一般的である．この摂取期間，およびその総摂取量については十分に考慮して介入を行う必要がある．

> **Terms　観察研究**
> 観察研究とは，何らかの効果を検証するような介入を行うのではなく，あくまで対象者集団における○○と△△との関連性を検証するような研究のことを指す．この観察研究には，ある一時点での関連性を検討する横断研究と，追跡を行う縦断研究がある．

食事パターン

前述のように認知機能低下にはいくつかの栄養素が関連していると考えられている．そのため，前述の複数の栄養素を含んだ食事パターンを有していることが認知機能低下の予防に有用となる可能性がある．

実際，地中海（北と東をユーラシア大陸，南をアフリカ大陸に囲まれた海）地方の料理が認知機能低下を予防しうる可能性が示されている．地中海食とは，イタリア，スペイン，ギリシャなどの地中海沿岸諸国の料理が相当し，その特徴は，「野菜，豆類，果物，種実類を多く摂取し，オリーブオイルを使用し，魚介類を多く摂取，乳製品としてはチーズやヨーグルトを，そして食事中にワイングラス1～2杯の赤ワインを摂取する」というものである（図1）．この地中海食の遵守率と認知機能低下との関連性がメタ解析でも示されており[6]，国際的に注目されている．

しかし，日本人（特に日本人高齢者）の食事内容と地中海食は大きく異なる．オリーブオイルや種実類，赤ワインなど地中海食特有の食品は，日本食ではあまり馴染みのないものであり，日本人高齢者の地中海食の遵守率を高めることは難しい．そのようななかで，わが国でも久山町から，食事パターンと認知機能低下との関連を示す研究が報告された[7]．これによると，野菜，大豆，藻類，乳製品を十分に摂り，米は過度に摂り過ぎないことが望ましいとされる（図2）．米を過度に取り過ぎないことへの理由としては，米を多量に摂取することで，ほかの食品の摂取量が抑制傾向にあることが挙げられている．

> **Terms　アポリポタンパクE-ε4**
> アポリポタンパクE（ApoE）の対立遺伝子ε4は，アルツハイマー型認知症の発症リスクを高める代表的な遺伝的要因である．日本人の約1割が，ε4を含むApoE遺伝子型を有しているとされ，医療機関での血液検査によって調べることも可能である．

表1 認知機能低下と関連のある栄養素

ビタミンB類		n-3系脂肪酸		抗酸化物質		ビタミンD
葉酸	ビタミンB_{12}	EPA	DHA	ビタミンE	ビタミンC	
レバー	しじみ	さば	うなぎ	すじこ	ピーマン	さけ
うなぎ	すじこ	はまち	まぐろ	イクラ	ゆず	いわし
うに	あさり	いわし	ぶり	いわし	パセリ	しらす干し
えだまめ	ほっきがい	うなぎ	さば	たらこ	レモン	イクラ
パセリ	イクラ	さんま	さんま	かぼちゃ	めんたいこ	にしん
ほうれんそう	レバー	ぶり　など	はまち　など	たい	カリフラワー	ひらめ
なのはな	はまぐり			赤ピーマン	ブロッコリー	かずのこ
よもぎ	さんま			はまち	いちご	まぐろ
アスパラガス	いわし			しそ	ベーコン	さんま
ブロッコリー	にしん			うに	かいわれだいこん	さば
サニーレタス	しゃこ			アーモンド	のり	きくらげ
納豆　など	のり　など			植物油　など	わかめ　など	干ししいたけ など

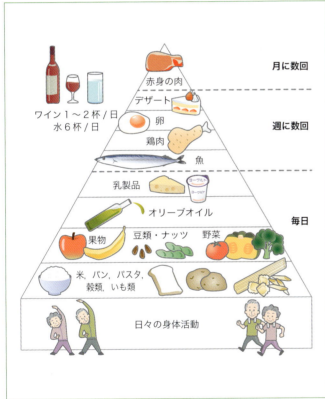

図1 地中海食

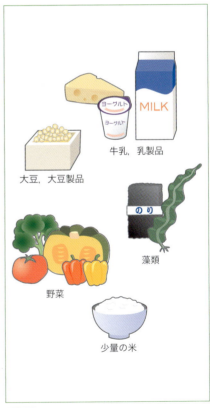

図2 久山町研究で推奨された食事

（山田　実）

IV 認知症

認知症に対するレシピ

キーワード DHA EPA タンパク質

さばカレー

　さばカレーのメインであるさばには，n-3系脂肪酸のDHA・EPAが豊富に含まれるため，認知機能低下や精神機能低下の抑制に有用な一品である．缶詰とレトルトカレーといった長期保存できる食材から簡単に作ることができるため，時間がないとき，買物に行けないときなどにも重宝される．

作り方

調理時間 約3分

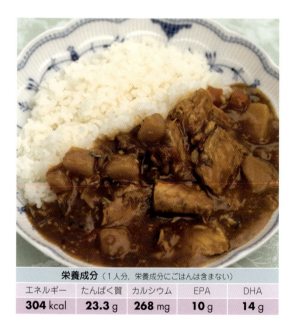

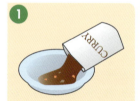

① レトルトカレーを耐熱容器にうつし，電子レンジで軽く温める．

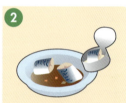

② ❶にさばを入れ，さらに温める（缶の汁はお好みで）．

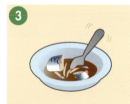

③ さばの身を軽くほぐす．

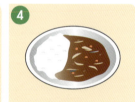

④ カレーと馴染ませてごはんにかけたらでき上がり．

栄養成分（1人分，栄養成分にごはんは含まない）

エネルギー	たんぱく質	カルシウム	EPA	DHA
304 kcal	23.3 g	268 mg	10 g	14 g

材料（2人分）

- 市販のさば缶（水煮）……………………………… 1缶
- レトルトカレー …………………………………… 1袋

TOPICS　中鎖脂肪酸

　中鎖脂肪酸（MCT）は，脳のエネルギー源として，ブドウ糖の代わりにケトン体を脳に供給し神経細胞の活性を保つ役割があるとされる．ココナッツオイル，パームオイル，あまに油，えごま油などに含まれる．

COLUMN

エネルギーを簡単プラス

マッシュポテトのもと

　マッシュポテトは，簡単にエネルギーをプラスすることができる便利食材である（図1）．粉末のマッシュポテトにマヨネーズを混ぜるだけでおかずの一品になる．また，ツナや卵を合わせて，サンドウィッチの具材や焼いた肉や魚の付け合わせにもなる．

　粉末マッシュポテトは，マヨネーズでなくても，①市販のシチューをかけてレンジで加熱するだけでグラタン風に，②ごはんにレトルトのミートソースとマッシュポテト，粉チーズを合わせてドリア風に，③加熱した牛乳，コンソメ，こしょうを加えてビシソワーズ風になど，さまざまなバリエーションが簡単に楽しめる．

黒ごまペースト

　黒ごまペーストも，エネルギー補給に最適な便利食材である．さらにタンパク質やカルシウムも手軽にプラスできる（図2）．そのまま活用する場合には，①パンに塗って，②牛乳や豆乳に混ぜて，③ヨーグルトにのせて，などの方法がある．この場合，きな粉を混ぜると，より効率的にエネルギーやタンパク質，カルシウムを補給することができる．はちみつや黒蜜などで甘みを加えることで食べやすくなる．また，調理の際には，①みそと混ぜて厚揚げ，肉，魚などでみそ田楽にしたり，②麻婆豆腐に加えたりする方法がある．

　ごまをペースト状にすることで，硬い種皮に含まれるカルシウムを効率よく消化・吸収できる．また，液状のごまペースト大さじ1杯分は，大さじ2杯分のごまを含むことになるため，少量でもより多くのエネルギーを摂取することができる．

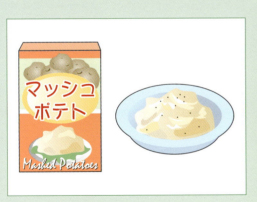

図1　マッシュポテトのもと

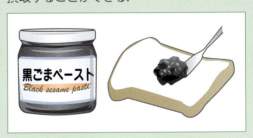

図2　黒ごまペースト

（神園明希子，山田　実）

V 疲労感・うつ・自己効力感

キーワード | メンタル要因 | 運動 | 介護予防

1 メンタル要因の低下

高齢者のメンタル要因とは

　高齢者への運動介入を考える際に重要な視点として，加齢に伴うメンタル要因の低下がある．高齢者に代表的なメンタル要因の問題としては，うつ症状，疲労感，転倒自己効力感の低下（転倒恐怖感）などが挙げられる．これらのメンタル要因の低下は高齢者の生活機能の低下やさまざまな疾患の発症，さらには死亡のリスク増加に影響することが知られている．また，本書でも介護予防などの高齢者の健康増進に対する運動の重要性について触れているが，メンタル要因の低下は運動や活動に対する消極性につながり，介護予防などに不可欠となる運動機能の維持・向上のための運動介入や身体活動量の確保を阻害する要因となりうる．

　このように，介護予防を図る際にはメンタル要因の状態や変化に留意しておくことは非常に重要といえる．本章では各メンタル要因の低下に対する運動療法の効果について紹介し，同時にメンタル要因が低下した高齢者へ運動介入する際の注意点と実際のアプローチの仕方を例示していく．

> **Terms　転倒自己効力感**
> 日常生活上の動作や作業（入浴，家事，歩行など）を転倒することなく遂行することができる自信の大きさ．転倒自己効力感の低下は「転倒恐怖感」として表現される場合もある．

メンタル要因の評価のポイント

　評価から介入までの評価プロセスの流れを図1に示す．例えば，日中ほとんど寝て過ごしている高齢者がいるとする．最初に評価すべきは，そもそも起きて生活するための基本的な運動機能が備わっているかである．備わっていない運動機能が あるようならひとまず話は単純で，問題のある運動機能に対して運動介入を行えばよい．運動機能は備わっているが起きて生活することができていない場合は，それぞれ影響しているメンタル要因の低下を考慮した運動介入の実施が必要となる．メンタル要因の問題を大まかに把握する切り口としては，例えば，この高齢者は「室内を歩くこと」という特定の活動に問題があるのか，特定の活動によらない全般的な問題であるのかを把握することが有用である．

> **One Point Advice　評価における注意点**
> メンタル要因の評価は質問票調査のような主観的尺度を用いた方法であるため，評価をすること自体が，メンタル要因に影響してしまう可能性がある．例えば，気分の落ち込みを感じている人に，気分の落ち込みに関する具体的な質問をすることで，症状を助長してしまうといった例がある．高齢者に介入する実践場面においては，メンタル要因の問題を厳密にスコア化，鑑別することが必ずしも重要とは限らない．

メンタル要因低下への対策イメージ

　メンタル要因と運動機能の低下の関係は図2のように相互に影響を強め合うような悪循環としてとらえることができる．つまりメンタル要因の低下は運動機能を低下させ，さらに運動機能が低下することでメンタル要因の低下が助長されるような負の相乗効果を生み出す危険性がある．一方で，見方を変えれば，メンタル要因を増悪させないように注意しながら運動機能への介入を行っていくことで，双方にとって正の相乗効果を得ることも十分に期待できるということである．通常の運動プログラムに次項以降に記す各メンタル要因の低下への対策を考慮したひと工夫を加えることで良い循環を生み出すことが可能になる．

> **Knack & Pitfalls　多角的評価が必要**
> メンタル要因の低下はさまざまな病気や障害に由来して生じるものでもある．したがって，現在もしくは過去にかかっていた病気や怪我などの背景情報についてもしっかりと把握しておくことが必要である．

1. メンタル要因の低下

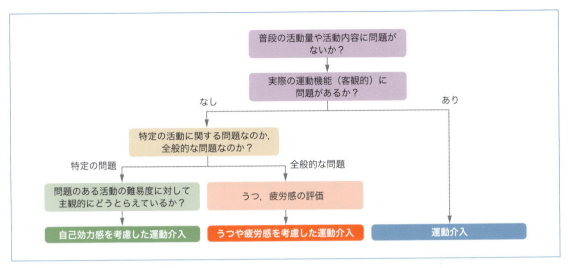

図1 メンタル要因の評価から介入までのフロー

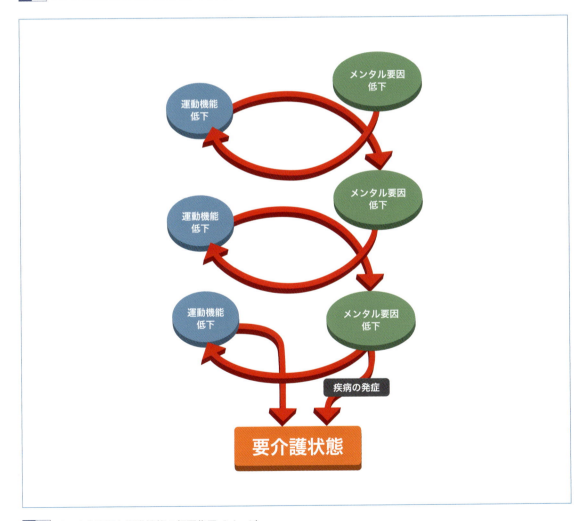

図2 メンタル要因と運動機能の相互作用イメージ

（紙谷　司）

V 疲労感・うつ・自己効力感

キーワード 疲労感　VAS　集団体操

2 疲労感の評価と対策

Knack & Pitfalls　その他の評価尺度

主観的疲労感のより詳細な評価尺度の一つとして，SF-36の下位項目Vitalityも一般もしくは疾患患者に対して広く使用されている．質問は4項目と簡便であり，それぞれ5段階の選択肢でその程度を評価し，0～100点のスコアを算出することができる．このスコアには国民標準値が男女・年齢別に算出されているため，スコア自体の解釈も行いやすい．臨床的には主観的な疲労感の実感の有無がわかれば十分なことが多く，詳細な評価までは必ずしも行わなくてよい．

疲労感とは

疲労感は活力が低下した状態，疲れ果てた状態として表現される．注意すべきは，ここでの疲労感は激しく運動した後に骨格筋に感じるような身体的疲労だけではなく，精神的に感じる疲労も含めた全般的な自覚症状を示していることである．疲労感を自覚している高齢者は50％にも及ぶとする報告もある[1]．疲労感はフレイルの主要な構成要素にも含まれている．さらに疲労感の症状が長引くことで慢性疲労症候群といった非常に重篤な状態に陥る危険性がある．これらのことからも疲労感は，高齢者にとって非常に重要な健康指標の一つと考えられる．

Terms　慢性疲労症候群
6か月以上持続ないし再発を繰り返す慢性的な疲労を認める状態．動くことだけでなく，考えることに対しても強い疲労感を感じ，重症の場合は寝返りすら困難となることもある．

疲労感の評価

フレイルの判定項目のなかで疲労感に関する評価方法は，「（ここ2週間で）わけもなく疲れたような感じがする」かという質問に対して「はい」，「いいえ」の2択で回答する．ほかに疲労感の程度について聴取したい場合はVisual Analogue Scale（VAS）を用いた方法もよく用いられる．100 mmの直線を見せ，左端が全く症状がない状態，右端がこれ以上ない強い症状とした場合に現在の症状がどれくらい強いか線上に印を患者自身につけてもらう方法である（図1）．

疲労感に対する運動介入

疲労感への介入には大きく2通りの考え方がある．1つ目は疲労感に対する直接的なアプローチである．もう1つは疲労感の原因となっている疾患や障害に対する間接的なアプローチである．前者はグループエクササイズ（図2）やgraded exercise therapyが有効であると報告されている[2]．運動を負担に感じてしまった状態で継続することはかえって疲労感を助長する原因にもなるため，負担と感じない程度の運動から開始したり，集団でレクリエーションの要素を取り入れながら実施することが効果的である（図3）．一方で後者は，がん，心不全，腎不全など高齢者が頻繁に有する疾患や運動機能障害，睡眠障害などが原因となる．これらすべてに運動介入による効果を期待できるわけではなく，薬物治療などほかの治療に頼らなければならないことも多い．

Terms　睡眠障害
寝つきが悪い，頻回に目が覚める，日中に強い眠気があるなどの睡眠の質が低下した状態（睡眠異常），睡眠中の異常行動（睡眠随伴症），精神症状に由来する障害（医学・精神医学的睡眠障害）などがある．

Terms　graded exercise therapy
疲労感を伴わない程度の運動負荷量から開始し，実施状況を理学療法士のような運動の専門家が評価，フィードバックしながら徐々に負荷量を増やしていくようなアプローチ方法である（図4）．負荷量の目安には心拍数などの客観的指標や疲労感の自覚のような主観的指標を参考にすることがある．

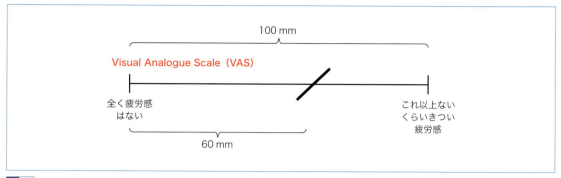

図1 Visual Analogue Scale による評価

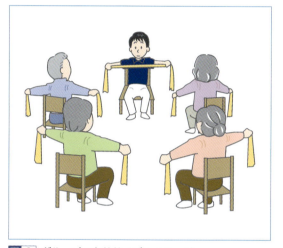

図2 グループエクササイズのイメージ

図3 集団でのレクリエーションのイメージ

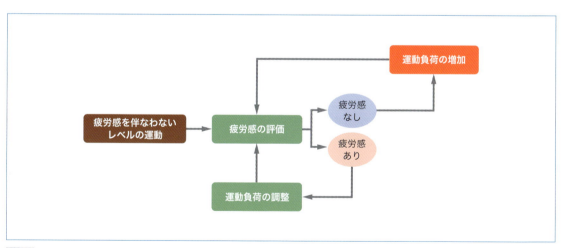

図4 graded exercise therapy の実践フロー

（紙谷　司）

V 疲労感・うつ・自己効力感

キーワード うつ　GDS　運動介入

3 うつの評価と対策

One Point Advice
評価の注意点

うつ症状の評価尺度に含まれる質問項目はデリケートなものが多く，頻繁に実施することは高齢者に負担を与えかねない．実際に運動介入する際に重要な情報は，うつ病の治療歴のような医学情報から収集できることも多い．うつを特定することを目的とした評価ではなく，運動や活動を阻害する因子としてうつ症状が関与しているかどうかを確認することを目的とした評価ととらえることが重要である．

うつとは

うつ病は高齢者の3大精神疾患の一つとして一般的にもよく知られた疾病である．実際に臨床的に注意すべきうつ症状を有する高齢者まで含めると，有病割合は8～16%と報告されている．WHO（世界保健機関）の発表では，2020年にはうつ病は疾病の健康への影響の大きさを表す指標である障害調整生存年数（DALY）の2番目の要因となることが予想されている（**表1**）[1]．

Terms　3大精神疾患
うつ，認知症，せん妄のこと．特にうつと認知症の頻度が高く，また症状が似通っているため鑑別が難しいとされている．いずれも介護負担を増加させる重要な疾患である．

Terms　DALY（disability-adjusted life year）
早期死亡によって余命から損失された年数と，病気や障害によって損失された年数を合わせたもので疾病負荷を表した指標である．単純な余命の長さだけでなく，介護などを要せず健康に生活できている期間も重要であるという考えのもと，DALYを健康評価に用いることが提唱されている．

うつの評価

厳密なうつ病の診断は精神科医による専門的な評価が必要である．うつ症状の程度を測定し，うつ状態の有無の判定をサポートするような評価尺度は数多く開発されている．そのなかで代表的なものにGeriatric Depression Scale（GDS）がある（**表2**）[2]．GDSは15項目の質問で構成され，それぞれ「はい」，「いいえ」の2択で回答する．2択式のため，高齢者にとっても直感的に回答しやすい．15点満点で，5点以上がうつ傾向，10点以上がうつ状態と判定される．

うつに対する運動介入

ウォーキング，ランニング，サイクリングのような有酸素運動，筋力トレーニングなどの非有酸素運動，グループエクササイズなどさまざまな運動介入によるうつ症状への改善効果は先行研究でも実証されており（**図1**）[3]，ほかの薬物療法などと同程度の，比較的大きな効果があるとされている．しかし，ここで注意すべきは，これらはあくまでも研究への参加に同意した人のなかでの検証結果という点である．臨床的に問題となるのはむしろ介入を拒否され，運動を実施してもらえないようなケースである．したがって，どうすれば運動に参加してもらえるかということが一番の課題となることも多い．これには本人に近しい家族や，介護スタッフなど他職種から趣味や嗜好などの情報収集を行い，それらを切り口にうまく運動の要素を取り込んでいくことが必要である（**図2**）．

また，うつ状態の場合，心理療法や薬物療法などほかの治療を並行していることも多い．そのような場合，そこに運動介入を加えることでのいわゆる上乗せ効果については十分には確立されていない．時には運動以外の介入方法をまずは優先させなければならない場面もあるため，現在の治療状況についても合わせて情報収集しておくことが必要となる．

3. うつの評価と対策

表1 2020年のDALY順位予想

1. 虚血性心疾患
2. 単極性大うつ病
3. 交通事故
4. 脳血管疾患
5. 慢性閉塞性肺疾患
6. 下気道疾患
7. 結核
8. 戦争
9. 下痢性疾患
10. エイズ

（文献1）より作成）

表2 GDS評価項目

No.	質問事項	回	答
1	毎日の生活に満足していますか	いいえ	はい
2	毎日の活動力や周囲に対する興味が低下したと思いますか	はい	いいえ
3	生活が空虚だと思いますか	はい	いいえ
4	毎日が退屈だと思うことが多いですか	はい	いいえ
5	大抵は機嫌よく過ごすことが多いですか	いいえ	はい
6	将来の漠然とした不安に駆られることが多いですか	はい	いいえ
7	多くの場合は自分が幸福だと思いますか	いいえ	はい
8	自分が無力だなあと思うことが多いですか	はい	いいえ
9	外出したり何か新しいことをするより家にいたいと思いますか	はい	いいえ
10	何よりもまず，もの忘れが気になりますか	はい	いいえ
11	いま生きていることが素晴らしいと思いますか	いいえ	はい
12	生きていても仕方がないと思う気持ちになることがありますか	はい	いいえ
13	自分が活気にあふれていると思いますか	いいえ	はい
14	希望がないと思うことがありますか	はい	いいえ
15	周りの人があなたより幸せそうに見えますか	はい	いいえ

1，5，7，11，13には「はい」0点，「いいえ」に1点を，2，3，4，6，8，9，10，12，14，15にはその逆を配点し合計する． （文献2）より抜粋）

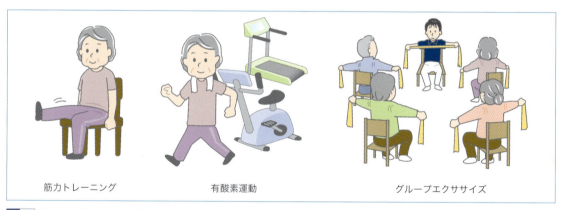

筋力トレーニング　　　有酸素運動　　　グループエクササイズ

図1 うつへの介入イメージ

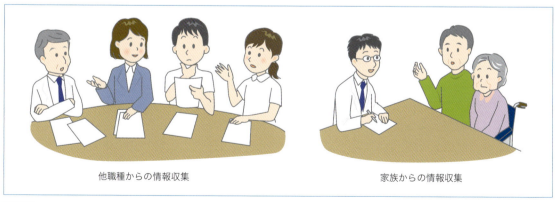

他職種からの情報収集　　　家族からの情報収集

図2 介入拒否への対策イメージ

（紙谷　司）

V 疲労感・うつ・自己効力感

キーワード 転倒自己効力感　MFES　評価の乖離

4 自己効力感の評価

自己効力感とは

　自己効力感とは，ある行為を遂行することに対する自信の程度である．自己効力感の低下は当該行為に対する恐怖感ととらえることもできる．代表的なものに転倒自己効力感の低下（転倒恐怖感）があるが，地域で暮らしているような高齢者でも半分程度が自覚したことがあると報告されている[1]．転倒の経験や運動機能の低下，疾患にかかっていることなどが転倒自己効力感の低下する原因として知られている．

One Point Advice
主観的評価と客観的評価

　質問票を使用して高齢者本人に回答してもらい，評価するような場合は主観的評価方法である．一方で，歩行速度や握力を測定したり，動作を実際に行っている様子を専門家が観察し，問題の有無やその程度を評価するような場合は客観的評価方法である．

自己効力感の評価

　転倒自己効力感の評価尺度として代表的なものにTinettiらが開発したFall Efficacy Scale（FES）がある．これは基本的な日常生活動作を転倒することなく遂行できる自信の程度について評価するものである[1]．点が高いほど自己効力感が高いことを意味しているが，評価対象とする動作の難易度が低く，高齢者であっても多くが満点近くに偏ってしまう欠点が指摘されていた．そこで，HillらはFESの10項目に屋外の活動に関する4項目を追加したModified Falls Efficacy Scale（MFES）を開発した[2]．それぞれの質問に0～10点で本人に回答してもらい，その合計点を算出する（図1）[3]．

Knack & Pitfalls　歩行に特化した自己効力感

　歩行に特化した自己効力感に関する評価尺度である日本語版―改訂 Gait Efficacy Scale（mGES）も開発されている[4]．これはさまざまな条件下における歩行や階段昇降の安全な遂行に対する自信の程度を評価するものである．尺度は10項目の質問で構成され，それぞれを1～10点で評価し，その合計点を算出する（図2）．運動機能や生活空間，転倒恐怖感との関連が確認されている．

自己効力感への運動介入

　転倒自己効力感は，実際に筋力，バランス能力，移動能力といった転倒リスク要因を改善させることで向上させることが可能である．実際に転倒予防を目的とした運動介入を行ったことで，転倒自体への軽減効果と同時に自己効力感も改善されたと報告されている[5]．

　一方で，実際に運動機能に問題はなく，転倒リスクは低いにもかかわらず自己効力感が低いといった，自分自身の運動機能を過度に低く評価している高齢者にも頻繁に出会う（図3）．このような高齢者に対しては，上記のような単純な運動介入では改善効果が得られない．この場合，客観的な評価結果に基づく専門家からのフィードバックが有効な手段の一つである．例えば筋力，歩行速度，バランス能力などを客観的な指標として測定し，「あなたの脚の筋力は同年代の人に比べて優れていますよ」，「あなたの歩行能力なら安全に屋外も歩けますよ」というように，具体的に説明することで間違った認識を正すようなフィードバックが必要である．このように，自己効力感を評価する際には，実際にその動作について客観的な評価も行い，主観的な報告と客観的評価の結果に乖離がないかなどを併せて解釈することが重要である．

4. 自己効力感の評価

1.～14. の各活動を転倒する（ころぶ）ことなく，やってのける自信がどの位ありますか．自分の家での生活を基準に，0～10段階で判断し○を記して下さい．

0：全く自信がない　→　10：完全に自信がある

1	風呂に入る	0－1－2－3－4－5－6－7－8－9－10
2	戸棚やタンス・物置きの所まで行く	0－1－2－3－4－5－6－7－8－9－10
3	食事の準備（調理・配膳）をする	0－1－2－3－4－5－6－7－8－9－10
4	家の中の廊下や畳を歩き回る	0－1－2－3－4－5－6－7－8－9－10
5	布団に入る，布団から起き上がる	0－1－2－3－4－5－6－7－8－9－10
6	来客（玄関・ドア）や電話に応じる	0－1－2－3－4－5－6－7－8－9－10
7	椅子に掛ける・椅子から立ち上がる	0－1－2－3－4－5－6－7－8－9－10
8	衣服の着脱を行う	0－1－2－3－4－5－6－7－8－9－10
9	軽い家事を行う	0－1－2－3－4－5－6－7－8－9－10
10	軽い買い物を行う	0－1－2－3－4－5－6－7－8－9－10
11	バスや電車を利用する	0－1－2－3－4－5－6－7－8－9－10
12	道路（横断歩道）を渡る	0－1－2－3－4－5－6－7－8－9－10
13	庭いじりをする，又は洗濯物を干す	0－1－2－3－4－5－6－7－8－9－10
14	玄関や勝手口の段差を越す	0－1－2－3－4－5－6－7－8－9－10

＊3. の例：重い物や熱いものを運ぶことは除く．
＊9. の例：玄関・土間を掃く，食器を片付ける（運ぶ，洗う），テーブルを拭く等．洗濯・掃除は除く
＊10. の例：近所の店に片手で持てる程度の物を買う．ポストまで手紙を出す等

図1 日本語版 MFES の評価項目（文献3）より引用）

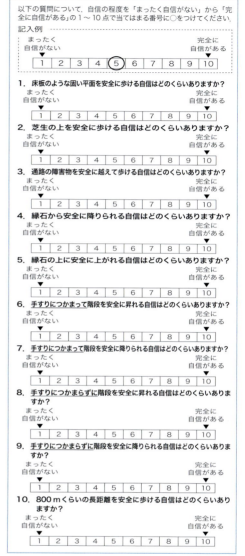

図2 日本語版―改訂 Gait Efficacy Scale の評価項目（文献4）より引用）

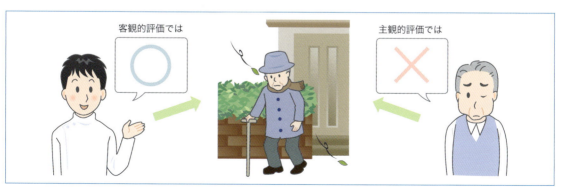

図3 客観的評価と主観的評価の乖離のイメージ

（紙谷　司）

V 疲労感・うつ・自己効力感

キーワード 運動療法　運動拒否　運動の導入

5 メンタル要因の運動への影響

運動とメンタル要因の相互関係

　前項までに説明してきたようにメンタル要因は，それ自体が高齢者の健康を直接的に阻害する重要な問題である．それぞれのメンタル要因の低下に対して各種運動療法による効果が実証されており，メンタル要因が運動によって改善可能な因子であることは重要な事実である．実際にはほかにも併用されている可能性がある薬物治療や心理療法などと併せて運動介入の果たすべき役割を考えていくことが重要である．一方で，メンタル要因の低下が運動の実施に影響する場面に頻繁に遭遇する．このように，メンタル要因と運動はそれぞれに影響し合う相互関係にある（図1）．

> **Terms　心理療法**
> 臨床心理士などの専門家が精神疾患患者に対して対話，傾聴などを通じて，考え方や行動を変容させるためのアプローチ．認知行動療法などが代表的．精神科医が行う治療は精神療法とよばれる．

運動の視点から見たメンタル要因

　介護予防の視点でメンタル要因の問題を考える際に重要なとらえ方は，運動機能の評価，運動プログラムの考案から実施，そしてその効果判定に至る各プロセスでメンタル要因が影響するということである（図2）．

　例えば，うつ症状のあるAさんは，部屋に閉じこもりがちで今後歩けなくなってしまうのではないかと心配されているが，運動は拒否されることが多く，現在の運動機能の評価や介入の手立てがなく困っている．1人暮らしのBさんは転倒自己効力感が低下しているため外出への恐怖感が強く，屋外を1人で出歩くことができない．そのような状態で，単純に「活動量を増やしましょう」という助言を行っても当然活動量は増えていかないだろう．疲労感のあるCさんに必要と考える運動プログラムを提案してみたが，実際には疲労感の訴えによりそのプログラムの1/3も実施できない状態でとても効果が得られる状況ではない．これらは日々高齢者の介護予防に取り組む現場では誰しもが経験しうる悩みである（表1）．

　このようにメンタル要因の低下した高齢者に対しては，最も効果的な運動プログラムの考案に時間を費やす前に，どのようにすればそのプログラムを実施してもらえるようになるか，もしくは日々の活動量を増やしていくことができるかという点についての創意工夫が一番のポイントとなる．どんな秀逸な運動プログラムも実施してもらえなければ効果がないのと同じである．次項ではメンタル要因の低下した高齢者に対する運動介入について，特に運動の導入部分の工夫に焦点を当て，実践例を紹介していく．

> **TOPICS　efficacy と effectiveness**
> 研究で運動などの介入効果を評価する際の着眼点としてefficacyとeffectivenessがある．前者はその介入にとって最適な条件での効果をみるもので，実際にその介入を実施してもらえた場合の効果を評価することができる．一方で後者はよりリアルワールドに近い条件下での効果をみるもので，例えば途中でつらくて脱落する人が多いようなこともその介入の効果の一部として評価する．実践場面ではeffectivenessを考慮した運動介入の考案が重要である．

> **One Point Advice　会話の重要性**
> 活動が制限されていたり，運動が実施できていないことの原因がメンタル要因の低下に由来するものかどうかは，非形式的な何気ない会話のなかで聴取できる本音が重要なヒントとなる．本人からの聴取が難しい場合は，家族など普段身近に接している人たちとも積極的にかかわることで大きな手がかりが得られることも多い．

図1 メンタル要因と運動の相互関係

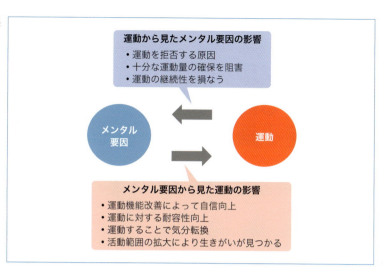

表1 Aさん, Bさん, Cさんのプロブレムリストと評価の着眼点

●Aさんの場合

プロブレムリスト	評価の着眼点
・極度の閉じこもり ・身体活動量の低下 ・運動介入の拒否	▶医療情報からうつ症状を確認 ▶まだ自力で室内を移動することが十分に可能

●Bさんの場合

プロブレムリスト	評価の着眼点
・1人での外出困難 ・活動範囲の狭小化	▶補助（シルバーカー）があれば安全に屋外歩行できる能力はある ▶自身の運動機能を過小評価している ▶屋外を歩くという特定の活動に対して恐怖感が強い

●Cさんの場合

プロブレムリスト	評価の着眼点
・運動介入の拒否 ・十分な運動量の確保が困難	▶運動自体が嫌なわけではない ▶以前に運動した際に2〜3日疲労感が続いた経験があり，動くと疲れるというイメージが定着

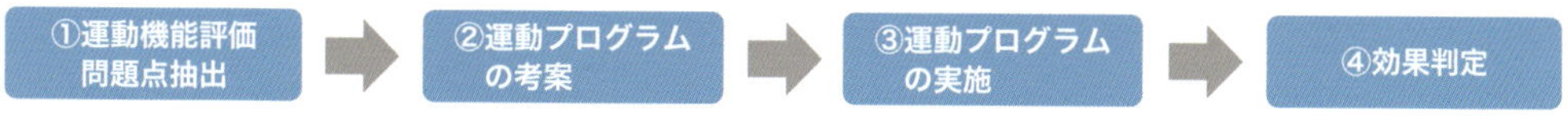

①運動機能評価 問題点抽出 → ②運動プログラムの考案 → ③運動プログラムの実施 → ④効果判定

プロセス①への影響
- 評価のための運動を拒否される
- 本来できることを実施してもらえず，適切な評価ができない

プロセス②への影響
- 適切な運動の強度，量などの設定ができない

プロセス③への影響
- 考案した運動プログラムを拒否される
- 疲労感や恐怖感から十分に実施してもらえない

プロセス④への影響
- 適切な効果判定ができない＝プログラムの修正・改善が図れない

図2 運動介入の実施プロセスとメンタル要因による影響

（紙谷　司）

V 疲労感・うつ・自己効力感

キーワード 趣味・嗜好　軽い負荷　客観的評価

6 メンタル要因を有する高齢者に対する運動介入

うつ症状のある高齢者への運動介入

　理学療法士のPさんが担当する特別養護老人ホームに入所中のAさんは，もともとうつ症状があり，精神科にかかっていた時期もあった．Aさんはほぼ1日中部屋に引きこもりの状態で，週1回のリハビリテーション（リハビリ）も拒否すること多く，家族も今後歩けなくなるのではないかと心配していた．

　Pさんが家族からAさんの趣味や嗜好について聴取したところ，Aさんは花が好きで，部屋にはお気に入りの花を飾っているという情報が得られた．そこでPさんはホームの玄関にある花の鉢植えまで歩いていき，1日1回観察することを日課とするようAさんに提案した（図1）．リハビリの時間は1週間で観察した花の話をする時間にした．しばらくそれを続けていると，Aさんは花の水やりの役目を自ら行うようになった．さらに1か月後にはホームの1～3階まですべての花の水やりと観察をするため1日2回ほど歩いてまわることが日課となった．Aさんは花を枯らさないためにもしっかりと歩く力を維持することを目標として，リハビリの拒否もほとんどなくなった．

自己効力感の低下した高齢者への運動介入

　理学療法士のPさんが通所リハビリで担当しているBさんは，1人で外出することに恐怖感が強く，1人では外出できない状態であった．Pさんが客観的に評価すると，Bさんはシルバーカーを使えば十分に屋外を安全に歩行できる能力があると考えられた．

　Pさんは，まず，リハビリの各動作練習の際にできるだけストップウォッチを使用して，毎回所要時間を測定するようにした．その客観的な評価結果を毎回Bさんに見せ，（根拠はないが）それが良い結果であることをポジティブなフィードバックとして伝えるようにした（図2）．さらにBさんの希望である，現在は娘に頼んでいる買物を「自分で行けるようにしたい」ということを目標として設定した．それを達成するうえで，Bさんが不安に感じている点についてPさんは細かく聴取し，それに対してどうすれば安全に実施できるか具体的な方法の提案を行った．Bさんは提案内容を少しずつ実践してみるようになり，うまくいかなかったものについてはPさんが再度別の方法を提案することを繰り返した．2か月後，Bさんは娘に頼んでいた買物のうち半分以上を自分で行うようになった．

疲労感を有する高齢者への運動介入

　理学療法士のPさんが訪問リハビリで担当しているCさんは，「運動が嫌いではないが，どうしても気力が起きない」という訴えが多く，リハビリも「すぐに疲れるのが嫌」という理由で拒否的であった．

　Pさんは，まず，Cさんに重りも何もつけない状態で座ってもらい膝の曲げ伸ばしなどごく軽度の運動から開始した．運動後，疲労感の程度と次も同じ運動ができそうかを尋ねると「疲労感はない．これなら次もできる」とCさんは答えた．そこで，Pさんは次の週のリハビリでは回数を5回だけ増やして同じ運動を実施し，同じ質問をした．すると「これなら次もできる」とCさんは答えてくれた．この後もPさんは，「次もできそう」という回答が得られるように注意を払いながら，徐々に運動の回数や種類を増加していった（図3）．3か月後，Cさんはリハビリで近所を15分程度歩行練習できるようになった．

6．メンタル要因を有する高齢者に対する運動介入

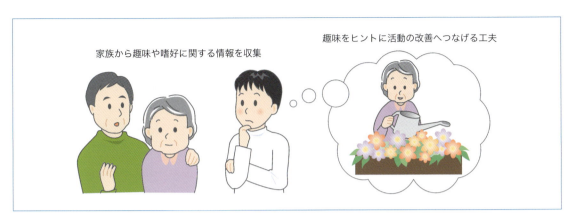

図1 Aさんの介入イメージ

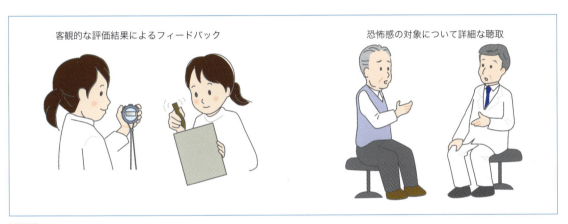

図2 Bさんの介入イメージ

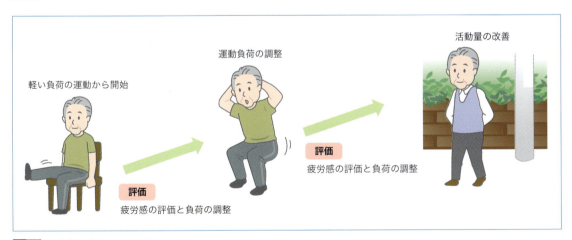

図3 Cさんの介入イメージ

One Point Advice

適切なコミュニケーション

リハビリでは一定時間を密接に共有するため，信頼関係を築きやすい．会話ばかりが盛り上がるのは本末転倒であるが，優秀なセラピストはメリハリをつけたコミュニケーションに長けている．

（紙谷　司）

V 疲労感・うつ・自己効力感

キーワード うつ　食欲不振　体重減少

7 メンタル要因のための栄養介入

うつ症状と栄養摂取

うつ症状などの精神機能低下と栄養摂取との関連を示した研究は，ほかの疾病に比べてそれほど多くないもののいくつか報告があり，葉酸摂取[1]や適度のアルコール摂取[2]，ほかにも，フラボノイド[3]，n-3系脂肪酸[4]，ビタミンB_6・B_{12}[5]，マグネシウム[6]などの摂取とうつ症状との関連が示されている（図1）．加えて，食習慣として，野菜や果物，魚，穀物などのヘルシーダイエット習慣[7]はうつ症状と関連することが報告されている．しかし，フレイル・サルコペニア対策としてのタンパク質・アミノ酸のように，絶対的に必要とされるような栄養素は明確にされておらず，あくまでコホート研究や横断研究にて関連性が示れたことに留まっている．

> **Terms　葉酸**
> 葉酸は，ビタミンM，ビタミンB_9，プテロイルグルタミン酸ともよばれる．緑黄色野菜や果物に多く含まれ，欠乏すると貧血などの症状が出現する．近年では，妊婦に対して摂取が推奨されたことで知名度が高まった．

> **Terms　フラボノイド**
> フラボノイドは，植物に含まれる成分であり，ポリフェノールの一種とされる．特に，フラボノイドのもつ抗酸化作用が注目されている．

> **Terms　n-3系脂肪酸**
> n-3系脂肪酸は，多価不飽和脂肪酸の一種で，代表的なものにエイコサペンタエン酸（EPA）やドコサヘキサエン酸（DHA）がある．青魚に豊富に含まれており，種々の老年症候群との関連性が示されている．

うつ症状とフレイル

うつ症状などの精神機能低下に対する栄養介入としては，具体的に何か特定の栄養素を摂取することで直接的に精神機能の向上または低下抑制が期待されるというよりは，精神機能低下による食欲不振を防ぐという要素が大きい．

うつ状態になると食欲不振から体重減少を認める場合が多く，フレイルやサルコペニアなどをきたしやすい（図2）．反対に，身体活動量の減少が閉じこもり状態やうつ症状を引き起こす場合もある．つまり，フレイルとうつ状態は双方向に関連し合っており，これらの関係性を示す報告は国内外で多数存在する[8〜11]．

食事を楽しむ

うつ症状を予防するための栄養素としては前述のようなものが挙げられるが，うつ症状から惹起される体重減少やフレイルを防ぐためには，食事を楽しむという観点も必要である．近年では，時間が合わないなどの理由から，同居人がいても個別に食事を摂るという人が増えつつある．しかし，同居人がいる場合には，なるべく一緒に食事を楽しむことが重要である．また，独居の場合には，近隣の人々との交流を保ち，サロンやコミュニティーセンターで弁当を一緒に食べるなど，時には誰かと食事をともにする機会を設けることも必要である（図3）．

> **One Point Advice　独居と食の簡素化**
> 独居高齢者に話を聞くと，共通して食の簡素化という問題がある．以前に比べて，「おかずの種類が減った」，「食品目が減少した」，「インスタントだけで済ますようになった」などである．また，配食サービスを利用している高齢者でも，1食分を昼と夜に分けて摂るなど，摂取エネルギー量の不足がうかがえる行動が目立つ．このような簡素化は男性のみならず女性でも認められるため，特に独居高齢者に対しては性別にかかわらず食のサポートが重要となる．

> **Terms　DHAとDHEA**
> DHAとDHEAは混同しやすい略称である．DHAはドコサヘキサエン酸，DHEAはデヒドロエピアンドロステロンのことであり，前者はn-3系脂肪酸，後者はホルモンである．いずれも老年症候群と関連するため，混同しないように注意が必要である．

7. メンタル要因のための栄養介入

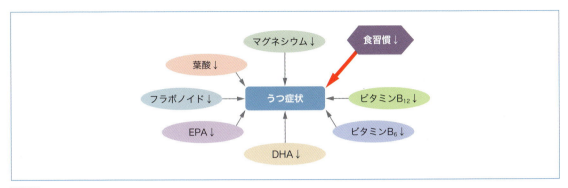

図1 うつ症状と栄養

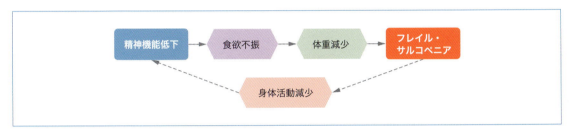

図2 うつ症状とフレイル

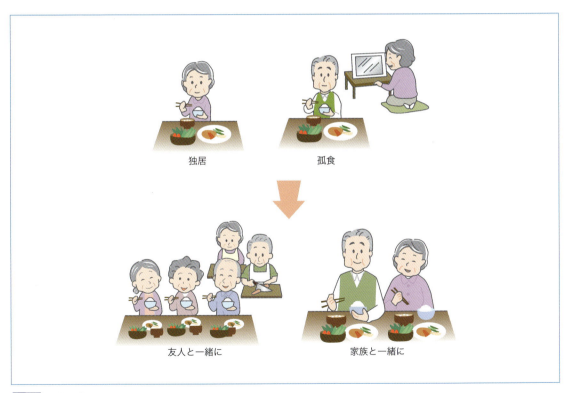

図3 食事を楽しむ

(山田　実)

V 疲労感・うつ・自己効力感

メンタル要因に対するレシピ①

キーワード 疲労感　うつ　自己効力感

手巻き寿司

手巻き寿司は食を楽しむという点では，メンタル要因低下の改善に最適な料理である．また，前述のように精神機能の改善と関連のある栄養素にスタンダードなものはなく，葉酸，n-3系脂肪酸，ビタミンB_6・B_{12}，マグネシウムなどのさまざまな栄養素を考えると，さまざまな食材が摂れる手巻き寿司は，メンタル要因に対して適した料理といえる．おすすめの具材として，サーモン，まぐろ，アボカド，卵，納豆，ツナなどがある．

作り方

調理時間 約10分

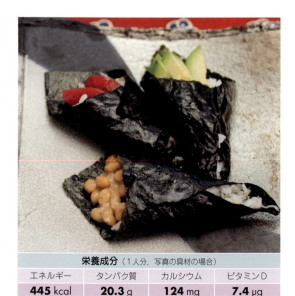

栄養成分（1人分．写真の具材の場合）

エネルギー	タンパク質	カルシウム	ビタミンD
445 kcal	20.3 g	124 mg	7.4 µg

材料（1人分）

- 合わせ酢
  - 米 ……………………………… 150 g
  - 酢 ……………………………… 大さじ1
  - 砂糖 …………………………… 小さじ1
  - 塩 ……………………………… ひとつまみ
    - ※塩分が気になる場合は，ゴマやしそを加え風味や香りを活かすことで減塩しましょう．
- ちりめんじゃこ ………………………… 10 g
- しそ ………………………………………… 1枚
- 白ごま …………………………………… 3 g
- 焼きのり（手巻き用） ………………… 適量
- お好みの具材 …………………………… 適量

1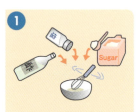
酢，砂糖，塩をよく混ぜ合わせ，合わせ酢を作る．

2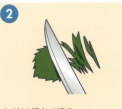
しそは細かく切る．

3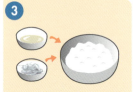
炊き上がったごはんに❶とちりめんじゃこを入れてさっくり（米を切るように）混ぜて粗熱をとる．

4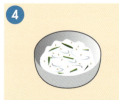
最後に白ごまと❷のしそを混ぜ，焼きのりの上にのせる．お好みの具材を入れて巻けばでき上がり．

One Point Advice

梅ソース

食欲があまりないときなどには梅ソースが有用（図1）．いつもの料理にプラスするだけで，さっぱりと食べやすくなる．潰した梅干しに，細かく切ったしそ，めんつゆ，みりん，水を混ぜるだけで完成する．蒸し鶏や揚げ物，冷奴などに添えたり，肉や魚などにのせるなど，バリエーションも豊富．夏場に食欲がないときでも，十分なエネルギーを摂取する手助けとなる．

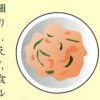

図1 梅ソース

メンタル要因に対するレシピ②

キーワード 葉酸　ビタミン B_6　カルシウム

ぜいたく納豆

納豆には葉酸やビタミン B_6，アボカドには葉酸が豊富に含まれており，精神機能低下の抑制には有用な食材である．同時に，タンパク質も多く含むことから，フレイル予防としても適している．朝の忙しい時間，時間があまりとれない昼などに手軽に摂れる一品となる．

作り方

調理時間 約3分

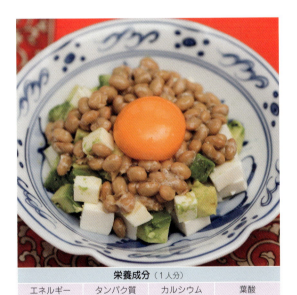

栄養成分（1人分）			
エネルギー	タンパク質	カルシウム	葉酸
323 kcal	19.0 g	230 mg	119 µg

材料（1人分）
- 納豆 ……………………………………… 1パック
- アボカド ………………………………… 1/4個
- 豆腐 ……………………………………… 1/4パック
- プロセスチーズ ………………………… 1個
- 卵黄 ……………………………………… 1個
- めんつゆ ………………………………… 小さじ1強

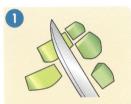

① アボカドは皮を除いて一口大の角切りにする．

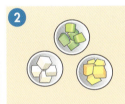

② 豆腐，チーズも一口大の角切りにする．

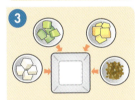

③ 器に❶と❷を入れ，納豆，卵黄の順にのせる．

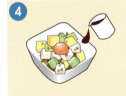

④ めんつゆ（好みでしょうゆでもよい）をかけてでき上がり（お好みでごはんにのせてもよい）．

◯ne Point Advice
包丁がなくても

豆腐やアボカドは柔らかいため，包丁でなくてもスプーンなどで簡単にすくい取ることができる．必要な量だけをすくい取り，残りは冷蔵庫で保存すればよいため，納豆3パック程度であれば分けて使用することができる．独居の人でも残りを気にせず，使用することができる便利食材といえる．

（神園明希子，山田　実）

VI 転倒

キーワード: 骨折　転倒恐怖　機能レベル

1 高齢者における転倒とは

高齢者における転倒

　高齢者の3人に1人は1年間に1回以上転倒するといわれる[1]．2016年時点で高齢者人口約3,400万人に対して，実に1,133万人もの高齢者が転倒していることになる．転倒は，骨折や頭部外傷，脊髄損傷などの重篤な外傷を伴う場合があり，このような場合，重度の要介護状態を招く可能性がある．しかしながら，転倒の大多数が重篤な外傷に結びついているわけではなく，全転倒発生数の約5%に骨折が伴う程度に留まっている．それでも転倒は要介護状態となる主要因の一つに挙げられており，転倒を契機に身体機能が低下することが知られている．

　転倒した高齢者の多くは，再転倒に対する恐怖心から，身体活動量が減少する．身体活動量の減少は，運動機能を低下させるだけに留まらず，認知機能や精神機能をも低下させるといわれている（図1）．この転倒に伴う恐怖心こそが，要介護状態を引き起こす要因となっている．なお，転倒恐怖心は転倒を経験していなくても，運動機能が低下することで生じることもわかっており，フレイルやサルコペニアからも惹起されやすい症状の一つである．

機能レベル別の転倒発生率

　1年間の転倒発生率は高齢者の約30%であるが，機能レベルによってその割合は異なる．地域在住高齢者における1年間の転倒発生率は，ロバスト7.4%，プレフレイル23.5%，フレイル47.9%となっており，段階的に転倒発生率は高まる（図2）[2]．また，基本チェックリストの該当数と転倒発生率との関係をみると，該当項目の増加に伴い転倒発生率は直線的に増加し，0〜5項目該当9.5%，6〜10項目該当27.7%，11〜15項目該当45.2%，16〜20項目該当67.0%，21〜25項目該当78.1%となっていた（図3）．

年齢別・男女別の転倒発生率

　年齢別の転倒発生率では，男女ともに加齢に伴って増加する傾向にあり，特に75歳以降に顕著となる．1年間の男女ともの転倒発生率は，65〜69歳22.4%，70〜74歳25.4%，75〜79歳30.6%，80〜84歳35.3%，85歳以上39.3%となっていた（図4）．なお，どの年齢も男性よりも女性で転倒発生率が高い傾向にあった．

機能レベル別の転倒要因

　前述のように，転倒発生率は機能レベルおよび年齢によって大きく異なる．もちろん，転倒要因も機能レベルによって異なり，フレイル高齢者では下肢筋力低下が，ロバスト高齢者では二重課題（デュアルタスク）処理能力の低下が転倒発生に関与しているとされる[3]．そのため，転倒予防のための介入プログラムとしても，機能レベル別に内容を検討する必要がある．

Knack & Pitfalls　転倒恐怖感と転倒注意

　転倒恐怖感と転倒注意は類似した言葉であるが，意味は大きく異なる．高齢者に対して，「転倒に対して恐怖心はありますか？」という質問をすると，「怖くはないけど注意はしている」という回答を得ることが多い．このような人は，しっかりと対策がとれている場合が多く，転倒発生率も低いことが多い．一方，最も注意しなければいけないのは「怖くもないし注意もしていない」という人である．特に，軽度認知機能障害者で多く認められる傾向があり，自身の身体能力を十分に把握し，転倒予防に努めてもらう（注意を払う）必要がある．

図1 転倒恐怖感と負の連鎖

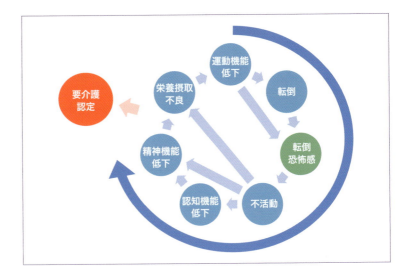

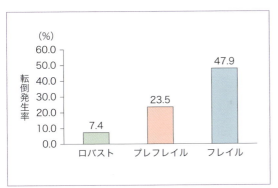

図2 ロバスト，プレフレイル，フレイルの転倒発生

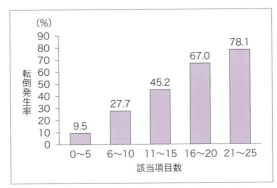

図3 基本チェックリスト該当数と転倒発生

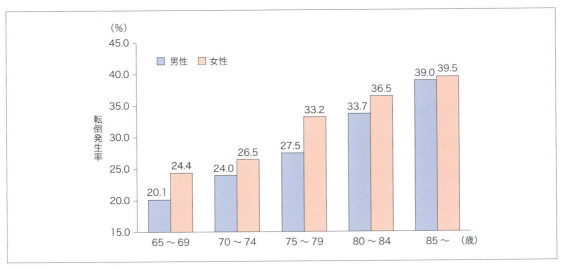

図4 年齢別の転倒発生

（山田 実）

VI 転倒

キーワード　発生状況　内的要因　外的要因

2 転倒の要因

転倒の発生状況

　転倒の発生状況を調査した研究によると、屋外よりも屋内（約7割）で転倒は発生しやすく、なかでも寝室や居室などの日常生活場面での転倒が多い（図1）[1]。また、転倒発生のきっかけでは、「つまずきに起因する（約4割）」や「滑りに起因する（1割）」など、足元の状況を誤って転倒してしまうケースが多く認められている（図2）[1]。

転倒要因

　転倒の要因は、大きく内的要因と外的要因に分けられる。内的要因とは、筋力やバランス能力などの身体機能や、視空間認知や遂行機能などの認知機能など、個々人が有する種々の機能低下のことを指す。一方、外的要因とは、段差や滑りやすい床面などの住環境不良や、豪雪地域や山岳地域など易転倒傾向にある居住環境など、個々人の能力とは別の要因のことを指す。もちろん、両者ともに転倒リスクを上昇させる要因となり、内的要因である心身機能に問題がなくても外的要因に問題があれば転倒リスクは高まる。このことは、氷上や雪上のように摩擦係数が小さい場所（劣悪な外的環境）では、いくら身体機能が高い人（内的因子が良好）であっても転倒してしまうのと同じである。

内的要因の具体例

　内的要因としては、筋力低下、バランス能力低下、可動域制限、円背などの姿勢不良など、いわゆる運動器の機能低下や、遂行機能や注意機能、視空間認知などの認知機能の低下、さらに立体視やコントラスト不良などの視機能低下などが挙げられる（表1）。VI章-1で述べた二重課題処理能力低下も内的要因の一つになる。内的要因のなかには、筋力やバランス能力など介入可能な因子もあるが、一方で介入することが難しい因子もあり、すべての要因を改善させることは難しい。

> **Terms　視空間認知**
> 　視空間認知能力とは、空間の位置関係を正しく認識する能力のことであり、この能力が低下すると距離感や物体の大きさ、形状、奥行きなどの認識が困難となる。

外的要因の具体例

　屋内の代表的な外的要因としては、敷居、カーペットや布団の縁、電気のコードなどの軽微な段差（障害物）が挙げられる（表1）。これ以外にも、濡れた床面として風呂場や脱衣場、階段などの大きな段差などがある。屋外にも数多くの外的要因があり、歩道の起点・終点にある軽微な段差や街路樹の付近によくあるアスファルトの割れ目など、さまざまである。特に、屋外においては天候や季節にも大きく左右され、路面の凍結はいうまでもなく、雨の日は路面も滑りやすくなり、秋には落葉によって滑りやすくなる。

> **One Point Advice**
> **部屋を片づける**
> 　高齢者の転倒のきっかけに"滑り"があるが、これは床面が濡れていた、路面が凍結していたなど一般的にイメージしやすい場面だけでなく、床面にある紙や衣類を踏みつけて滑って転倒という状況も多く認められる。そのため、整理整頓、床に物を置かないということは重要である（図3）。特に、寝室や居室、台所といった出入りが多い部屋では、床面に物を置かないよう、日頃から整理整頓を心がけることが重要である。

> **Knack & Pitfalls　視機能低下の影響**
> 　高齢者の視機能低下は大きな転倒の危険因子となる。特に、コントラスト感度の低下は、色の違いの識別能を低下させることで転倒の危険性を高めることになる。例えば、透明（半透明）なセロハン紙やナイロン袋などを床面に置いたままにすると、それらを認識することができずに踏みつけ、滑って転倒してしまう可能性がある。

2. 転倒の要因

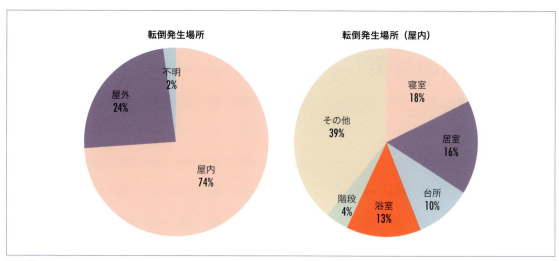

図1 転倒場所（文献1）より作成

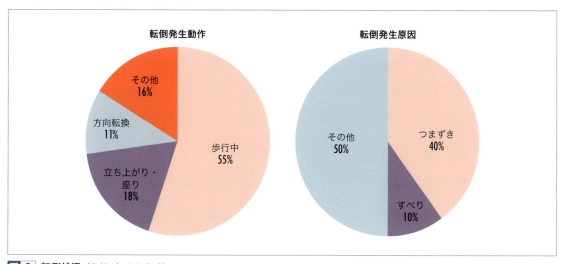

図2 転倒状況（文献1）より作成

表1 内的・外的要因

内的要因	外的要因
①筋力低下	①敷居
②バランス能力低下	②カーペットの縁
③可動域制限	③電気コード
④二重課題処理能力低下	④濡れた床面（風呂場，脱衣場など）
⑤円背	⑤階段
⑥遂行機能低下	⑥路面の凍結
⑦注意機能低下	⑦落葉，屋外の段差（歩道の起点・終点，街路樹の付近によくあるアスファルトの割れ目など）　など
⑧視空間認知機能低下	
⑨視機能低下（立体視機能低下，コントラスト不良など）　など	

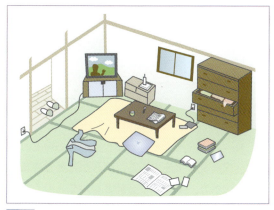

図3 整頓されていない屋内環境

（山田　実）

VI 転倒

キーワード エビデンス｜抵抗運動｜注意喚起物

3 転倒への対策

転倒予防のエビデンス

コクラン共同計画のシステマティックレビューによると，包括的な運動介入や太極拳には転倒を予防する効果が認められている[1]．それ以外にも，住宅改修や視機能への介入，履物の整備などが転倒予防に対するエビデンスのある介入として挙げられている．

機能レベル別のレジスタンストレーニングの効果

筋力低下は転倒の主要因に挙げられており[2,3]，臨床的に，レジスタンストレーニングには転倒予防効果があると考えられている．しかし，転倒予防の効果を運動種別に検証したシステマティックレビューによると，バランストレーニングは転倒予防に有用であるが，レジスタンストレーニングには明確なエビデンスは存在しないとまとめられている[4]．ただし，ここで考慮すべきなのは，機能レベルの影響である．VI章-1で述べたように，転倒要因も機能レベルによって大きく異なり，フレイル高齢者では下肢筋力低下が，ロバスト高齢者では二重課題処理能力低下が主要因となっている（図1）．

これまでに転倒予防を目的とした多くの運動介入をまとめ，フレイル高齢者を対象としたものと，ロバスト高齢者を対象としたものとのそれぞれでメタ解析を実施すると，明らかに異なる傾向が認められた．フレイル高齢者を対象としたものでは転倒予防効果が得られやすく，何らかの運動介入を行うことで転倒発生オッズ比が0.54になることが示された（運動を行うことによって転倒発生を約1/2に抑制できる）．一方，ロバスト高齢者に対してはオッズ比が0.80（転倒発生を約4/5に抑制）と，フレイル高齢者に比して転倒予防効果が得られにくいことが示された．

また，興味深いことに，フレイル高齢者に対して，レジスタンストレーニングを含む運動介入を実施した場合とレジスタンストレーニングを含まない運動介入を実施した場合を比較すると，前者でオッズ比が0.45，後者ではオッズ比が0.64となり，転倒予防に対するレジスタンストレーニングの有用性が示された．一方，ロバスト高齢者に対してはそのような明確な傾向は認められず，レジスタンストレーニングの有無によってオッズ比が大きく変化することはなかった．つまり，フレイル高齢者の転倒予防を目指す際には，レジスタンストレーニングを含む運動介入を選択すべきであり，ロバスト高齢者に対しては必ずしもレジスタンストレーニングが有用とは言いがたく，二重課題など何か別の観点からのアプローチが必要になる（図2）．

外的要因への対策

外的要因に対する介入としては，住宅改修などが一般的であるが，費用の問題もあり十分に整備が行き届いているとは言いがたい．このような場合，注意喚起物を用いることを推奨する．これは街中で見かける「頭上注意！」や「足元注意！」などの掲示のことであり，屋内または自宅周辺で転倒を惹起しそうな障害物に対して注意喚起物を貼りつけておくことは有用な転倒予防法となる．その際，「○○注意！」といったメッセージだけでなく，蛍光テープや蓄光テープでマーキングしておくことも重要である（図3）．特に，蓄光テープは夜間でも注意喚起の役割を果たしてくれることから，転倒予防には重要なアイテムといえる．また，このような注意喚起だけでなく，日頃から整理整頓を心がけておくことが重要であり，特に移動経路に関しては床に物を置かず，すっきりと整頓しておく．

図1 機能レベル別の転倒要因

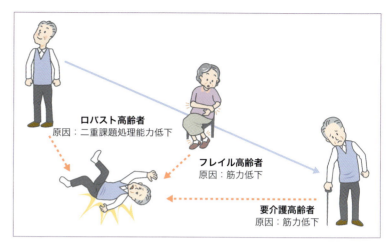

図2 機能レベル別のトレーニング

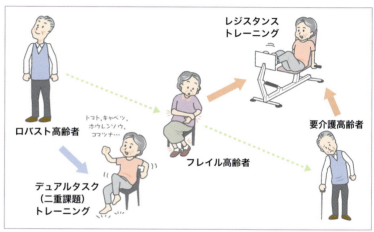

図3 外的要因に対する注意喚起物を用いた対応

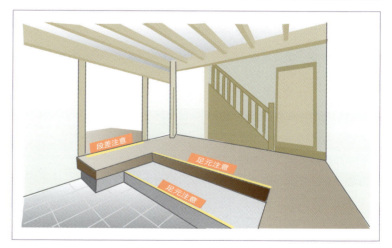

Terms　コクラン共同計画
　コクラン共同計画とは，ヘルスケア領域の介入の有効性に関する研究論文をまとめ，多くの人がヘルスケアの情報を知り活用することに役立つことを目指す国際プロジェクトのことである。

（山田　実）

VI 転倒

キーワード デュアルタスク　主課題　副課題

4 転倒予防のための運動介入

運動介入の考え方

機能レベルに応じて転倒リスクが異なるように，フレイル高齢者にはレジスタンストレーニングを，ロバスト高齢者には二重課題処理能力の向上を目指したデュアルタスクトレーニングが必要である．レジスタンストレーニングについては，フレイル・サルコペニアへの対策と重複するために割愛し，ここではデュアルタスクトレーニングの考え方について記載する．

デュアルタスクとは

2つの課題が同時に課されることを二重課題（デュアルタスク dual-task）という．日常生活は二重（もしくはそれ以上の）課題条件下で遂行されており，1つだけの課題遂行が求められるような状況は少ない．例えば，「携帯電話で話をしながら歩く」，「みそ汁の入った椀を持って歩く」など，日常生活場面において「○○しながら△△する」という状況は多い．それ以外にも，「足元に注意しながら歩く」，「今日の夕食は何にしようかと考えながら歩く」（図1）という状況も二重課題条件に該当する．加齢に伴い，このような二重課題条件下での移動能力が低下し，転倒を惹起しやすくなることが知られている[1]．

デュアルタスクトレーニングのコンセプト

二重課題条件下でのトレーニングにおいて，2つの課題を準備する必要があることはいうまでもない．「ステップ運動＋語想起課題」，「バランス運動＋記憶課題」などのような運動課題と認知課題の組み合わせで行われることが一般的である．しかしながら，トレーニング効果を期待する場合には，それぞれの課題（運動課題と認知課題）の選択を十分に検討する必要がある．例えば，「自由な速度で散歩をしながら自分1人でしりとりを行う」というトレーニングを想像してほしい．歩行しながら「めだかーからすーすいかーかいもの─……」と言葉を発していくが，言葉を発するタイミングや頻度，さらには歩行速度などが規定されていなければ，認知課題に対する注意や，歩行に対する注意を容易に変化させてしまうことになる（図2）．この状態であれば，二重課題でトレーニングしているというよりは，単一課題条件下での歩行に時々認知課題が加わる程度のトレーニングとなってしまい，あまり高い効果は期待できない．

一方で，同じような課題でも，「決められたペースでその場足踏みをしながら，右足が着地したタイミングで言葉を発する自分1人のしりとり課題」を想像すると，随分と状況が異なることに気づく（図3）．このトレーニングの場合，決められたペースで足踏み，決められたペースで言葉を発するという拘束された状態でのトレーニングとなり，どちらの課題にも注意を向けなければ遂行できないことになる．このように，二重課題条件下でトレーニングをする場合には，主課題（運動課題）と副課題（認知課題）の両課題に対して，最大努力下で実施するような課題を選択する必要がある．

デュアルタスクトレーニングの実際

二重課題条件下でのトレーニングをする場合，必ずしも立位での運動を選択する必要はない．実際，座位のトレーニングであっても，適切に2つの課題に対する配慮がなされていれば，十分に二重課題処理能力の向上効果が期待できる（図4）．重要なのは，主課題・副課題に対し最大努力下で実施できるような拘束条件をいかに設定するか，という点である．

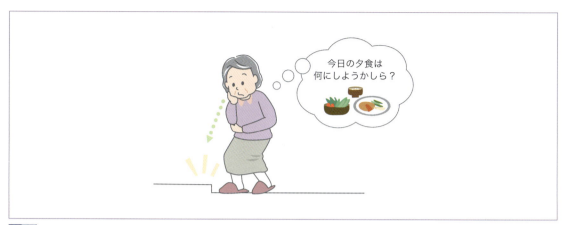

図1 日常生活における二重課題

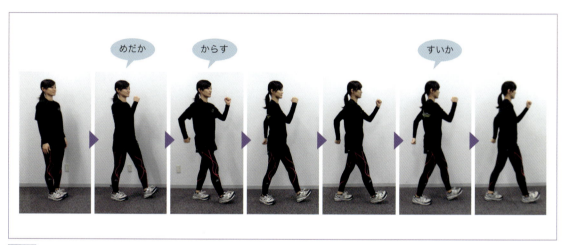

図2 自由な条件での認知課題負荷

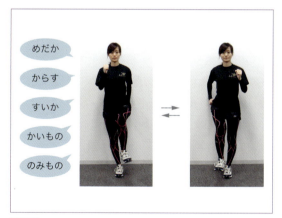

図3 拘束条件での認知課題負荷

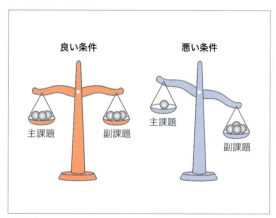

図4 主課題と副課題のバランス

(山田 実)

VI 転倒

キーワード 直接的作用 ビタミンD 20 ng/mL

5 転倒予防のための栄養介入

転倒予防と栄養介入

現在，栄養介入には直接的に転倒を予防するというエビデンスはなく，あくまでフレイルやサルコペニアの状態を改善することによって，二次的に転倒予防に寄与しうるものと考えられている．そのため，タンパク質やアミノ酸などは骨格筋機能を向上させることで，間接的に転倒予防に寄与しうる栄養素であるといえる．

このように，直接的に作用する栄養素が明確になっていないなかで，ビタミンDの直接的効果の可能性に期待が寄せられている．ビタミンDは，骨粗鬆症やサルコペニアの予防に対しても期待される栄養素である．骨格筋の表面にはビタミンDレセプターが存在し，これがビタミンDを取り込むことによって筋の収縮力が増加することなどが明らかとなっている．この筋の収縮力の増強が転倒予防に有用であるとされており，特にバランスを崩した際，ステップ反応で踏み出した下肢の支持力などが向上することが期待されている（図1）．

ビタミンDと骨格筋機能

近年，ビタミンDのサルコペニアへの予防効果が期待されている．ビタミンDは骨へのカルシウム吸収を促進することから，骨粗鬆症の予防・治療として用いられている．しかし，最近になって，ビタミンDの有する骨以外への作用が少しずつ明らかになってきた．なかでも，骨格筋機能を促進する作用が注目され，サルコペニア対策の一つとしてビタミンD摂取が推奨されている．事実，サルコペニアやフレイル高齢者では，血中のビタミンD濃度を示す25(OH)Dが減少していることが示されており，25(OH)Dが15～20 ng/mL未満になるとフレイルの発生リスクが高まることが報告されている[1,2]．

食事からもビタミンDを摂取する

ビタミンDは日光曝露によって皮膚で前駆物質が合成されることが知られているが，それ以外にも，食物よりビタミンDを摂取することが可能である．なお，加齢に伴い，皮膚での前駆物質合成量が減少するため，高齢者では特に食物からビタミンDを摂取することが推奨されている（図2）．日本人の食事摂取基準2015では成人は5.5 μg/日とされているが，上限は100 μg/日と，かなり余裕があるため積極的に摂取することが望ましいとされる．ビタミンDは魚，キノコなどで豊富に含まれるとされ，なかでもさけ，さんま，ぶりなどは含有量が多い．

Terms　日本人の食事摂取基準
日本人の1日に必要なエネルギーおよび各栄養素の摂取量の基準である．厚生労働省から発表され，5年に1回の改訂がなされる．

ビタミンDと転倒

このビタミンDには転倒予防の効果も示されている．Shimizuらは日本人を対象に，25(OH)Dと転倒発生率との関連性を調べ，25(OH)Dが20 ng/mL未満になると転倒発生リスクが高まることを示した（図3）[3]．興味深いことに，25(OH)Dが20 ng/mL未満の高齢者に対してビタミンDを摂取させた場合には転倒予防効果が認められるのに対し，20 ng/mL以上の高齢者の場合には明確な転倒予防効果は認められないことが示されている[4]．

TOPICS　ビタミンDレセプター
骨格筋表面にあるビタミンDレセプターは，加齢に伴って減少する可能性が示されている．そのため，高齢者はビタミンDの血中濃度が低下するだけでなく，ビタミンDの骨格筋への取り込み能力も減少していると考えられている．

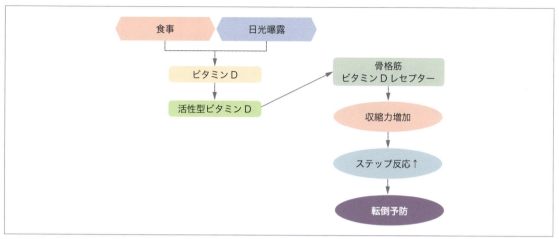

図1 ビタミンDの直接的作用

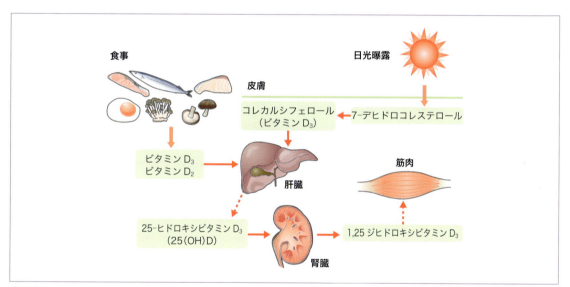

図2 ビタミンD

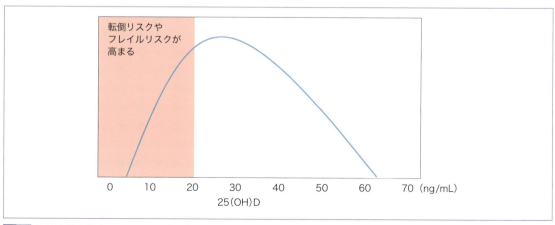

図3 地域在住高齢者における25(OH)Dの分布

(山田　実)

VI 転倒

転倒予防に対するレシピ

キーワード ビタミンD | タンパク質

オイルサーディンとチーズのサンドウィッチ

　オイルサーディンはフレイル予防のレシピにもあるように，運動器の機能低下を防ぐために有用な食材である．転倒予防には，特にビタミンDを多く含むという点で，オイルサーディンが有用な食材といえる．また，チーズを加えることでタンパク質とカルシウムも十分に補給できるようになり，サルコペニア対策になることで転倒予防にも寄与することになる．

作り方

調理時間 約3分

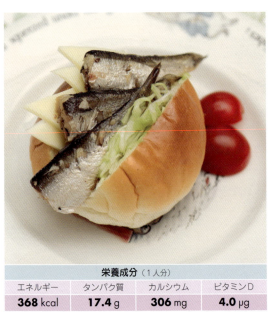

栄養成分（1人分）			
エネルギー	タンパク質	カルシウム	ビタミンD
368 kcal	**17.4** g	**306** mg	**4.0** μg

材料（1人分）
- ロールパン………1個（サンドイッチ用のパン2枚でもOK）
- オイルサーディン（いわしの缶詰でもOK）………1/2缶
- スライスチーズ（クリームチーズでもOK）………1枚
- 市販の千切りキャベツまたはサラダ………適量
- マーガリン………小さじ1
- マヨネーズ………お好みで

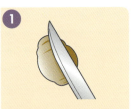

1 ロールパンの真ん中に切れ目を入れる．

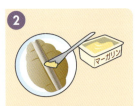

2 ❶にマーガリンを塗る．

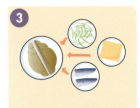

3 ❷にキャベツ，オイルサーディン，スライスチーズをはさむ．

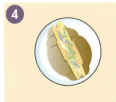

4 お好みでマヨネーズをかけてでき上がり．

◯ne Point Advice
サンドウィッチの具材として

　転倒予防，フレイル・サルコペニア対策を考えた場合，サンドウィッチの具材としては，卵，ハム，ツナ，カツ，照り焼きチキン，サーモン，クリームチーズなどさまざまな食材がある．具材を変えるだけで，味を楽しめ，さまざまな栄養を摂ることができる．

COLUMN

タンパク質・カルシウム・ビタミン D を簡単プラス

粉チーズ

　粉チーズにはタンパク質とカルシウムが豊富に含まれており，種々の食材にプラスすることで簡単にこれらの栄養素を摂取することができる（図1）．調理の際には，白身魚や鮭のムニエルの味つけに，アスパラガスやブロッコリーなどの野菜のグリルに，鶏ささみなどの肉を焼く際などにプラスすることがおすすめである．また，パスタ，コーンスープ，ポテトサラダ，グラタン，シチューなどの料理の仕上げにプラスするのもよい．冷蔵庫には，いつも欠かさず置いておくことで，タンパク質・カルシウムを簡単にプラスすることが可能となる．

野菜炒めへのプラス食材

　野菜炒めなどには，一般的な具材に一食材加えてより栄養価の高いものにすることがポイントである（図2）．例えば，干ししいたけ，きくらげ，卵などを加えればビタミンDの強化につながり，チーズや小松菜，ひじき，厚揚げなどを加えることでカルシウムの強化につながる．少しの意識でより効率的に栄養を摂ることが重要である．

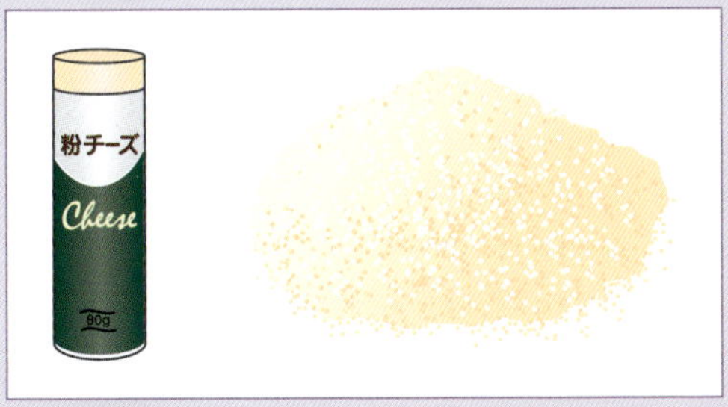

ポテトサラダへのプラス食材

　ポテトサラダも，一食材加えて栄養価の高い料理に変化することができる（図3）．例えば，ゆで卵やハム，ひき肉を加えてタンパク質強化，チーズ，ヨーグルト，ひじき，大豆を加えてカルシウム強化，さらに鮭やしめじを加えてビタミンD強化などがある．

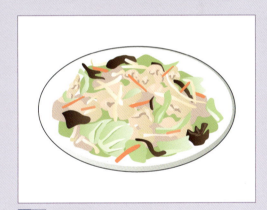

図2　野菜炒め

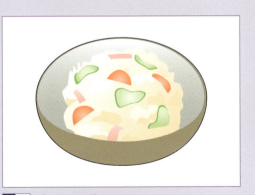

図3　ポテトサラダ

図1　粉チーズ

（神園明希子，山田　実）

実践に必要な手法とその活用

VII 機能評価

VIII 機能トレーニング

IX 介護予防領域における各種疾患への対応

X 現場の対応

VII 機能評価

キーワード　筋力　下肢筋力　握力

1 筋力の評価

筋力評価

　筋力は，高齢者の身体機能のなかでも最も基本的な要素であり，移動やバランスといった動作能力を決定づける重要な項目である．筋力が十分に備わっていないと，移動能力やバランス能力の低下につながり，活動性の低下，転倒リスクの増大といった悪循環を招く．そのため，筋力は高齢者の機能評価においては必ず押さえておくべき項目である．

筋力の評価方法

　筋力の評価としては，握力検査，もしくは下肢の筋力評価である5回立ち座りテストが介護予防現場で簡便に実施できる方法である．また，筋力計がある場合は，膝伸展筋力を評価することで，大腿四頭筋の機能を評価することができる．

1）握力（図1）

　機器さえあれば，最も簡便に，正確に実施できる筋力評価である．握力は，単に上肢の筋力を反映しているだけでなく，疾患の発症リスク，余命にも関係があるとされている重要な指標である[1]．測定手順は，以下のとおりである．
①両足を開いて安定した立位をとる．
②示指の近位指節間関節（いわゆる第二関節）が垂直になるように握り幅を調節する．
③握力計が体に触れないようにして，力いっぱい握る（その際，息を止めたり，手を振ったりしないように注意する）．
④2回測定し，強いほうの値を採用する．

2）5回立ち座りテスト（図2）[2]

　下肢の総合的な筋力を，ストップウォッチ1つで簡便に評価することができるテストである．測定手順は以下のとおりである．
①一般的な高さの椅子（40 cm 程度）を用意する．
②対象者には上肢を胸の前で組ませる．
③できるだけ速く立ち座りを5回繰り返すように指示する．
④開始の合図の後，5回目に立ち上がったところでストップウォッチを止める．

3）膝伸展筋力（図3）

　歩行や段差昇降の際に最も重要となる大腿四頭筋の筋力を評価することができる検査である．測定の手順は以下のとおりである．
①対象者を椅子（台など）に座らせ，膝関節が約90°になるように下腿を下垂させる．その際，上肢は椅子の両端（やや後方）をつかむようにする．台の場合は，後方に手をつく．
②筋力測定器を下腿下部の前面（足首のあたり）に設置する．
③対象者には膝を思いっきり伸ばすように指示する．その際，息を吐きながら行うように注意する．
④等尺性膝伸展筋力を約3秒間測定する．測定中は，「力を入れて，もっと！　もっと！」と声かけを行う．測定は2回実施し，強いほうの結果を採用する．

　なお，膝伸展筋力は，関節中心から筋力計までの距離（モーメントアーム）によって値が変化する．対象者間で筋力を比較する場合は，モーメントアームを測定しておくか，統一して実施するとよい．

> **Terms　余命**
> 残りの生存できる期間（時間）のことを意味する．「寿命」とは生まれてから死ぬまでの時間を意味するのに対し，「余命」は現在からの時間を表す．

> **One Point Advice　椅子からの立ち上がりができない場合**
> 対象者によっては，手支持なしでの立ち上がりが困難な場合がある．その場合は，膝の上に手をおいて支持することを許可してもよい．ただし，評価表には，その旨を記載し，毎回同じ条件で評価を実施できるようにする．

1. 筋力の評価

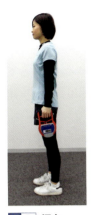

図1 握力
測定時, 握力計は体に触れないようにする.

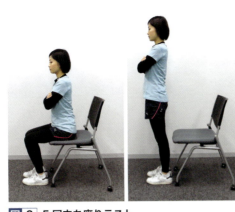

図2 5回立ち座りテスト
できるだけ速く, 立ち座り運動を5回繰り返す. 勢いよく座りすぎないように注意する.

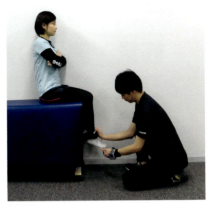

図3 膝伸展筋力
上肢をやや後方につくほうが, 筋力発揮時のバランスが崩れにくい. また, 大腿遠位部の下にタオルなどを入れると, 筋収縮時の疼痛発生を予防できる.

TOPICS 膝伸展筋力と握力の加齢変化

三角は男性, 丸は女性を表す. 概ね, 20歳代から80歳代にかけて, 筋力は約半分近く低下する. また, 男性のほうがグラフの傾きがやや急であり, 筋力が低下しやすいことがわかる.

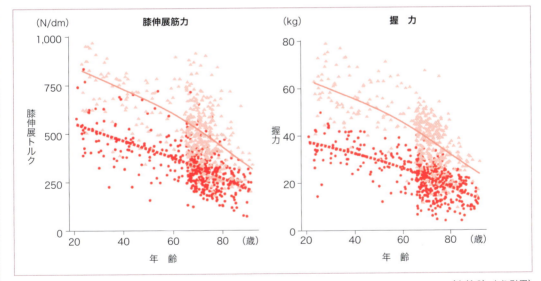

(文献3) より引用)

Knack & Pitfalls 膝伸展筋力をうまく発揮できない

比較的体力のある対象者で, 測定時に体が前傾していると, 膝伸展の筋力に上半身の重みのバランスがつり合わず, 十分に筋力を発揮できない場合がある. その場合は, 手をつく位置をやや後方にし, 体幹を後傾位にすることで, 力を発揮しやすくなる. ただし, 極端に後方にのけぞるような姿勢にならないように注意する.

(永井宏達)

VII 機能評価

キーワード 体組成 超音波 周囲径

2 筋量・筋質の評価

筋量計測の意義

ADL能力などを評価する場合には筋力を測定することが重要であるが，生命予後や各種疾病への罹患などを考慮した場合には骨格筋量を評価することも重要である．また，加齢変化やトレーニングの効果などの推移は，筋力と骨格筋量とでやや異なる経過をたどることから，定期的に両者の測定を行い，総合的に骨格筋機能を判定することが求められる．

筋量計測の種類

骨格筋量の評価には複数の方法があり，磁気共鳴画像（MRI），コンピュータ断層撮影法（CT），二重エネルギーX線吸収法（DXA），生体電気インピーダンス法（BIA）（図1），超音波診断装置（図2）などの機器を用いたものから，上腕周囲径や下腿周囲径の測定といった簡便な方法までさまざまなものが挙げられる．特に，近年では，BIAを用いた骨格筋量の計測が主流となりつつある．

生体電気インピーダンス法（BIA）

BIAは種々の機器のなかで，比較的安価であること，短時間での計測が可能であること，移動が可能であることなどの理由により汎用性の高さが評価されている．現在では数千円で購入可能になった家庭用の体組成計（図3）でも，骨格筋量をある程度正確に推定することは可能であるとされている．体重だけでなく骨格筋量，除脂肪体重の計測も重視すべきである[1]．しかし，一方で，各BIA装置で算出される値がやや異なるという問題も潜んでいる．実際に異なる2種のBIA装置を用いて骨格筋量を算出したところ，互いに強い相関関係は認めるものの，約1割も値が異なっていた（図4）[2]．どのようなBIA装置でも，インピーダンス値はほぼ同様の値が得られていることから，値のずれは各々の装置で採用している計算式が異なるためと考えられている．そのため，異なる装置を用いて計測した場合には，統一した公式に50 kHzのインピーダンス値を代入する形で骨格筋量を算出することが望ましい[2]．

超音波画像診断装置

超音波診断装置もBIA装置と同様に，比較的安価であり，短時間での計測が可能，移動が可能という点で汎用性が評価されている．一方，全身を計測するBIA装置と異なり，測定部位が局所的であることや，測定技術を要することなどが課題として残る．超音波診断装置を用いた代表的な骨格筋評価指標として，①筋厚，②エコー輝度（白黒の濃度）の2つが挙げられる（図5）．筋厚は骨格筋の断面積の指標となり，エコー輝度は筋内組成の評価として筋内脂肪や筋細胞外基質など筋の質の指標となる可能性が示されている．いずれの指標も筋力と関連することが示されている[3]．

上腕・下腿周囲径

上腕や下腿周囲径による骨格筋量の推定精度は，機器を用いた評価と比較すると格段に劣る．しかし，介護予防現場のように専門的な機器がない環境下では有益な測定法の一つとなる．あくまで一つの目安であるが，上腕周囲径では21 cm，下腿周囲径では31 cmといった基準値が用いられることが多く，これらを下回るとサルコペニアや低栄養の可能性があると考えられている．測定部位に上腕や下腿が用いられる理由として，体幹部分のように内臓諸器官や内臓脂肪の影響が含まれないことなどが挙げられるが，それでも皮下脂肪や浮腫などの影響を避けることはできない．あくまで，このような制限つきであることを念頭に使用することが推奨される．

2. 筋量・筋質の評価

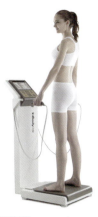

図1 生体電気インピーダンス法
製品名：体成分分析装置 InBody 770（株式会社インボディ・ジャパン）

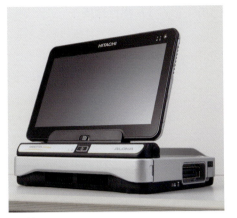

図2 超音波画像診断装置
製品名：超音波診断装置 ARIETTA Prologue（株式会社日立製作所）

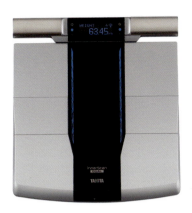

図3 家庭用体組成計
製品名：左右部位別体組成計インナースキャンデュアル RD-800（株式会社タニタ）

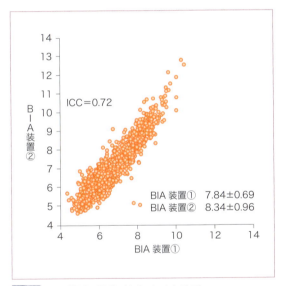

図4 BIA 装置の誤差（文献2）より引用）

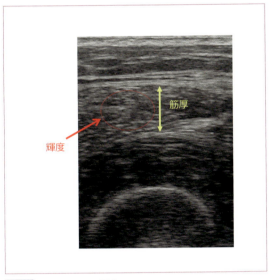

図5 筋厚とエコー輝度

 生体電気インピーダンス法の禁忌

　インピーダンス装置を用いて測定する場合，ペースメーカー装着者に対する使用は禁忌となるため，必ず確認を行う．また，人工関節や骨折などで金属を体内に挿入している場合には，骨格筋量が多めに算出されるため，使用には制限が伴う．

（山田　実）

VII 機能評価

キーワード 歩行速度　歩行能力　持久力

3 移動能力の評価

移動能力評価

移動能力は，高齢者が自立した生活を送るうえで非常に重要な能力である．その能力を評価することで，個人の大まかな身体能力，全身状態を評価することが可能である．そのため，高齢者のさまざまな機能評価を実施するうえでも，移動能力は，まず優先的に評価すべき項目である．

移動能力をみる意義

移動能力は，単に移動するための下肢能力を表しているわけではない．特に，歩行能力の評価は，サルコペニアや身体的フレイルの判定にも用いられており，全身的な身体機能を表す指標ともいえる．また，最近では歩行速度が寿命とも関係しているとの報告もあり，血圧や脈拍と同様に，ある種のバイタルサインであるとされている．

> **Terms　バイタルサイン**
> 生命に関する最も基本的な情報のことであり，一般的には血圧，心拍数，呼吸数，体温，意識などを指す．バイタルサインの悪化は，生命維持に何らかの異常をきたしていることを表す．

移動能力の評価方法

移動能力の評価としては，単純に直線を歩く能力をみる評価（歩行速度）と，方向転換も含めた応用的な能力をみる評価（Timed Up and Go test），そして，全身持久力を含めた能力をみる評価〔6分間歩行テスト（6 minute walk test：6MWT）〕の3つが代表的である．

1）歩行速度[1]

移動能力評価の最も基本的な方法は，歩行速度の評価法である．できるだけ速い歩行（最大歩行）と普段どおりの歩行（通常歩行）で行う方法がある．サルコペニアやフレイルの判定では，通常歩行速度が用いられる．歩行路は16 mをとり，そのうち前後の3 mは助走路とし，間10 mの歩行に要した時間から速度を算出する（図1）．測定を2回行った場合は，より速いほうを採用する．

なお，フレイル判定における歩行速度（通常）は，1.0 m/秒が基準となる．なお，サルコペニアの指標は0.8 m/秒である．

2）Timed Up and Go test[2]

椅子から立ち上がり，3 mの歩行を行い，方向転換し，椅子に戻って座るまでのトータルの時間を計測する（図2）．日本では，最大速度（ただし走らないように）で実施するのが一般的である．測定の際，被検者が転倒しないように，検者は配慮する．なお，この検査で13.5秒以上要する場合は，転倒リスクが高いことを示している．

3）6分間歩行テスト（6MWT）[3]

全身持久力（運動耐容能）をみる評価である．6分間でどれだけ歩くことができるかを調べる．30 m以上の歩行路を用意し，方向転換するポイントにはコーンを設置する．5 mごとにテープでマーキングを行うと，距離の把握が容易である．被検者には，走らないこと，他者と競わないことをあらかじめ伝えておく．開始後，検者は1分ごとにその経過時間を被検者に知らせるようにする．6分経過後，歩行距離とともに，主観的運動強度による修正Borg scale（表1）を用いて疲労レベルを評価する．

> **Terms　運動耐容能**
> どのくらいの強さの運動に耐えることができるか，という指標である．「運動耐容能が高い」とは，高い持久力を有していることを表す．

3. 移動能力の評価

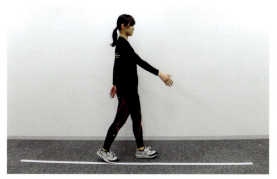

図1 歩行速度の評価

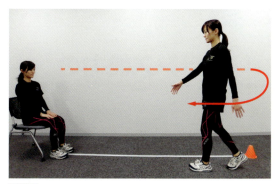

図2 Timed Up and Go test

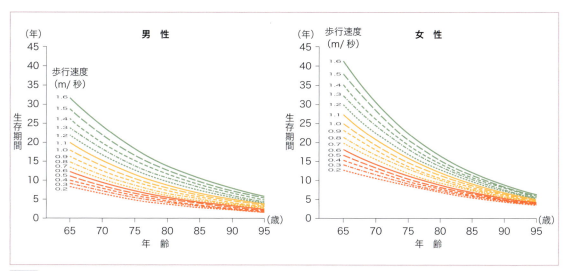

図3 歩行速度と生存期間の関連（文献4）より引用）

表1 修正 Borg scale

0	何も感じない
0.5	非常に弱い
1	かなり弱い
2	弱い
3	中等度に弱い
4	やや強い
5	強い
6	
7	かなり強い
8	
9	
10	非常に強い 最大限

主観的な疲労度を 0〜10 点で表現してもらうことで，運動強度を把握することができる．

Knack & Pitfalls　歩行路が足りない

実際の現場では 10 m の直線歩行路を確保することが困難なことも多い．その場合は，5 m ないし 6 m で実施してもかまわない．ただし，歩行路が長いほうが測定データの信頼性は高いことを念頭に置いておく．

TOPICS　歩行速度と生存期間

歩行速度とその後の生存期間との関係を年代別に表したのが図3である．約 35,000 人の高齢者を平均約 12 年間追跡して作成された．歩行速度が 0.1 m/秒下がるごとに，死亡のリスクが 10% 上がることが明らかになっている[4]．

（永井宏達）

VII 機能評価

キーワード　バランス　片脚立位　姿勢保持

4 バランス能力の評価

バランス能力

　身体機能のなかでも，バランス能力は加齢による影響を最も受けやすいとされている．バランス能力の低下は，転倒リスクの増大に直結することから，高齢期にこの能力を維持することは安全に日常生活を送るうえで非常に重要である．

バランス能力の評価方法

　バランスには静的バランス（重心を一定に保持する）と動的バランス（重心移動を伴いながら姿勢をコントロールする，図1），外乱応答能力（外部からの刺激に対して適切に反応する）といった分類がある．静的バランス能力の評価として，最も簡便に実施可能なものは，片脚立位保持時間（図2）の評価である．この評価はストップウォッチ一つでできることから，世界中で実施されている．動的バランス能力の評価としては，ファンクショナルリーチテスト（図3）が有名である．VII章-3で取り上げたTimed Up and Go test（TUG）も，バランス能力の評価として用いられることがある．

1）片脚立位保持時間

　文部科学省の新体力テストでも採用されており，日本人の平均値も提示されている（表1）．静的バランス能力の評価法で，30秒未満の場合は転倒のリスクが高いことを示しているとされる[1]．測定手順は以下のとおりである．

①測定の際に，両手を腰に当てるように指示する．
②支持脚を決める（左右，立ちやすいほうを対象者に選ばせる）．
③「片足を上げて」の合図で測定を開始する（最長120秒で打ち切り）．
④2回実施して，よいほうの記録をとる（1回目が120秒の場合には，2回目は実施しない）．

　なお，実施前に，対象者に以下の事項を伝える．
①片足でできるだけ長く立つテストであること．
②片足立ちの姿勢は，支持脚の膝を伸ばし，もう一方の足は支持脚に触れない姿勢であること．
③テスト終了の条件は，
　(a) 上げた足が支持脚や床に触れた場合，
　(b) 支持脚の位置がずれた場合，
　(c) 腰に当てた両手，もしくは片手が腰から離れた場合，であること．

2）ファンクショナルリーチテスト（Functional Reach Test）

　動的バランス能力をみるために開発された評価法である．立位で前方にどれだけリーチできるかを評価する．リーチ距離が15.3 cm未満では，転倒リスクが高くなるとされている[2]．測定手順は以下のとおりである．

①対象者の肩の高さにものさしやメジャーを合わせ，壁などに固定する．
②自然な開脚立位をとり，利き手の肩関節を90°屈曲するよう指示する．
③指先の位置をメジャーで読み取る．
④壁にもたれかかることなく，上肢を前方に伸ばすよう指示する．
⑤足部の位置を変えずに最も遠くまで到達したときの指先の位置をメジャーで読み取る．
⑥⑤から③を引いた値をリーチ距離として記録する．

Terms　新体力テスト

　文部科学省により，1999年から全国で実施されている体力の評価である（それ以前は「体力・運動能力調査」が行われていた）．年代別に実施要項が分かれており，6～11歳，12～19歳，20～64歳，65～79歳の4つに分類されている．年代別の平均値などが文部科学省のホームページに公開されている．

One Point Advice　片脚立位評価時の検者の立ち位置

　対象者によっては，視界に入った検者の動きが気になって，片脚立位保持時間の結果に影響することがある．これを避けるため，検者は対象者の後方に位置するようにするとよい．

4. バランス能力の評価

表 1 片脚立位保持時間（開眼片足立ち）の日本人の平均値（秒）

年齢（歳）	男性	女性
65～69	87.9 ± 40.1	89.1 ± 39.6
70～74	76.7 ± 43.3	71.9 ± 44.3
75～79	58.4 ± 42.5	52.2 ± 41.5

（文部科学省ホームページより　http://www.mext.go.jp/b_menu/toukei/chousa04/tairyoku/1261241.htm）

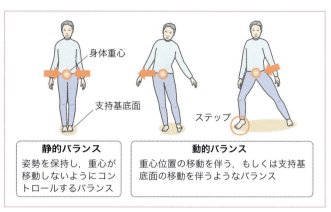

図 1　バランスの分類

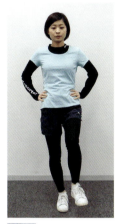

図 2　片脚立位保持時間

両手を腰に当てることで，上肢の条件を統一する．挙上側の下肢は，支持脚に触れないように指示しておく．実際の測定の際は，対象者のバランスに応じて転倒予防のためのサポートをそばで行う．

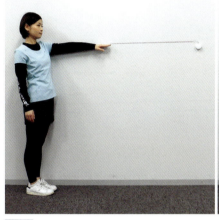

図 3　ファンクショナルリーチテスト

壁などにメジャーを貼りつけておくと，測定がスムーズである．リーチ時に体幹回旋が伴わないように注意する．バランスの悪い高齢者の場合，リーチとともに前方に転倒することもあるので，必要に応じて転倒予防のためのサポートを行う．

Knack & Pitfalls　評価時の転倒に注意！

バランス能力評価では，評価自体に転倒リスクを伴う．そのため，対象者の安全には細心の注意を払う必要がある．検者は評価時には手にバインダーやペンなど持たず，対象者のバランスが万が一崩れてもすぐに手助けができるように構えておく．

（永井宏達）

VII 機能評価

キーワード：身体活動　低強度運動　歩数

5 身体活動量の評価

身体活動量評価

近年，身体活動量の減少が死亡や生活習慣病，認知症などの疾病発症リスクに強く関係していることが明らかになり，注目を集めている．身体活動量を高く保つことで，それらを予防し，健康寿命の延伸につながる可能性がある．そういった意味では，身体活動量維持・向上は，高齢期の健康を維持するための最良のクスリであるともいえる．ここでは，その身体活動量を評価する方法について紹介する．

> **Terms　発症リスク**
> 将来的な疾病の発症のしやすさを意味する．発症リスクが高い場合は疾病を発症する可能性が高く，低い場合は発症する可能性が低い
>
> **Terms　健康寿命**
> 健康上の問題がない状態で日常生活を送れる期間のことで，介護や医療に依存せず，自立した生活ができる期間を表す．健康寿命と実際の寿命との差を少なくすることが重要とされている．

身体活動量の評価方法

簡便に実施できる身体活動量の評価としては，質問紙による評価法と加速度計などの機器を用いた評価法の2通りがある．それぞれ，メリット，デメリットがあるので，目的に応じてうまく使い分けるようにするとよい．

1) 国際標準化身体活動質問票：IPAQ（図1）

質問紙法として有名なものに，WHO（世界保健機関）のワーキンググループによって作成された IPAQ（International Physical Activity Questionnaire）がある．1週間の身体活動量を，ジョギングなどの強い身体活動，中等度の身体活動，歩行，座位時間の4つに分けて質問することで，強度別の身体活動量の算出が可能である．通常版と短縮版があり，どちらも日本人における信頼性と妥当性が確認されている[1]．ただし，認知機能が低下した高齢者を対象とした場合には，測定の精度が低下するため，適応には注意が必要である．

2) 質問紙：PASE

高齢者専用の身体活動量の質問紙としては，New England Research Institutes により開発された PASE（Physical Activity Scale for the Elderly）が用いられる．この質問紙は12の要素からなり，余暇活動，家事活動，仕事にかかわる活動などについて，過去1週間の状況を聴取する．高齢者専用に開発されていない IPAQ に対して，この評価用紙では，より低強度な運動について，詳細に聴き取りができるように作成されている．日本語版も作成されており，信頼性と妥当性が確認されている[2]．こちらも，認知機能に低下がみられる高齢者には適応に注意が必要である．

3) 加速度計などの機器を用いた評価

加速度計や歩数計（図2，3）を用いることで，実際の活動量（歩数）をより高い精度で計測することができる．最近の機器では，不活動時間や座位，立位などの状態，運動強度別の活動量を計測できるものも普及してきている．ただし，加速度計のつけ忘れ，装着することの負担などの問題もあることを踏まえておく必要がある．機器を回収した際には，対象者がどの程度規定どおりに装着したのか，本人に，もしくはデータで確認するほうがよい．

> **Knack & Pitfalls　活動量計を使う際の注意点**
> 活動量計（歩数計）を用いて評価する場合，対象者の中には，張り切っていつも以上に活動性を高めようとする人もいる．その場合，本来調査したい普段の身体活動量を正確に評価することができなくなってしまう．そのためにも，あくまで普段の活動量を評価すること，良い結果を出そうとしないことを事前に伝えておく必要がある．

5. 身体活動量の評価

普段の活動量の調査です．回答にあたっては以下の点にご注意下さい．
◆**強い身体活動**とは，身体的にきついと感じるような，かなり呼吸が乱れるような活動を意味します．
◆**中等度の身体活動**とは，身体的にやや負荷がかかり，少し息がはずむような活動を意味します．

以下の質問では，**1回につき少なくとも10分間以上**続けて行う身体活動について**のみ**お答え下さい．

質問1a　平均的な1週間では，**強い**身体活動（例：重い荷物の運搬，自転車で坂道を上る，ジョギング，テニスのシングルなど）を行う日は何日ありますか？
　　　　□ 週＿＿＿日
　　　　□ ない（→質問2aへ）

質問1b　**強い身体活動**を行う日は，通常，1日合計してどのくらいの時間行いますか？
　　　　1日＿＿＿時間＿＿＿分

質問2a　平均的な1週間では，**中等度の身体活動**（例：軽い荷物の運搬，子供との鬼ごっこ，ゆっくり泳ぐこと，テニスのダブルス，カートを使わないゴルフなど）を行う日はありますか？
　　　　（**歩行やウォーキングは含めないで**お答え下さい．）
　　　　□ 週＿＿＿日
　　　　□ ない（→質問2aへ）

質問2b　**中等度の身体活動**を行う日には，通常，1日合計してどのくらいの時間そのような活動を行いますか？
　　　　1日＿＿＿時間＿＿＿分

質問3a　平均的な1週間では，**10分間以上続けて歩く**ことは何日ありますか？
　　　　ここで，**歩く**とは仕事や日常生活で歩くこと，ある場所からある場所へ移動すること，あるいは趣味や運動としてのウォーキング，散歩など，全てを含みます．
　　　　□ 週＿＿＿日
　　　　□ ない（質問4へ）

質問3b　そのような日には，通常，1日合計してどのくらいの時間歩きますか？
　　　　1日＿＿＿時間＿＿＿分

質問4　最後の質問は，**毎日座ったり寝転んだりして過ごしている時間**（仕事中，自宅で，勉強中余暇時間など）についてです．すなわち，机に向かったり，友人とおしゃべりをしたり，読書をしたり，座ったり，寝転んでテレビを見たり，といった全ての時間を含みます．なお，**睡眠時間は含めないで下さい**．
　　　　平日には，通常，1日合計してどのくらいの時間**座ったり寝転んだりして**過ごしますか？
　　　　1日＿＿＿時間＿＿＿分

図1　IPAQ（一部を抜粋）

（東京医科大学公衆衛生学分野ホームページ　http://www.tmu-ph.ac/pdf/IPAQ Japanese version(short version usual week).pdf より引用）

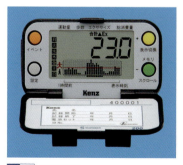

図2　活動量計
製品名：ライフコーダGS（株式会社スズケン）

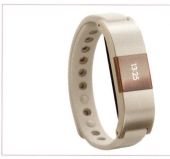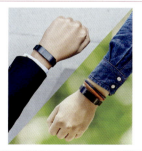

図3　ウェアラブルデバイス
製品名：ムーヴバンド3（ドコモ・ヘルスケア株式会社）

（永井宏達）

VII 機能評価

6 姿勢の評価

キーワード: 姿勢　脊柱の屈曲　アライメント

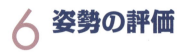

姿勢評価

加齢に伴い，立位における姿勢にはさまざまな変化が生じる．高齢者の姿勢の変化を最も顕著に特徴づけるものとしては，円背とそれに伴って出現する骨盤の後傾，股・膝関節の屈曲が挙げられる．加齢に伴う脊柱アライメントの変化の原因としては，体幹伸展筋力の低下，骨粗鬆症による椎体変形，生活習慣（和式生活，農作業への従事など）がある．不良姿勢は動作制限に加え，転倒リスクの増大や，呼吸機能の低下などの二次的障害を招く可能性があることから，適切に評価し対策を講じる必要がある．

> **Terms　アライメント**
> 日本語訳では，「配列」「配置構造」となるが，臨床的には姿勢（特に骨の配列）のことをアライメントという．

姿勢の評価方法

1）脊柱アライメントの評価

高齢者の姿勢の変化は一様なものではなく，環境や身体的特徴に応じて異なった姿勢変化が生じる．矢状面における代表的な姿勢変化の分類としては仲田による分類があり，4つ（伸展型，S字型，屈曲型，手膝上型）に分けられる（図1）[1]．

臨床的に最も多い異常姿勢は，胸椎後弯の増強を伴う屈曲型である．胸椎後弯が増強すると，頸椎前弯が増大するとともに，頭部が前方に変位する[2]．つまり，頭部がどの程度前方に突出しているかを評価することで，脊柱の屈曲の増強を評価することができる．実際には，普段どおりの立位を壁際でとらせ，その際の壁と後頭部の距離を評価する（図2）．理想的な姿勢であれば，後頭部が壁に接するが，胸椎の後弯が強くなるほど壁からの距離が遠ざかる．また，壁との距離がある場合，意識的に後頭部を壁につけることができるかどうかも指標になる．この際，頭部が後屈しないようにする．後屈なしに接しない場合は，胸椎の伸展可動域制限を有する可能性が高い．本指標には基準値などは示されていないが，過度に脊柱の後弯が増強している場合は，骨粗鬆症や，それに起因する椎体圧迫骨折などが生じている可能性もあるため注意する．

2）骨盤アライメントの評価

骨盤は脊柱の土台であるため，その傾きによって脊柱のアライメントは影響を受ける．そのため，骨盤アライメントは全身の姿勢を評価するうえで押さえておくべきポイントである．骨盤アライメントは，上前腸骨棘と後上腸骨棘を結んだラインの傾きで評価する．上前腸骨棘が後上腸骨棘よりも約2～2.5横指下方に位置するのが標準であるとされている（図3）．

ほかの方法として，仙骨の傾斜角をみる方法がある．厳密には，X線画像から評価することが望ましいが，現場で簡便に行う方法として，体表から仙骨後面に手を当てて，仙骨の全体的な前傾角度を評価する方法がある（図3）[3]．日本人では，35°の前傾が目安とされる．

> **One Point Advice**
> **運動連鎖の考慮**
> 姿勢の異常は，関節の運動連鎖によって生じることが多い．例えば，骨盤が後傾している場合，骨盤帯そのものの問題ではなく，ほかの関節（膝関節，腰部）による影響である場合が多々ある．そのため，姿勢に対しては，問題となっている部位だけでなく，全身的にとらえてアプローチする必要がある．

> **One Point Advice**
> **触診**
> 上前腸骨棘は，手掌を用いて骨盤上前面を圧迫し，最も前方に突出した骨隆起にて触診する．最初から指尖のみで触診すると，不快感を与えやすいため注意する．
> 後上腸骨棘は，腸骨稜を確認後，指を後方内側へと進め，最も突出した骨隆起にて触診する．

6. 姿勢の評価

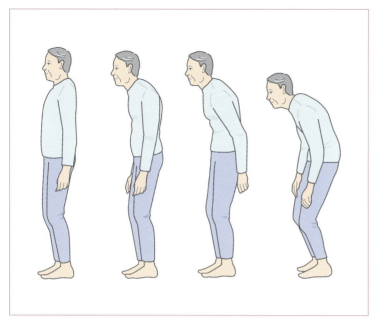

図1　高齢者の姿勢の分類
立位側面写真において，高齢者の姿勢を伸展型，S字型，屈曲型，手膝上型に分類．
（文献1）より引用）

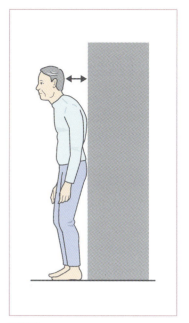

図2　脊柱（胸椎）の後弯の評価
壁面で立位をとらせ，後頭部と壁との距離を測定する．その後，随意的に後頭部を壁に接するよう努力させる．頭部の後屈なしで接しない場合は，胸椎の伸展可動域制限を有する可能性が高い．

図3　骨盤アライメントの評価
上前腸骨棘が後上腸骨棘の約2～2.5横指下方であれば標準とされる．また，仙骨の前傾角度は35°が標準とされる．
（文献3）より引用改変）

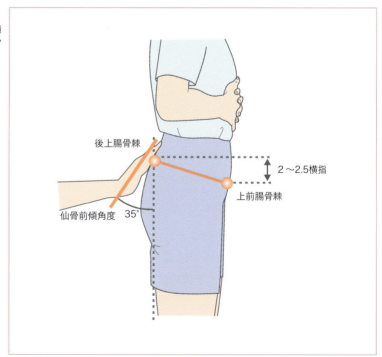

（永井宏達）

VII 機能評価

キーワード: ADL　IADL　手段的ADL

7 IADLの評価

IADL評価

ADL（activities of daily living）は，食事や排泄，整容，移動，入浴などといった日常生活を営むうえで行っている動作である．一方，IADL（instrumental activity of daily living）とは，手段的日常生活動作とよばれ，日常生活を送るうえで必要な動作のうち，ADLよりも複雑で高次な動作を指す．具体的には，買物や公共交通機関の利用，金銭管理や他者との交流なども含まれる．たとえADLに問題がなくても，IADLが自立していないと在宅での自立した生活は困難となる場合があることから，高齢者の生活機能の把握にはIADLの評価が不可欠である．

IADLの評価方法

1）老研式活動能力指標

老研式活動能力指標（Tokyo Metropolitan Institute of Gerontology Index of Competence：TMIG-IC）は最もよく用いられているIADLの評価指標の一つである．ADLの測定ではとらえられない高次の生活能力を評価するため，東京都健康長寿医療センター（旧：東京都老人総合研究所）によって開発された．先行研究で，十分な信頼性と妥当性が確認されている[1]．13項目の質問からなり，「手段的自立」，「知的能動性」，「社会的役割」の3つの活動能力を測定する．「はい」，「いいえ」の2択で答えられるため，非常に簡便かつ短時間で行えるというメリットがある（表1）．各項目，「はい」を1点，「いいえ」を0点とし13点満点でIADLを評価する．

2）FAI（Frenchay Activities Index）

FAIはもともとは脳卒中患者が地域で生活するためのより高次な機能の評価として開発されたものであり，評価の信頼性や妥当性が確認されている[2]．近年，FAIは地域に在住する高齢者のライフスタイルの評価としても使用されるようになってきている．質問は15項目からなり，それぞれ「していない」，「まれにしている」，「時々している（週1回未満）」，「週に1回以上している」のように頻度によってスコア化されており，ライフスタイルを表現することができる（表2）．趣味や旅行といった高次のIADLに関する質問も含まれている．

Terms　信頼性と妥当性

信頼性とは測定の一貫性のことを指し，何度測定しても同じような結果が得られる場合，「信頼性が高い」と表現する．また，妥当性とはその検査が測定しようとしているものをどれくらい的確に測定できているかを指し，目的に合った測定になっている場合，「妥当性は高い」ということになる．

One Point Advice　自己記入式調査の注意点

老研式活動能力指標，FAIとも，自己記入式の評価尺度である．そのため，認知機能に低下が認められる高齢者では，正確な結果を得ることができない場合があるので注意が必要である．そういった場合は，家族など日常をよく知っている人に聴取して記入してもよい．

TOPICS　JST版活動能力指標

近年のライフスタイルの変化を考慮して，より高次な生活機能能力を測定する指標として，JST版活動能力指標が2014年に国立長寿医療研究センターを中心としたグループによって開発された．この指標は老研式活動能力指標を基盤として作成されており，高次生活機能のなかでもより高い能力，すなわち「一人暮らしの高齢者が自立して活動的に暮らすための能力」を評価することができる．老研式活動能力指標に加えて，新しい機器の利用（携帯電話やパソコンのメール），情報の利用，社会参加（自治体での活動など）なども盛り込まれている（表3）．

Terms　APDL

高次のADLを表す言葉として，APDL（activities parallel to daily living）がある．これは，基本動作からなるADLに加えて，調理，掃除，洗濯などの家事動作や買物などADLよりも広い生活圏での活動を指す．IADLとAPDLは重複した要素を多く含むため，基本的には同じようなものと理解しておいて差し支えない．

7. IADLの評価

表1 老研式活動能力指標

		質問	点数 1	点数 0
手段的自立	1	バスや電車を使って1人で外出できますか	はい	いいえ
	2	日用品の買い物ができますか	はい	いいえ
	3	自分で食事の用意ができますか	はい	いいえ
	4	請求書の支払いができますか	はい	いいえ
	5	銀行預金・郵便貯金の出し入れが自分でできますか	はい	いいえ
知的能動性	6	年金などの書類が書けますか	はい	いいえ
	7	新聞を読んでいますか	はい	いいえ
	8	本や雑誌を読んでいますか	はい	いいえ
	9	健康についての記事や番組に関心がありますか	はい	いいえ
社会的役割	10	友達の家を訪ねることがありますか	はい	いいえ
	11	家族や友達の相談にのることがありますか	はい	いいえ
	12	病人を見舞うことができますか	はい	いいえ
	13	若い人に自分から話しかけることがありますか	はい	いいえ

(日本老年医学会ホームページ http://www.jpn-geriat-soc.or.jp/tool/pdf/tool_08.pdf より引用改変)

表2 FAI（質問15項目のうち，一部を抜粋）

最近の三か月の生活を振り返り，最も近い回答を一つ選び✓を記入して下さい

1. 食事の用意（買い物はこれに含めない）
□していない　□まれにしている
□時々している（週1～2）
□週に3回以上している

2. 食事の後片付け
□していない　□まれにしている
□時々している（週1～2）
□週に3回以上している

3. 洗濯
□していない　□まれにしている
□時々している（週1未満）
□週に1回以上している

4. 掃除や整頓
□していない　□まれにしている
□時々している（週1未満）
□週に1回以上している

(文献2)より引用改変)

表3 JST版活動能力指標（質問16項目のうち，一部を抜粋）

教示文：「次の質問に，「はい」か「いいえ」でお答えください．」

新機器利用	(1) 携帯電話を使うことができますか		1. はい　2. いいえ
	(2) ATMを使うことができますか		1. はい　2. いいえ
	(3) ビデオやDVDプレイヤーの操作ができますか		1. はい　2. いいえ
	(4) 携帯電話やパソコンのメールができますか		1. はい　2. いいえ

(JST版活動能力指標マニュアル第1版（2014年6月）http://ristex.jst.go.jp/pdf/korei/JST_1115090_10102752_suzuki_ER_2.pdf より引用)

〔永井宏達〕

VII 機能評価

キーワード： 社会活動　人とのつながり　孤立

8 社会活動の評価

社会活動評価

社会活動には，就労，趣味・稽古事，生涯学習，ボランティア活動など集団で行うさまざまな活動があり，身近な人との交流などもその一つである．高齢になると，これら社会活動や社会との関係が減少し，外出の機会の減少や孤立状態になることも少なくない．社会活動が乏しくなると，循環器疾患や自律神経の障害，高血圧，がん，抑うつ，QOL の低下など，さまざまな健康障害が引き起こされやすくなるといわれている[1]．社会や人とのつながりを保つことは，健康状態に良好な影響をもたらすとともに，生きがいや QOL を向上させる重要な要素となる．

社会活動の評価方法

1）いきいき社会活動チェック表（図1）[2]

いきいき社会活動チェック表（以下，チェック表）は，社会活動の度合いを高齢者自身が判定し，自己の社会活動の活発さを高めるきっかけにするために開発されたものである[3]．①社会活動の動機づけ，②閉じこもり高齢者の発見，③地域や集団特性の評価に利用が可能である．

回答では，「個人活動」，「社会参加・奉仕活動」，「学習活動」，「仕事」の4領域の社会活動について自己記入する．

社会活動の程度は年代別の相対値として視覚的にグラフに書き込むことができるため，社会活動の程度を対象者自身も直感的に理解することが可能である．

2）Lubben Social Network Scale 短縮版（LSNS-6）（表1）

高齢者のソーシャルネットワークを評価する尺度として開発されたものである．社会的孤独のスクリーニングとして国際的に用いられており，2011年に栗本らによって日本語版が作成されている[4]．質問項目は，家族ネットワークに関する3項目，友人などの非家族ネットワークに関する3項目の計6項目について，ネットワークの人数を回答する．LSNS-6 では，高齢者にとって特に重要な情緒的・手段的なサポートを得られるネットワークの範囲を評価している．得点の範囲は0～30点で，高得点ほどネットワークが広く，12点未満は社会的孤立を意味する．この点数の低下は，抑うつや自殺の危険性と関係するとされている．

> **Terms　ソーシャルネットワーク**
> 社会的結びつきのことを意味し，つながりの規模や頻度，密度などを評価することで定量化が可能である．

> **One Point Advice**
> **自己記入式調査の注意点**
> いきいき社会活動チェック表，LSNS-6 とも，自己記入式の評価尺度である．そのため，認知機能に低下が認められる高齢者では，正確な結果を得ることができない場合があるので注意が必要である．そういった場合は，家族など日常をよく知っている人に聴取して記入する．

> **TOPICS　社会参加を促すために**
> 高齢者の社会貢献意識は，近年高まってきていることが内閣府の調査で明らかになっている．社会に役立ちたいと思っている60歳代の割合は，1983年では46％であったものが，近年では60～70％にまで高まってきている．具体的には，「町内会での地域活動」など，地域社会で活躍する場を期待している人が多い．しかしながら，実際にそれらの活動に参加する高齢者の割合は2～3割に留まっている．その理由としては，「関心があるがよくわからない」と回答する人が多く，70歳代以上では，「体力的に自信がないため参加しない」とする人の割合が増える．地域において積極的に情報を提供し，継続的に活動を行えるような場を設けていくことで，高齢者の社会参加の促進につながると思われる．

8. 社会活動の評価

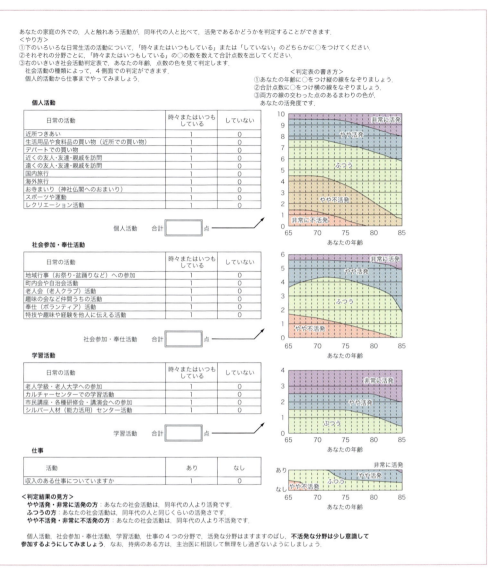

図1 いきいき社会活動チェック表（男性用）（文献2）より引用

表1 Lubben Social Network Scale 短縮版（LSNS-6）

各項目ごとに該当する人数の番号
⓪0人（0点）　①1人（1点）　②2人（2点）　③3〜4人（3点） ④5〜8人（4点）　⑤9人以上（5点）をそれぞれ**一つだけ**選び合計してください．
a．少なくとも月に1回以上，顔を合わせる機会や消息をとりあう親戚や兄弟は何人ぐらいいますか．
b．少なくとも月に1回以上，顔を合わせる機会をもち，消息をとりあう友人は何人ぐらいいますか．
c．あなたが個人的なことでも，気兼ねなく話すことができる親戚や兄弟は何人ぐらいいますか．
d．あなたが個人的なことでも，気兼ねなく話すことができる友人は何人ぐらいいますか．
e．あなたが手助けを求めることができるような，身近に感じる親戚や兄弟は何人ぐらいいますか．
f．あなたが手助けを求めることができるような，身近に感じる友人は何人ぐらいいますか．

（文献4）より引用

（永井宏達）

VII 機能評価

キーワード　BMI　周囲径　質問紙

9 栄養状態の評価

栄養状態の評価の意義

栄養状態は高齢者の心身状態に密接にかかわるためその評価は非常に重要である．

栄養状態の指標として，医療機関では種々の側面から全身状態や血液検査などを実施することで包括的に判断することが可能である．しかし，介護予防などの現場では，詳細かつ侵襲的な検査を実施することは難しく，そのなかでも適切に栄養状態の評価をすることが求められる．

栄養状態の評価の種類

特別な検査が実施できないような状況でも迅速に評価することを考慮すれば，体格（BMI），体重減少の有無，骨格筋量，上腕周囲径（図1a），下腿周囲径（図1b），主観的包括的アセスメント，Mini Nutritional Assessment（MNA®），基本チェックリストなどが挙げられる．

BMIと体重減少

BMIにはいくつかの基準値があるが，なかでも18.5未満という基準値は基本チェックリストのなかにも含まれており，高頻度に用いられる値である．確かに，18.5未満の"痩せ"状態では，栄養状態は良好とはいえず，その後の身体状態も不良となる．しかし，高齢者においては18.5以上であっても20未満であれば要介護状態への移行リスクは高く，20未満であれば何らかの栄養指導を行うよう徹底すべきである．

体重減少の問い方としては，「半年間で2〜3kgの体重減少があったか？」，「2年間で5%の体重減少があったか？」などいくつか存在する．しかし，5%を計算することは煩雑であり，2年間の記憶が曖昧となっている場合も多く，わが国では前者の2〜3kgの体重減少が採用される場合が多い．この体重減少を考える場合，BMIが低値である場合のみが"リスクあり"と考えられがちであるが，実際には，どのような体格であっても"意図しない体重減少"が認められる場合には，何らかのリスクを抱えていると考え，医療機関の受診を勧めるべきである．事実，体格（BMI）にかかわらず，体重減少が認められる場合には要介護状態への移行リスクが高まることがわかっている（図2）．

主観的包括的アセスメントとMNA®

主観的包括的アセスメントは，病歴（体重変化，食物摂取量の変化，消化器症状，身体機能，疾患と栄養摂取量との関係）と身体計測（皮下脂肪，筋肉量，浮腫，腹水），それに主観的包括的評価で構成される（図3）[1]．慣れると短時間で評価を行うことが可能であるが，名前のとおり主観的な判断に基づくものであり，評価者の能力に依存する側面が強い．そのため，評価者には，一定の基準を設けて事前に十分なトレーニングを行うことが求められる．

MNA®は18項目30点満点からなるアセスメントシートであり，24〜30点で栄養状態良好，17〜23.5点で低栄養のおそれあり，17点未満で低栄養と判定するものである．この18項目から6項目を抜粋したMNA®-Short Formは，より簡便で短時間で行え，汎用性も高い．そのため現在では，このMNA®-Short Formを用いる場合がほとんどである．MNA®-Short Formは，①食事量減少，②体重減少，③歩行，④ストレス，⑤神経・精神的問題，⑥BMIで構成され，14点満点で評価されるものである（図4）．12〜14点で栄養状態良好，8〜11点で低栄養のおそれあり，8点未満で低栄養と判定する．

9. 栄養状態の評価

図1 上腕周囲径（a），下腿周囲径（b）

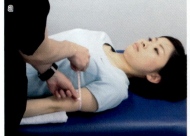
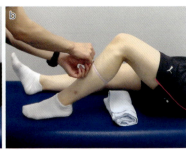

A．病歴
1. 体重の変化
   過去6か月の体重減少：＿＿＿＿kg　減少率：＿＿＿＿
   過去2週間の変化：増加□　変化なし□　減少□
2. 平常時と比較した食物摂取の変化
   変化なし□
   変化あり：期間＿＿＿＿週　＿＿＿＿日間
   タイプ：不十分な固形食□　完全液体食□
   　　　　低カロリー液体食□　絶食□
3. 消化管症候（2週間以上継続しているもの）
   なし□　嘔気□　嘔吐□　下痢□　食欲不振□
4. 身体機能
   機能不全なし□
   機能不全あり：期間＿＿＿＿週　＿＿＿＿月
   タイプ：労働に制限あり□　歩行可能□　寝たきり□
5. 疾患，疾患と栄養必要量の関係
   初期診断：＿＿＿＿＿＿
   代謝要求／ストレス：なし□
   　　　　　　軽度□　中等度□　高度□

B．身体計測

各項目を次の尺度で評価すること：
0＝正常，1＋＝軽度，2＋＝中等度，3＋＝高度
皮下脂肪の減少（三頭筋，胸部）
筋肉量の減少（大腿四頭筋，三角筋）
踝部の浮腫＿＿＿　仙骨部の浮腫＿＿＿　腹水＿＿＿

C．主観的包括的評価

栄養状態良好　　　　　　　　　　　　A□
中等度の栄養不良（または栄養不良の疑い）　B□
高度の栄養不良　　　　　　　　　　　C□

図3 主観的包括的アセスメント（文献1）より引用改変）

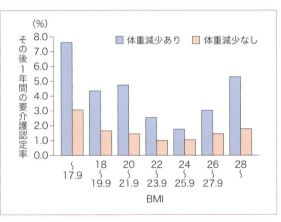

図2 各体格別の体重減少と要介護認定の割合

図4 MNA®-Short Form

スクリーニング検査の意義

体重減少の評価やMNA®などは，スクリーニング検査としての意味合いが強く，何か栄養介入を実施することで，これらの指標が大きく変化するというものではない．あくまでハイリスク者の把握，抽出という目的で利用すべきである．

（山田　実）

VII 機能評価

キーワード 口腔機能 咀嚼 嚥下

10 口腔機能の評価

口腔機能評価

　高齢者が住み慣れた地域で生活を続けるには，適切な食生活を営み食事摂取量を維持する必要がある．それには食欲および食への意欲を維持・増進することが不可欠である．咀嚼（噛む），嚥下（飲み込む），発音の障害を主な症状とする口腔機能の低下は，食事の質・量の低下につながり，食の楽しみや食欲が減退し，栄養摂取量の減少につながる．栄養摂取量の減少は，筋肉量，筋力の低下および身体機能の低下につながり，サルコペニアや要介護状態の発症リスクを増大させる．そのため，口腔機能の評価は高齢者の将来的な要介護状態を予防するうえで非常に重要である．

口腔機能の評価方法

1) 反復唾液飲みテスト（嚥下能力評価）[1]

　対象者の姿勢は椅座位とし，唾液を飲み込むように空嚥下の反復を促す．測定時間は30秒間とし，時間内にできた飲み込みの回数をカウントする．嚥下反射の随意的な惹起能力を評価するスクリーニングテストの一つである．30秒間で3回以上であれば良好，2回以下であれば不良と判定される．

2) オーラルディアドコキネシス（口唇・舌・軟口蓋の動きの評価）[2]

　「パ」，「タ」，「カ」の3音について，1秒当たりの発音回数を測定する（図1）．検査は10秒間で行い，1秒当たりの回数に換算する．なお，測定の際には息継ぎをしてもよいことを伝える．発音された音を聴きながら，発音されるたびに評価者は紙にボールペンなどで点を打って記録しておき，後からその数を数える．「パ」は唇の動き，「タ」は舌の前方の動き，「カ」は舌の後方の動きを評価している．

3) 頬の膨らましテスト（口唇閉鎖，軟口蓋，舌後方運動の評価）

　空のぶくぶくうがいを実施させ，頬の膨らましの状態を，左右ともに十分可能・やや不十分・不十分で評価する（図2）．頬の膨らましは，口唇を閉鎖し，舌の後方を持ち上げ，軟口蓋を下方に保ち（舌口蓋閉鎖），口腔を咽頭と遮断することで行われる．本評価は，これらの機能が正常であることのスクリーニングとなり，頬の膨らましが不十分な場合は，口唇の閉鎖機能が低下，軟口蓋や舌後方の動きの悪化が疑われる．

4) 咀嚼チェックテスト（噛む力の確認）[3]

　咀嚼の進行とともに色が変わるガムを用いることで，噛む力をチェックする．一定回数咀嚼した後の色変わりの程度により，噛む力をチェックすることができる（図3）．ガムを咀嚼する回数は60回とする．色の判定は検者が視覚的に行う．

5) 舌圧測定

　口腔機能の一つとして舌圧がある．舌圧は加齢に伴い低下する傾向にあることや，嚥下機能と関連することなどが示されている．定量的な評価が行いにくい口腔機能のなかで，図4の舌圧測定器は舌と口蓋前方部で押しつぶす圧力を計測するもので，客観的数値が示せるという利点があり，トレーニング効果の客観的指標として有用である．

> **Knack & Pitfalls　口腔機能の低下がある場合**
>
> 介護予防現場で明らかな口腔機能の低下が認められる場合は，速やかに専門機関（歯科）への受診を勧めるようにする．適切な口腔ケアにより，口腔機能は改善させることができる．

> **TOPICS　誤嚥性肺炎**
>
> 高齢者における気道感染の主な疾患として誤嚥性肺炎がある．誤嚥性肺炎とは，口腔内の唾液や細菌などが気道に入り込むことで生じる肺炎のことである．特に要介護高齢者においては，口腔内を衛生的に保つことで，この肺炎を予防することができる．口腔機能は，口腔内の衛生状態にも寄与するため非常に重要である．

10. 口腔機能の評価

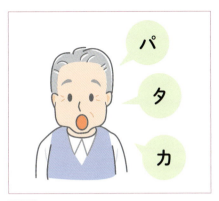

図1 オーラルディアドコキネシスの検査

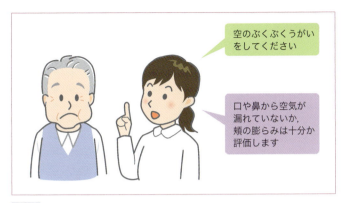

図2 頬の膨らましテスト

図3 咀嚼チェックテスト
製品名：キシリトール咀嚼チェックガム
（発売元：株式会社オーラルケア，販売元：株式会社ロッテ）

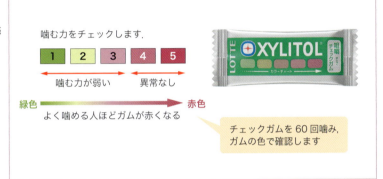

図4 舌圧測定器
製品名：JMS舌圧測定器（株式会社ジェイ・エム・エス）

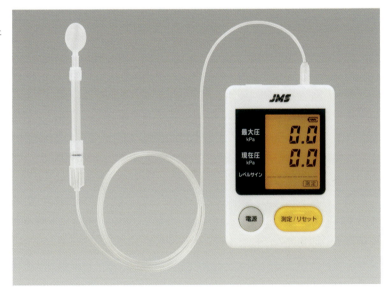

（永井宏達）

VIII 機能トレーニング

キーワード 抵抗運動　仕事量　デトレーニング

1 筋力トレーニング

レジスタンストレーニングの設定

一般的に，高齢者に対してレジスタンストレーニング（抵抗運動，いわゆる筋力トレーニング）を行う場合であっても，高負荷〔1 repetition maximum（RM）の70～80%程度〕で実施することが望ましいと考えられてきた（**表1**）[1]．しかし近年，高齢者であれば1RMの40%程度の低負荷であっても骨格筋機能を向上させる効果があることが報告されるようになり，高齢者に対するレジスタンストレーニングのパラダイムがシフトしつつある．

仕事量という考え方

Csapoらは高齢者に対する高負荷（1RMの80%）および低負荷（1RMの40～50%）のレジスタンストレーニング効果を比較した介入研究のメタ解析を行い，筋力増強と骨格筋量増加ともに両者に明確な違いは認められなかったことを報告している[2]．さらに興味深いことに，高負荷のトレーニングであっても低負荷のトレーニングであっても，「負荷量×回数×セット数」によって算出される"仕事量"が同等であれば，得られる効果は同等であることが示された．つまり，負荷量をやや抑えても，量を十分に担保することによって骨格筋機能を高めることは可能であるといえる．

100,000という目標

もちろん，トレーニングを処方する場合には，「負荷量×回数×セット数」に加えて，「期間×頻度」も考慮する必要がある．筆者らは，Csapoらが報告した仕事量に「期間×頻度」を乗じた値を算出し，トレーニング前後での筋力改善率との関連性を検討した．その結果，筋力改善率は，「負荷量×回数×セット数」よりも「負荷量×回数×セット数×期間×頻度」と強く関連するとともに，「負荷量×回数×セット数×期間×頻度」の値が100,000を超過すると筋力改善率はプラトーに到達することがわかった（**図1**）．これらより，高齢者に対してレジスタンストレーニングを実施する場合には，低負荷であっても量（回数×セット数×期間×頻度）を十分に担保し，これらの値が100,000になるようにプログラムを設定することが重要であるといえる．

デトレーニングの影響

レジスタンストレーニングを実施して筋力増強効果が得られても，トレーニングを中断すると元の状態へ戻ってしまうと考えられている．実際，デトレーニング期間（トレーニング休止期間）を設けたすべての研究で，トレーニング期間によって向上した骨格筋機能はデトレーニング期間によって減衰している．レジスタンストレーニングによる骨格筋機能向上効果は，筋力増強が早期に得られ，次いで骨格筋量増加効果が現れる．一方，デトレーニング期間では筋力が早期に減衰し，次いで骨格筋量が減衰する経過をたどる．

12週間のレジスタンストレーニングを行い，24週間のデトレーニング期間を設けた複数の研究をまとめると，トレーニングによって筋力は10～15%の改善を認めるものの，トレーニング終了12週後には5～10%に，さらに24週後には0～5%にまで減衰する（**図2**）．同様に，骨格筋量の推移では，トレーニングによって約3%増加し，トレーニング終了12週後でもほぼ維持，そして24週後には1%程度にまで減衰する[3〜10]．このように，筋力は早期に改善が認められるものの，その衰退も早い．一方，骨格筋量は改善するのに時間は要するものの，その持続効果は比較的良好である．

1. 筋力トレーニング

表1 アメリカスポーツ医学会の推奨する高齢者のレジスタンストレーニングの情報

頻度	2日／週以上
強度	主観的運動強度（0～10）の5～6の中強度と7～8の高強度
種類	漸増的荷重トレーニングのプログラム，荷重を用いた柔軟性運動，階段昇降や大筋群を使ったその他の筋力増強活動

（文献1）より引用）

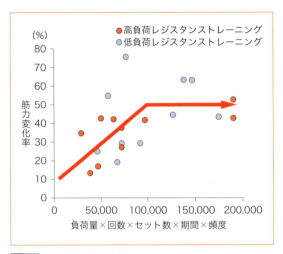

図1 仕事量と筋力改善率

図3 トレーニング量による筋力改善率の予測

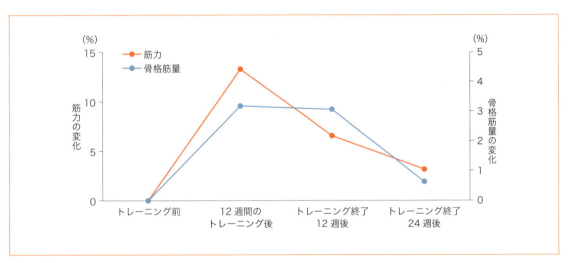

図2 デトレーニングによる骨格筋機能の変化

◉One Point Advice

トレーニング処方の目安

「負荷量×回数×セット数×期間×頻度」と筋力改善率との関係性は，「y = 0.0003x + 19.016」の公式で説明することができる（図3）．"x"に「負荷量×回数×セット数×期間×頻度」から算出される値を代入することで，筋力改善率"y"を予測することが可能となる．この公式に従えば，1RMの40%の負荷で，20回を3セット，12週間のレジスタンストレーニングを週に1回実施したとすると筋力は約28%増加，同様に週に3回実施したとすると筋力は45%増加すると予測できる．

（山田　実）

VIII 機能トレーニング

キーワード｜バランス｜平衡機能｜転倒予防

2 バランストレーニング

バランストレーニングの目的

　バランス能力は加齢により最も影響を受けやすい運動機能の一つである．バランス能力の低下は，転倒リスクの増大に直結し，転倒恐怖感の増強，活動性の低下など，さまざまな負の連鎖を引き起こす．そのため，高齢期においてもバランス能力を維持していくことは，自立生活を営むうえで非常に重要である．幸いなことに，バランス能力はトレーニングにより改善することが多くの研究で証明されている[1]．適切にバランストレーニングを処方することで，転倒を予防し，高い活動性を維持することが可能となる．

> **Terms　転倒恐怖感**
> 　日常生活動作を行ううえで，転倒に対する恐怖心をもっている高齢者は多い．過度な転倒恐怖感は，日常生活動作（ADL）の制限や行動範囲の狭小化などの原因となり，身体機能をさらに低下させる要因となる．そのため，過度な転倒恐怖感を取り除き，自信をもって生活できるようにアプローチすることが重要である．バランストレーニングは，転倒恐怖感を軽減させる効果があることが多くの研究で報告されている．

バランストレーニングの実際

　バランストレーニングを実施するうえで踏まえておきたい情報を**表1**に示す[2]．ここで押さえておくべきポイントとして，トレーニングは，週2〜3回は行う必要があるということである．週1回だけでは十分な効果が期待できないため，家庭で実施できるようなトレーニングを対象者のレベルに応じて処方することが望ましい．また，強度（難易度）としては対象者にとって「やや難しい」程度のレベルを設定する．簡単すぎる課題では効果が乏しく，難しすぎると課題への順応が困難となり，またモチベーションの低下を招くこととなる．

　バランストレーニングは実施する際に常に転倒リスクを伴う．運動の処方をする際には，対象者が安全を自己管理できるかどうかを判断し，支持物を設定するなど，適切な環境で実施できるように配慮する．

　以下に，バランストレーニングの具体例を紹介する（**図1**）．ここに示しているのはあくまで一例であり，対象者によって取り入れやすい方法にアレンジして，継続的に実施できるように促すようにする．なお，バランス課題の難易度は，開眼・閉眼，手支持の有無，バランスマットの有無などによって適宜調整する．

①閉脚立位
②セミタンデム立位
③タンデム立位
④片脚立位
⑤つま先立ち，踵上げ
⑥線上歩行（**図1a**）
⑦後ろ歩き
⑧立位でのメディシンボールなどのコントロール（**図1b**）
⑨メディシンボールなどを使用したキャッチボール（**図1c**）

> **TOPICS　Berg Balance Scale**
> 　臨床的なバランス能力の総合的評価指標として，Berg Balance Scale（バーグバランススケール：BBS）がある[3]．これは，14の動作を4段階で評価する評価バッテリー（56点満点）で，座位や立位保持，前方リーチ，立ち上がり動作，物を拾う動作，方向転換など，日常生活で必要なバランス能力を総合的に評価することができるものである．バランストレーニングを考える際に，BBSのなかにある評価項目そのものが大変参考になる．よいトレーニングが思いつかない場合は，14ある動作から適切な課題を選び，トレーニングとして処方することをお勧めする．

2. バランストレーニング

表1 アメリカスポーツ医学会の推奨する高齢者のバランストレーニングの情報

頻度（frequency）	週2〜3回程度．ただし，対象者が望めば，より頻回に実施してよい
強度（intensity）	特に推奨はない．対象者が適切な強度のバランス課題を実施していれば，どのような難易度の向上でも，不安定性やステップ，支持物の使用につながる．もし対象者が簡単にバランス保てる場合は，課題として不十分である．片足立ちの強度別の具体例としては，①壁に手を触れた状態で，短時間片足を挙上，②両上肢を胸の前で組む，③片足で立った状態でメディシンボールを体から左右に動かす，などがある
種類（type）	以下の要素を含む多様な課題：①徐々に支持基底面を減らすような，漸増的な課題，②身体重心を動かすようなダイナミックな運動，③姿勢保持筋に負荷を与える，④感覚情報を減らす
注意（caution）	経験のあるリーダーによる1対1のサポートではなく，グループで課題を行う場合は，対象者が自己管理し，安全を確保できるように配慮が必要である．グループトレーニングの安全性のために，対象者それぞれが適切な難易度の課題を理解すべきであり，低いレベルをマスターするまで高いレベルに移行すべきではない．必要に応じて，椅子やテーブルなどの頑丈な支持物を利用する

(文献2) より引用)

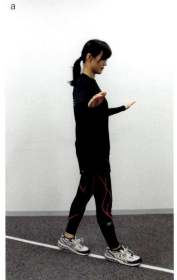

a 線上歩行

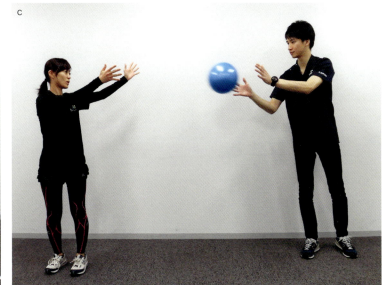

c メディシンボールなどを使用したキャッチボール

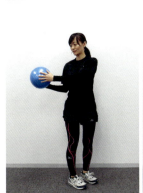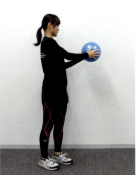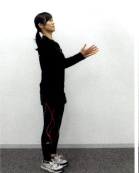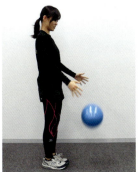

b 立位でのメディシンボールなどのコントロール

図1 バランストレーニングの例
開眼・閉眼，手支持の有無，バランスマットの有無などを変化させることで課題の難易度を調整する．

(永井宏達)

Ⅷ 機能トレーニング

キーワード ストレッチ　柔軟性　関節可動域

3 ストレッチ

ストレッチの目的

　加齢に伴い筋や腱，靱帯，関節包などの組織の柔軟性は低下する．これらの組織の柔軟性の低下は関節可動域の低下につながるとともに，外傷のリスクが増大する可能性がある．高齢期におけるストレッチの効果についてはあまり多くの報告がないのが現状ではあるが，ストレッチを実施することで柔軟性を向上させることは可能である．実際，介護予防の集団指導の現場では関節の柔軟性を高めるためのストレッチよりも，準備体操としてのストレッチが実施されることが多い．本項では，ストレッチの理論と，実際に介護予防現場で使える具体例について概説する．

ストレッチの実際

　高齢者のストレッチに関しては，どの程度行えば最も効果があるのかは厳密には証明されていない．あくまでも目安として，アメリカスポーツ医学会の推奨する高齢者のストレッチの概要について**表1**に示す[1]．最低週2回，できれば毎日実施することで，より大きな効果を期待することができる．介護予防現場では，ストレッチは10秒程度実施されることが多いが，柔軟性を高めるという目的のうえでは，10秒のみでは不十分であり，トータルで最低1分程度の伸張時間は確保したいところである．また，ストレッチでは小さな筋よりも大きな筋を伸張することが重要である．具体的には，頚部，肩，体幹，骨盤周囲，股関節，下肢などである．これらの大きな関節を動かすストレッチを組み込むようにする．ただし，ストレッチの時間が過度に長引くことで，ほかのトレーニングの時間が減ることは避けなければならない．ストレッチは，機能トレーニングにおいてはあくまで補助的なものであり，筋力トレーニングやバランストレーニングなどに十分な時間をかけるようにするほうがよい．

　毎日実施するためには，高齢者自身にストレッチの方法を理解してもらい，家庭で実施してもらう必要がある．つまり，わかりやすく簡単で，継続しやすいプログラムであることが必須である．

　以下に，ストレッチの具体例を紹介する．ここに示しているのはあくまでも一例であり，対象者によって取り入れやすい方法にアレンジして，継続的に実施できるように促すことが大切である．

①体幹のストレッチ（**図1a，b**）
②肩関節のストレッチ（**図1c，d**）
③頚部のストレッチ（**図1e**）
④膝関節（ハムストリング）のストレッチ（**図1f**）
⑤股関節（殿筋）のストレッチ（**図1g**）
⑥大腿四頭筋のストレッチ（**図1h**）
⑦足部（下腿三頭筋）のストレッチ（**図1i**）

One Point Advice　ストレッチの際の呼吸

　ストレッチの際に，「息を吐くのか，吸うのかどうすればよいか？」という質問をよく受ける．息を吐くように指導すると，吐き切った後に呼吸を止めてしまう人も多い．そのため，ストレッチを行う際には，息を止めず，普段どおり呼吸し続けるように伝えるのが一番わかりやすく失敗がない．

TOPICS　筋力への効果

　実は筋のストレッチの効果は，柔軟性を高めることだけではない．柔軟性が増すことで，筋力が向上することが明らかになっている．厳密には，筋力を発揮できる範囲が広がることで，動作がしやすくなる．硬い筋は，その分，力を発揮できる範囲も限られているが，柔軟性のある筋は，広い範囲で筋力を発揮できるためである．

Terms　アメリカスポーツ医学会

　アメリカスポーツ医学会（The American College of Sports Medicine：ACSM）は1954年以来，スポーツ医学や健康に関する情報発信，資格認定などを行っている団体である．さまざまなガイドラインも作成している．

3. ストレッチ

表 1 アメリカスポーツ医学会の推奨する高齢者のストレッチの情報

頻度（frequency）	少なくとも週 2 回
強度（intensity）	主観的運動強度（0～10）の 5 もしくは 6 程度の中強度
時間（time）	静的ストレッチでは，15～60 秒間を少なくとも 4 セット行い，トータルで約 10 分のセッション
種類（type）	反動をつけたストレッチではなく，静的に，大きな筋を持続的に伸張するような活動なら何でもよい

（文献 1）より引用）

a b c
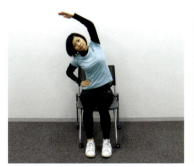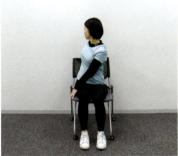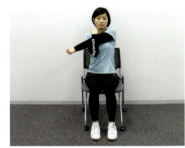
体幹のストレッチ 1　　体幹のストレッチ 2　　肩関節のストレッチ 1

d e f
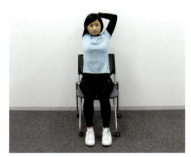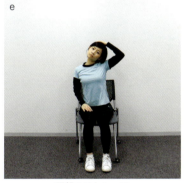
肩関節のストレッチ 2　　頚部のストレッチ　　膝関節（ハムストリング）のストレッチ

g h i
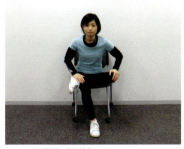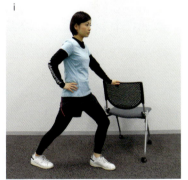
股関節（殿筋）のストレッチ　　大腿四頭筋のストレッチ　　足部（下腿三頭筋）のストレッチ

図 1 ストレッチの例

（永井宏達）

VIII 機能トレーニング

キーワード 敏捷性　アジリティ　ステップ

4 敏捷性トレーニング

敏捷性トレーニングの目的

　敏捷性（アジリティ）とは，運動を素早く切り替えたり，早く正確に反応する能力のことである．周囲の環境に合わせて素早く適切に反応して体を動かす能力は，危険を回避するうえでも非常に重要である．例えば，バランスを崩しふらついた際にとっさに一歩踏み出す能力も，この敏捷能力である．素早い筋収縮が必要であることから，速筋線維（type II 線維）の影響が大きい．敏捷性の低下は転倒リスクを増大させることから，転倒の予防のためにも，バランストレーニングに加え積極的に取り入れたい項目である．

> **Terms** 速筋線維（type II 線維）
> 筋には遅筋線維（type I 線維）と速筋線維（type II 線維）があり，遅筋線維は持久力的な動作，速筋線維は瞬発的な動作に関与している．速筋線維は加齢によって選択的に萎縮が進むことが報告されており[1]，高齢者の筋力や敏捷性の低下はこの影響が大きい．

敏捷性トレーニングの実際

　敏捷性はとっさに一歩踏み出す能力に関連しており，転倒を予防するうえで重要である．この「とっさの一歩」の能力の低下に関連する要因を図1に示す．大まかには，「反応時間」，「運動方向の判断」，「筋収縮速度」の3つの要因に分けることができる．敏捷性トレーニングでは，これらの要素を取り入れたものにすることで，より日常生活で役立つ敏捷能力の獲得につながると思われる．

1) ステッピングトレーニング（交互足踏み）（図2a）

　敏捷性の評価の一つに，ステッピングテストがある．立位と座位の2種類があり，5秒間でどれだけ速くその場足踏みができるかを評価するテストである[2]．このステッピングテストそのものをトレーニングとして繰り返すことで，敏捷性の向上が期待できる．ただし，このトレーニングは，「筋収縮速度」にのみ着目したものである．そこで，「反応時間」の要素を加えるために，Go/No-Go課題を用いる．具体的には，指導者がランダムに数字を述べ，奇数の場合はステッピング開始，偶数ではステッピングをストップといった課題を繰り返す．指導者の指示に注意を払う必要があるため，デュアルタスクの要素も含んだトレーニングとなる．

2) ステップトレーニング（図2b）

　「とっさの一歩」の能力を向上させるため，前後左右に能動的に一歩踏み出し，元に戻るトレーニングも効果的である．最初は小さなステップ幅から開始し，徐々にステップ幅を広げてもバランスを保てるように練習する．指導者の指示に対して素早く反応するような課題にしてもよい．

3) 外乱トレーニング（図2c）

　前述の2つのトレーニングは能動的な運動であるため，とっさの「運動方向の判断」の要素はトレーニングできない．そこで，指導者が対象者に外乱を加え，それに対してステップを踏むようなトレーニングを取り入れるとよい．指導者は対象者の後方に立ち，肩（もしくは腰部）付近を把持してコントロールする．方向は前後左右，ランダムに行う．左右方向の場合，ステップ方法は，サイドステップやクロスオーバーステップなどを織り交ぜることで，多様な状況に適応する能力を向上できる．近年の研究で，外乱トレーニングが転倒予防に効果があることが証明されている[3]．

> **Terms** サイドステップ，クロスオーバーステップ
> サイドステップは，足を交差させることなく横に踏み出す標準的なステップである．一方，クロスオーバーステップは，軸足をまたぐようにステップ側の下肢を交差させる動作であり，高い姿勢制御能力を要求される．トレーニングの際には転倒に注意が必要である．

4．敏捷性トレーニング

図1 「とっさの一歩」の能力が低下する要因

- 反応時間：ステップを開始するまでの反応時間の遅延．
- 運動方向の判断：ステップを踏み出す方向の選択の遅延．
- 筋収縮速度：ステップする足の移動速度の低下．

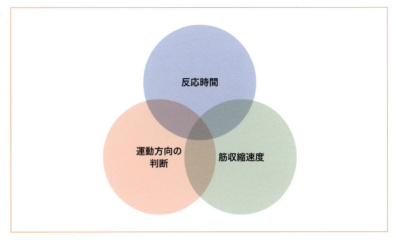

a
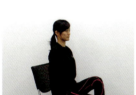 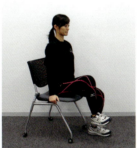

b
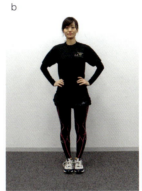 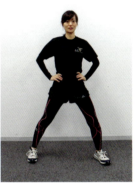
スタート姿勢　　　　　　　　ステップ後

c
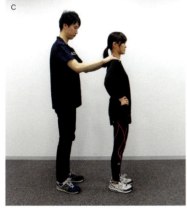 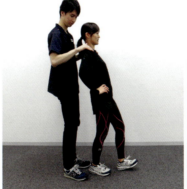 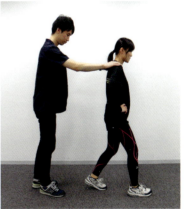
スタート姿勢　　　　　　　後方外乱　　　　　　　前方外乱

図2 敏捷性トレーニング
a：ステッピングトレーニング（素早い交互足踏み）．
b：ステップトレーニング．
c：外乱トレーニング．

（永井宏達）

111

VIII 機能トレーニング

キーワード　持久力　最大酸素摂取量　有酸素運動

5 有酸素運動としてのウォーキング

有酸素運動の目的

　加齢に伴い，心肺機能や筋機能などは低下し，それに付随して最大酸素摂取量，および持久力が低下する．持久力の低下は歩行能力の低下や身体活動量の減少に直結し，将来的には要介護状態にもつながる可能性がある．循環器や呼吸器に疾患を有さない高齢者の場合，心肺機能そのものよりも，持久力低下による歩行能力の低下や，活動量・活動範囲の減少を防ぐことが重要であり，それらを防ぐことが持久力の維持にもつながる．持久力を維持・向上するための最も効果的な手段が有酸素運動である．近年では有酸素運動による各種疾病予防の効果が数多く明らかになってきており，生活習慣病（心血管疾患，糖尿病など）や認知症の予防にも効果が期待できる．

> **Terms　最大酸素摂取量**
> 運動中に体重1kg当たりで1分間に取り入れられる酸素の最大量のことであり，体が酸素を取り込んでエネルギーを作り出す能力を表す．この値が高い場合，優れた持久力を有していることになる．

有酸素運動の実際

1）有酸素運動ガイドライン

　健康な高齢者の有酸素運動トレーニングについて，アメリカスポーツ医学会のガイドラインで推奨されている内容を表1に示す[1]．高齢者において推奨されている運動の頻度，強度，時間，種類がまとめられている．運動強度としては，「ややきつい」と感じる中強度以上のレベルが推奨されている．しかしながら，身体機能の低下した高齢者では中強度運動を継続することは困難な場合もあり，実際には低強度レベルから進めていくのがよいと思われる．

2）インターバル歩行

　効果的な有酸素運動として，速歩（早歩き）のような強度の高い運動を取り入れる方法がある．Nemotoらは，3分間のゆっくり歩行（最大酸素摂取量40％程度）と，3分間の早歩き（最大酸素摂取量70％以上），計6分を1セットとし，1回につき5セット以上繰り返す高強度インターバル歩行（図1）を週4日以上行うことで，最大酸素摂取量や下肢筋力の向上を報告している[2]．特別な機器を必要とせず，1人でも実施できる有用なトレーニングの一つである．

　ただし，最初からこのようなトレーニングを実施すると運動継続が困難となることも多い．運動習慣があまりない人には，普段のウォーキングに早歩きを取り入れるところから始めるのも有効な手段である．

> **TOPICS　6分間歩行テスト**
> 高齢者における持久力の評価として，一般的に用いられているのが6分間歩行テストである[3]．その名のとおり6分間でどれだけ長い距離を歩くことができるかを評価する．6分間歩行テストは，持久力の指標である最大酸素摂取量と強い相関があり，介護予防現場でも簡便に実施することができる実用的なテストである．また，6分間歩行テストは文部科学省の新体力テストでも採用されているスタンダードな方法である．日本における高齢者の年代別の基準値を表2に示す[4]．

> **One Point Advice　トレーニング頻度**
> 筋力トレーニングの場合，実施頻度は週2～3回でよいとされているが，有酸素運動は，可能であれば毎日，少なくとも週4回程度実施することが望ましい．そのため，いかに生活の一部として，トレーニングの習慣を組み込めるかが大事である．

> **Knack & Pitfalls　変形性関節症がある場合**
> 高齢者のなかには変形性関節症などの疾患をもっている人が多い．このような場合，闇雲に歩く距離を増やすことを推奨すると，かえって関節の状態を悪化させ歩行に障害が生じる可能性もある．関節の腫れ，熱感などから炎症状態を把握し，炎症が増悪しない範囲で運動を行うことが重要である．

5. 有酸素運動としてのウォーキング

表1 アメリカスポーツ医学会による高齢者の持久力トレーニングの推奨プログラム

頻度（frequency）	運動強度が中強度の場合，1日当たり，10分以上の運動を，少なくとも合計30～60分で，週で合計150～300分実施する 運動強度が高強度の場合，1日当たり，少なくとも合計20～30分で，週で合計75～150分実施する
強度（intensity）	中強度運動では主観的運動強度が5～6，高強度運動では7～8 （修正Borg scale）
時間（time（duration））	中強度運動では，少なくとも10分の運動を1日当たり少なくとも合計30分，高強度運動では，1日当たり少なくとも20分の連続的運動を実施する
種類（type）	整形外科的に過度なストレスがかからない運動であれば何でもよい．歩行が最も一般的．水中運動，座位での自転車エルゴメーターやステップ運動は，過重位でのトレーニングに制限がある人に有益かもしれない

（文献1）より引用）

図1 高強度インターバル歩行トレーニング

週4回以上実施することで，持久力や下肢筋力を強化することができる．
（文献2）より作成）

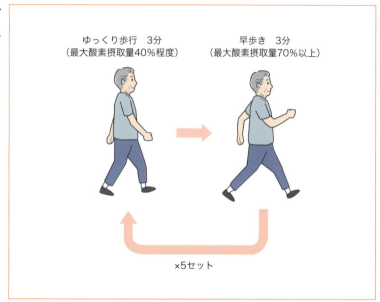

表2 6分間歩行テストの日本における年代別基準値

年齢（歳）	6分間歩行（m）					
	男子			女子		
	標本数	平均値	標準偏差	標本数	平均値	標準偏差
65～69	829	620.19	91.73	833	590.32	72.00
70～74	846	605.11	86.74	818	565.59	75.21
75～79	840	579.19	86.06	807	530.97	81.83

（文献4）より引用）

（永井宏達）

VIII 機能トレーニング

キーワード 継続 フィードバック 負荷

6 レジスタンス運動としてのウォーキング

高齢者にとってのウォーキング

　一般的にウォーキングは，有酸素運動としての意味合いが強いと考えられている．確かに，この考え方は間違いではなく，実際，ウォーキングによって有酸素運動としての効果が多数報告されている．しかし，高齢者にとってのウォーキングは若年者とはやや異なったものになる．特に，日常的に運動習慣のない高齢者では，フレイルやサルコペニアの状態になっていることが多く，このような人においては，歩行というシンプルな運動でも下肢筋群に対して比較的大きな負荷となる（図1）．事実，高齢者に対するウォーキング介入によって骨格筋機能が向上することが示されている[1,2]．つまり，ウォーキングは有酸素運動のみならず，レジスタンス運動の要素も含まれた，理想的な介護予防のための運動といえる．

ウォーキングを継続させるための方法

　ウォーキングなどの運動を定着・継続させる方法としては，①歩数計のような何らかのデバイスを用いる，②日々の活動記録をつけてもらう，③指導者が管理する（フィードバックを行う），ということが重要である．一般的に，歩数計などを装着するだけでも活動量は増加するとされる．しかし，一時的でなく，継続的に活動量を高めるためには，それだけでは不十分である．継続的に活動量を高めるためには，軽微な監視下におくことが重要であり，対象者に日々の活動記録をつけてもらい，それを指導者が定期的にチェックし，フィードバックを行うことで運動のアドヒアランスは高まる．筆者らは，図2のようなカレンダーを用いて，日々の活動記録をつけるように指導しているが，多くの高齢者で記入漏れがなく，運動の継続が可能となっている．なお，フィードバックの内容としては，①当該月の平均歩数，②翌月の目標歩数（前月の10%upを目安に），③季節に関連したウォーキングアドバイス，④個々人に応じたアドバイス，を含めるようにしている．

　また，このような方法であれば，遠隔地にいても運動指導が可能となる．筆者らは，個々人が記入したカレンダーを郵送してもらい，それにコメントをつけてフィードバックするという方法を月に1度の頻度で実施している．このような方法を用いれば，同時期に多くの高齢者に対して運動を提供することができ，広く介護予防を推進していくという社会全体の方針にも合致している．

> **Terms　アドヒアランス**
> アドヒアランスとは，対象者が自ら積極的に介入に参加することを意味する．

インターバル歩行を取り入れる

　経験上，高齢者に対して歩数を無制限に増やしていくことは，時間的制約もあり限界がある．そのため，1日の平均歩数が8,000歩を超えるような高齢者に対しては，インターバル歩行を取り入れるように指導している．下肢に負荷を与えるような特殊歩行と通常歩行を繰り返すもので，1分間の特殊歩行，1〜3分間の通常歩行を繰り返す．特殊歩行としては，早歩き，矢状面から見た大股歩行，ワイドベース歩行（前額面から見た大股歩行），膝を軽度屈曲した状態での歩行（knee bent walk）などがある（図3）．

> **Knack & Pitfalls　気候の影響**
> 高齢者の活動量（歩数）は気候の影響を大きく受ける．年間を通して歩数の変動を見ると，12月，1月，2月の冬の時期は歩数が少なくなる傾向にある．また，真夏には冬ほどではないものの，やや歩数が減少する（図4）．そのため，ウォーキングのアドバイスを送る際には，このような気候の影響を十分に配慮しておく必要がある．

6. レジスタンス運動としてのウォーキング

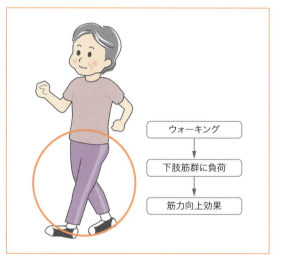

図1 高齢者にとってのウォーキング

図2 活動記録に用いるカレンダーの例

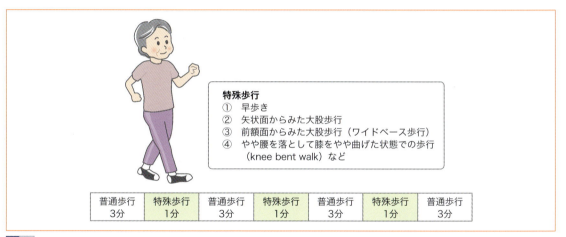

図3 インターバル歩行

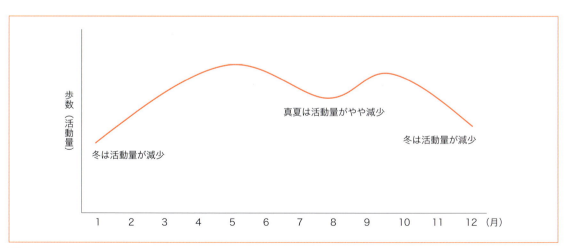

図4 歩数の季節変動のイメージ

（山田　実）

VIII 機能トレーニング

キーワード 二重課題　主課題　副次課題

7 デュアルタスクトレーニング

座位でのステップ運動

デュアルタスク（二重課題）条件下での運動方法の一つとして，座位で行うステップ運動がある（図1）[1]．これは，椅座位の状態でできるだけ速く足踏みを行いながら，語想起を行うという課題である．5秒間のできるだけ速い足踏み（主課題：運動課題）を指示するとともに，この間にできるだけ多くの語想起（副次課題：認知課題）を行う．語想起課題としては，「『か』から始まる言葉」，「野菜の名称」，「赤い物の名称」などの課題を指示する．この運動は座位で安全に行え，自宅で1人でも実施できるという利点を有する．5秒間を1セットとし，1日に5～10セットを目安に実施することを推奨する．

立位でのステップ運動

立位でのステップ運動を紹介する．前述の座位での運動と異なり，一定のリズムで足踏みを行いながら，指示された方向へ移動するというものである（図2）[2]．まず，50 cm四方の正方形を十字に5つ配列した環境を想定する．実際に十字にマスを描く必要はなく，あくまでこのような環境をイメージしておくだけでよい．中央のマスがスタート位置で，指導者が1秒間に2回くらいのリズム（手拍子など）で足踏みを指示する．さらに，指導者は「前」，「左」などの方向を口頭指示する．対象者は，「前」と指示された場合には，足踏みのリズムを崩さないように，前方のマスへ移動し，そして再び中央のマスへ戻ってくる．指示はランダムに行い，これを3分程度実施する．最もシンプルな方法は「前・後・左・右」の指示された方向へ動くというものであるが，指示された方向と逆方向に動く，もしくは指示そのものを変更し，「白と言えば前へ」，「青と言えば左へ」，「赤と言えば右へ」，「黒と言えば後ろへ」というように，色や動物，地名などに置き換えて実施することで難易度を増すのもよい．対象者の状況に応じて，段階的に難易度を高めながらトレーニングすることで，より高いトレーニング効果が期待できる．なお，立位で実施するのが難しい場合には，座位で実施してもよい（図3）．

ほかにも，立位や座位で1人でも行える方法として，一定のリズムで前後にステップを繰り返しながら，「左足が着地したタイミング」で「語想起」や「しりとり」，「計算課題（100から3を引き続けるなど）」を行う運動がある（図4）．課題をいくつか準備しておき，想起が困難となれば別の課題に移行し，3分程度実施する．

One Point Advice
座位ステップ運動の注意点

トレーニング初期には，足踏みのみに注意が向けられ語想起がおろそかになることや，語想起に夢中になって足踏みがおろそかになるケースがある．特に，想起が難しい課題が指示された場合には，足踏みがおろそかな状況に陥りやすい．できる限り，両方の課題ともに最大努力下で実施する必要があるため，5秒間は「何かないかな？」と常に考え続けるよう指示することが大切である．

One Point Advice
デュアルタスクトレーニングの進め方

デュアルタスクトレーニングは，一般的なレジスタンストレーニングやバランストレーニングと比較して，楽しく実施できるという特徴を有している．一方で，同じ内容を繰り返し継続的に実施することで，どうしても「飽き」をきたしやすい．また，認知機能が低下した高齢者では実施しにくいという欠点がある．そのため，対象者の状況に応じて難易度を設定することや，段階的に難易度を高めていくことなどの工夫は不可欠である．

Knack & Pitfalls
デュアルタスクトレーニング実施中の注意点

デュアルタスク条件下でトレーニングする場合には，2つの課題に対して最大努力下で実施するようなトレーニング内容を選択するため，転倒の危険性は増大する．そのため，このようなトレーニングをする場合には，より安全でリスク管理がしやすいような状況をセッティングする必要がある．

図 1 座位でのステップ運動

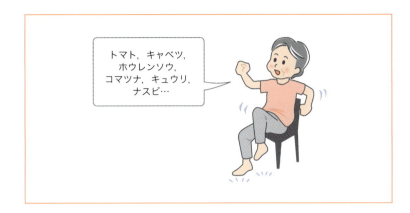

図 2 立位でのステップ運動

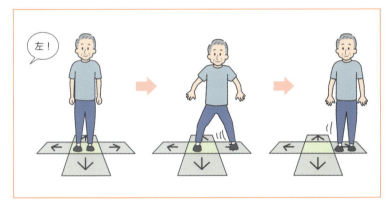

図 3 座位でも可能

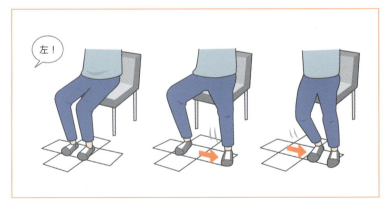

図 4 前後ステップ運動

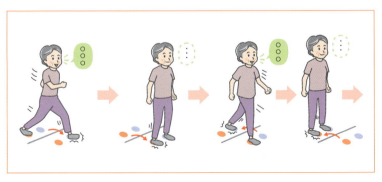

（山田　実）

IX 介護予防領域における各種疾患への対応

キーワード 大腿骨近位部　脱臼肢位　再転倒

1 骨折
評価のポイント

疾患の概要

　高齢者の骨折で多くみられるのは，脊椎圧迫骨折，上腕骨近位部骨折，大腿骨近位部骨折，橈骨遠位端骨折であり，これらの受傷機転は転倒が多い．高齢者の3人に1人は1年間に1回以上転倒するという報告[1]があり，高齢化率の上昇に伴い，さらに転倒による高齢骨折者数は増加すると予想されている．特に大腿骨近位部骨折は身体の支持機能の喪失につながるため，重度な要介護要因となる可能性が高い．そのため，大腿骨近位部骨折の場合には，少しでも安静臥床期間を短縮する必要があり受傷後すぐに手術を施行する場合が多い．以下，本項では大腿骨近位部骨折についてまとめてみる．

大腿骨近位部骨折とは

　2つのタイプに分けられ，1つは大腿骨頸部骨折，もう1つは大腿骨転子部骨折である．手術方法は，前者は人工骨頭置換術，後者は骨接合術（ガンマーネイルなど）が代表的な術式である．人工骨頭置換術の場合，後方アプローチが多く，股関節屈曲＋内転＋内旋で脱臼しやすい（脱臼肢位）ため禁忌肢位となる．（図1a）．例えば，手術した側に身体をひねる（図1b），椅子に座ったまま身体を深く前屈する（図1c），しゃがみ込む，といった体操は控える．前方アプローチであれば，股関節伸展＋外旋＋内転で脱臼しやすい．骨接合術の場合，禁忌肢位はないので，良肢位（股関節軽度外転位，内外旋中間位）で対応する．

疼痛の評価

　疼痛は日常生活動作（ADL）を阻害する因子であるため，どのような動作で，どの部位に疼痛が生じるか（例：歩行時に患肢立脚期で股関節に荷重時痛が生じるなど），また，介助や杖などの補装具があれば疼痛は消失あるいは軽減するのか，などを評価することが重要である．

関節可動域（ROM）の評価

　股関節のROMを評価する際，股関節屈曲＋外転＋外旋の複合動作は，ADLにおいて靴や靴下を履く動作にかかわるため評価は重要である．人工骨頭置換術を施行している場合，禁忌肢位での測定は控える．

> **K nack & P itfalls　股関節の可動域評価**
>
> 　介護の現場では，股関節屈曲の角度がどのくらいかよりも，股関節の柔軟性がどのくらいかをチェックしておくほうが重要である．具体的には，体幹を伸展し良好な座位姿勢をとり，両手は膝の上に置く（図2a）．そのままの姿勢で股関節を屈曲させ，ゆっくりと体幹を前傾させながら，両手で下腿前面を触るように下ろしてくる（図2b）．中指がどこまで到達するかで柔軟性をみていく．膝蓋骨下縁と到達点の距離を測定することで結果を数値化できるので，経過を追いやすい．人工骨頭置換術を受けた人の場合，体幹を前傾しすぎないよう注意が必要である．

歩行の評価

　①患肢立脚相で十分な支持（荷重）ができているか．患肢の立脚相の時間が短ければ荷重は不十分である．②身体が傾いていないか．身体が左右どちらかに傾いていたら，患肢の股関節外転筋（特に中殿筋）の筋力低下が予想される．③杖などの補装具が必要か．以上の3点を評価する．また，再転倒予防の観点から，歩行の際，どの程度の介助が必要か評価することも重要である．

> **Terms　Trendelenburg 徴候（図3）**
>
> 　歩行時に，股関節外転筋群の筋力低下により，患肢立脚相（片脚立位）で遊脚側の骨盤が水平を保てず下がってしまう現象のことをいう[2]．体は患肢立脚相で遊脚（健肢）側へ傾いてしまう．

1．骨　折——評価のポイント

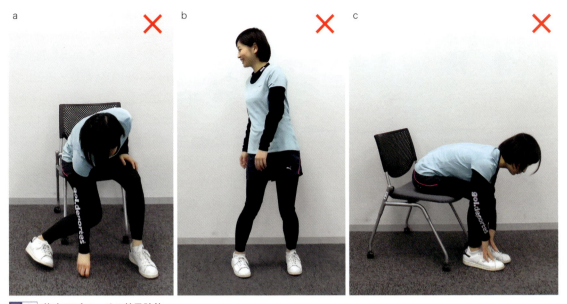

図1 後方アプローチの禁忌肢位
a：脱臼肢位，b：術側への身体のひねり，c：身体の前屈．

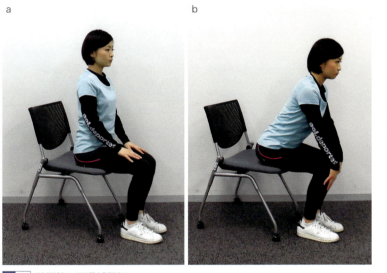

図2 股関節の可動域評価
a：良好な座位姿勢，b：体幹の前傾．

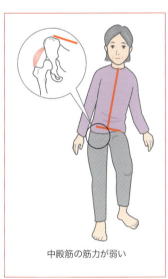

図3 Trendelenburg徴候

（篠原　淳）

IX 介護予防領域における各種疾患への対応

キーワード 身体機能改善　転倒予防　生活指導

1 骨折
介入のポイント

運動の効果と注意点

　運動療法の目的は，ROMの改善，筋力増強，疼痛の除去を図り，身体機能を改善させることである[1]．身体機能の改善は，ADLを改善させ，転倒を予防する．人工骨頭置換術を受けた人は，日常生活を過ごすために，脱臼肢位に注意しなければならない．どのような動作でどのような注意が必要か理解してもらうことが重要である．

具体的な介入プログラム

1）座位での股関節屈曲（図1）

　椅座位にて体幹を伸展させ良好な姿勢をとる．患肢の大腿後面を両手で抱え，手の力だけで股関節を屈曲させていく（他動運動）．このとき，膝を抱えると必要以上に深く屈曲してしまうおそれがあるので，大腿後面を抱えるようにする．また，抱えながら内転（膝を内側に入れる）させないよう注意する．最初は10秒程度から開始し，30秒程度を目標にする．

　両手で大腿を抱えず，自動運動として股関節を屈曲させると，股関節屈筋群の強化につながる．

2）立位での股関節伸展（図2）

　股関節伸展のROM訓練を目的に実施する．立位の姿勢から，健肢を前に踏み出す．踏み出す長さは足長程度とし，患肢の股関節や大腿部の前面が軽く伸びる程度のところまで踏み出す．前に踏み出しすぎると股関節が過伸展になり，また，患肢の方向に踏み出すと内転＋内旋方向に作用するので注意する．体幹が前傾したり屈曲していると，効果が軽減するので，注意する．

3）サイドステップ（横歩き）（図3）

　足を肩幅より少し広い程度まで側方に踏み出し，反対の足を揃える．5mを5往復程度を目標とする．①股関節外転のROM維持・改善，②股関節外転筋群の筋力強化，③左右方向のバランス能力改善を目的としている．このとき，平行棒や手摺りに軽く手を添えて実施するのが理想であるが，ない場合は，壁などを伝って実施する．

4）生活指導の重要性

　人工骨頭置換術を受けた人は，多くの場合，膝を内側にひねる動作（股関節屈曲＋内転＋内旋）が脱臼肢位となる．日常生活や介護現場において無意識に行っている動作が，脱臼肢位や股関節への過度の負荷にならないよう，十分な指導が必要であり，必要であれば実際に動作で見せることも大事である．

　脱臼肢位を避けるための禁忌動作として，①しゃがみ込む，②足を組む，③低い椅子に座る，④横座り，などが挙げられる（図4～7）．また，注意が必要な動作については，①立ち上がり動作時に膝を軽く開き，膝が内側に入らない（いわゆる"うちまた"にならない）ようにする，②靴や靴下の着脱は，膝を外側に開いて行い，靴べらを使用する際も足の内側から入れる，③床の物を拾う際は，患肢を後方に引いて，健肢の膝を屈曲しながら手を伸ばす，などが挙げられる（図8～10）．

Knack & Pitfalls　人工骨頭置換術後の入浴

　人工骨頭置換術を受けた人は，過度の股関節屈曲を避けたほうがよいため，浴室で洗体するときは「シャワーチェアー」を使用し，浴槽につかるときは「浴槽内椅子」を使用することで，股関節の負担を軽減させている．浴槽内椅子は，浴槽内から立ち上がりやすくなるという利点はあるが，肩までつかれなくなるという欠点もある．その場合，両肩にタオルをかけ，その上からお湯をかけるなどの対応策がある．

Terms　人工骨頭置換術

　大腿骨頸部骨折や，何らかの原因で大腿骨頭壊死を起こした場合，頸部から骨頭までを切除して，金属あるいはセラミック，ポリエチレンなどでできた骨頭に置き換える手術である．

1. 骨 折——介入のポイント

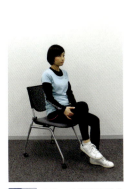
図1 座位での股関節屈曲

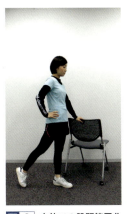
図2 立位での股関節屈曲

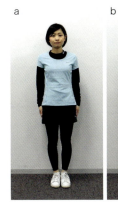
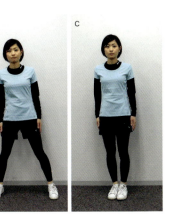
図3 サイドステップ

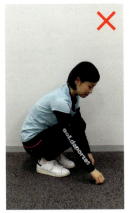
図4 しゃがみ込む

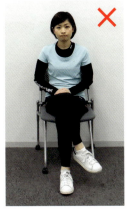
図5 足を組む

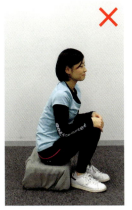
図6 低い椅子に座る

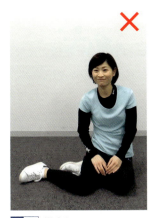
図7 横座り

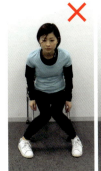
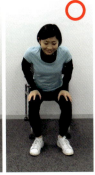
図8 立ち上がり

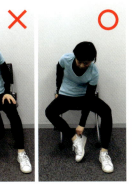
図9 靴・靴下の着脱

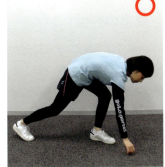
図10 床の物を拾う

(篠原 淳)

121

IX 介護予防領域における各種疾患への対応

キーワード 姿勢 転倒 骨折

2 骨粗鬆症
評価のポイント

疾患の概要

骨粗鬆症とは，骨量の減少と骨組織の微細構造の異常により骨の強度が低下し，骨折の危険性が増大する疾患である．発症率は加齢に伴い高くなり，50歳以上になると女性では約70％，男性では約半数が骨粗鬆症に罹患する[1]．女性は閉経後にエストロゲンの分泌が急激に減少するため，男性よりも若い年代で骨粗鬆症に罹患するリスクがある．臨床症状は，姿勢が悪くなる（腰や背中が丸くなる），身長が2cm以上縮む，さらに腰背部に重い感じや痛みを認めるなどがある（図1）．

骨粗鬆症の重大な合併症は骨折である．骨折は骨密度の低下や転倒などの外力により生じ，なかでも大腿骨近位部骨折は，身体支持機能が奪われるため，要介護状態になる原因の一つになる．

疼痛の評価

椎体では荷重による負荷が大きく，特に胸・腰椎移行部に疼痛を認めることが多いため，腰背部を中心に疼痛を評価する．骨粗鬆症で発生しやすい骨折は，脊椎圧迫骨折，上腕骨近位部骨折，大腿骨近位部骨折，橈骨遠位端骨折とされる（図2）．なお，脊椎圧迫骨折は疼痛を認めない場合がある[2]ため，安静時に疼痛を認めなくても動作時の疼痛も評価をしておく必要がある．どのような姿勢で，どのような動作で，体のどの部位に，どのような疼痛が出現するか評価する．

姿勢の評価

骨粗鬆症による椎体の骨折や変形により脊柱が屈曲し，いわゆる「円背」になると，股関節，膝関節が屈曲し，足関節が背屈位となる．この姿勢では大殿筋，大腿四頭筋，下腿三頭筋の作用が低下し，前方への推進力を得られにくくなり歩行速度の低下を招く．

姿勢の評価として，壁に踵と背中をつけて立位になった状態で頭が壁につくかどうかを評価する．頭が壁につかない場合は，胸腰部の後弯が増強していると判断する（図3）．

関節可動域（ROM）の評価

円背は，股関節，膝関節の伸展制限を生じさせる可能性があるため，股関節，膝関節のROM測定は重要である．股関節伸展の測定は腹臥位では難しいため，背臥位で測定する．片方の下肢をベッドの下に垂らし，反対の下肢は膝屈曲位でベッドの上に置いておく（図4）．

また，円背では肩甲骨が外転方向に偏位して動きが小さくなり，肩甲上腕関節の動きだけで上肢を挙上させていることが多い．その場合，体幹を反らせるなどの代償動作でさらに上肢を挙上させていることがあるので注意する（図5）．

> **Knack & Pitfalls　肩関節の評価**
>
> 日常生活動作（ADL）を考慮する場合，肩関節は教科書どおりにROM測定を行うだけでなく，実際に両手がどこまで上がるかをチェックしておくことが重要である．具体的には壁などを使ってどの高さまで両手が上がるか印をつけておき，床からの高さで評価する方法がよく行われている．

筋力の評価

下肢全般を評価するのが理想であるが，時間的に余裕がない場合は，膝伸展筋力を評価する．その際，ハンドヘルドダイナモメータ（hand-held dynamometer：HHD，図6）を使用すると筋力を客観的に評価できる．HHDがない場合は，動作から下肢筋力を評価する．ロコモティブシンドローム（ロコモ）の評価法の一つである立ち上がりテスト[3]は測定機器がなくても下肢筋力の評価が簡便に実施できる（III章-2参照）．

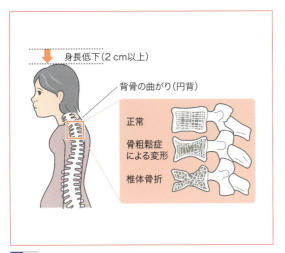

図1　骨粗鬆症の臨床症状

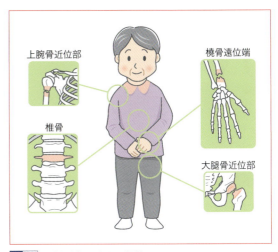

図2　骨折が生じやすい部位

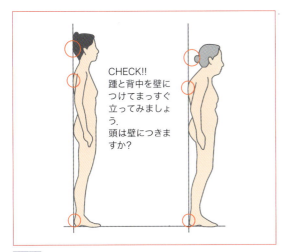

図3　姿勢の評価

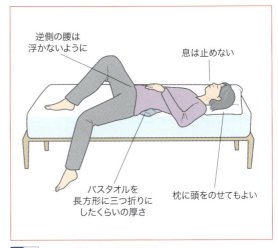

図4　ROM測定（股関節伸展）

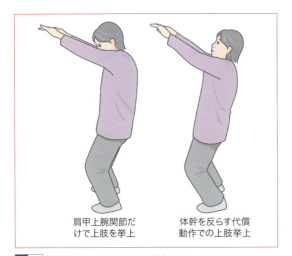

図5　円背でみられる上肢の挙上

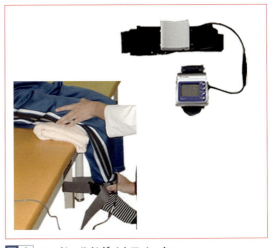

図6　ハンドヘルドダイナモメータ
製品名：μTas F-1（アニマ株式会社）

（篠原　淳）

IX 介護予防領域における各種疾患への対応

キーワード | 筋力強化 | ストレッチ | 生活指導

2 骨粗鬆症
介入のポイント

運動の効果と注意点

　骨粗鬆症の運動療法の目的は，骨密度の維持・増加，筋力改善，姿勢の安定性の獲得である[1]．運動療法により身体機能を改善させることは，転倒を予防し[2]，転倒での骨折による要介護状態を防ぐ．しかし，過度の運動負荷量は，疼痛を助長させ疲労の蓄積につながるおそれがあるため，各自の身体機能に応じた「無理なく継続できる」程度の運動負荷量であることが重要である．

具体的な介入プログラム

1) ウォーキング

　運動不足は骨密度を低下させる．ウォーキングは安全かつ汎用性の高い運動であり，骨に機械的刺激を加えられることから骨密度低下の抑制に有用性の高い運動である．

　ウォーキングを行う際には，背筋を伸ばして胸を張り，頭を上から1本の糸でつり下げられている姿勢をイメージする．だが，腰は反らさない．腕は肘を90°くらいに屈曲して後ろへ引き，手は軽くこぶしを握るようにする．歩幅は普段より広めにし，着地は踵から行い母趾球（足の親指の付け根）で蹴り上げる．運動強度はおしゃべりをしながらできる程度で，時間は20～30分程度を目標に行う（個々人のレベルに応じて）．継続して実施するには，ウォーキングコースをいくつか設定したり，階段の上り下りを取り入れるなどの工夫が必要である．歩数計があると，どのくらい歩いたかを把握でき，モチベーションの維持に有用である．

2) 開眼片足立ち（図1）

　椅子やテーブル，家具など安全につかまるものがある場所で，床に足がつかない程度に片足を上げる．転倒を予防するためのバランス機能の向上や，足に荷重をかけることにより骨の強度などの改善に効果がある．片足で立つときは背筋を伸ばし，支持している側の殿部を少し意識すると，まっすぐ立ちやすくなる．30秒～1分を目標に行うが，無理なら徐々に時間を伸ばしていくようにする．立っている途中でバランスを崩しそうになったときは無理して継続せず，一度両足で体勢を整えてから再開する．

3) ストレッチ（いわゆる"背筋を伸ばす"）

　骨粗鬆症に罹患している人では，日常生活において背中や腰が丸くなっている状態であることが多い．そのため，丸くなっている身体を伸ばすことが必要である．具体的な方法は以下に示す．

①壁から10～20 cm離れて立ち，壁に沿って両手を上のほうに伸ばしていく（図2）．
②背もたれのある椅子に腰かけ，頭の後ろで手を組み，両肘をできるだけ後ろに引き胸を開く（図3）．

　実施する際は，疼痛が出現しない程度，もしくは我慢できる範囲で行い，決して無理をして伸ばさないよう説明することが重要である．

4) 筋力トレーニング

　骨粗鬆症では，椎体骨折を予防するために背筋群や腹筋群を強化するとともに，転倒予防の観点から下肢筋群，特に大腿四頭筋や大殿筋，中殿筋，下腿三頭筋などの強化も重要である（図4～7）．トレーニングの際に注意することは，背中や腰が曲がっている人は，無理に腹臥位や背臥位で実施せず，可能な体位で実施することである．床上での立ち座りが大変な場合は，椅子に腰かけたり，立位で実施する．回数は左右各10回を1セットとし，1日3～4セットくらいから開始し，個々人の運動機能，体力に合わせて量を調整する．

2. 骨粗鬆症——介入のポイント

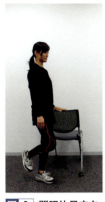
図1 開眼片足立ち

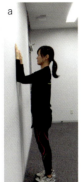
図2 股関節のストレッチ

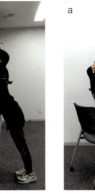
図3 胸部のストレッチ

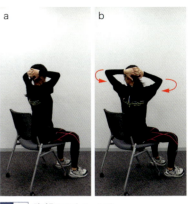

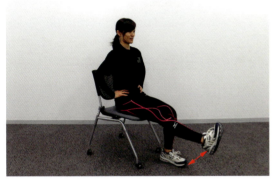
図4 大腿四頭筋のトレーニング

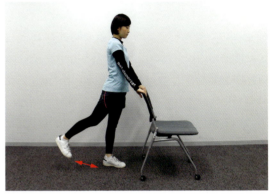
図5 大殿筋のトレーニング

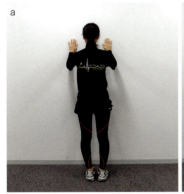
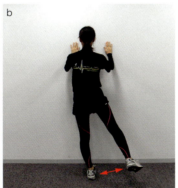
図6 中殿筋のトレーニング

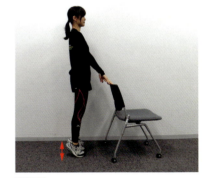
図7 下腿三頭筋のトレーニング

Knack & Pitfalls　ウォーキングシューズについて

　踵がしっかりと固定され安定するものを選ぶ．逆に指先はある程度動かせる余裕があるほうがよい．ランニングシューズのようにクッション性が高いと足が疲労しやすくなってしまうので，クッション性は適度なものがよい．サイズを選ぶときは，まず踵を合わせる．そのうえで，つま先が人差し指1本分の太さくらい余るものを選ぶ．同じサイズでも，メーカーによっては微妙に大きさが違うので，実際に両足に履くことが重要である．履いてみただけでは動作時や時間経過に伴う不具合がよくわからないので，しばらく店内を歩いてみて感覚を試すのも重要である．

（篠原　淳）

IX 介護予防領域における各種疾患への対応

キーワード 変形性膝関節症 　介護予防　 機能評価

3 変形性関節症
評価のポイント

疾患の概要

　変形性関節症とは，軟骨の減少などを起因として関節の変形をきたす疾病である．加齢に伴い骨と骨の間のクッションの役割を果たす軟骨は弾力性を失い，徐々に摩耗する．軟骨の摩耗によって，関節の内側にある滑膜に炎症が生じ，関節の疼痛や腫脹が生じる．また，軟骨下骨の硬化や，骨棘を形成したりする．変形性関節症は，全身のあらゆる関節に起こる．特に多いのは，膝関節，股関節，脊椎などである．本項では変形性膝関節症について解説する．

疼痛の評価

　疼痛を評価する際のポイントは，①いつ，どんなときに痛みが起きるか（立ち上がったとき，階段を上り下りするときなど），②夜寝ているときや，安静にしているときにも痛むか，③膝のどこが痛むか，④日常生活にどのように影響しているか，などである．夜間や安静時の痛みは，炎症の存在を示唆するため，注意深く聴取する．疼痛の程度を評価するには，Visual Analogue Scale (VAS) を使用するとよい．また，可能であれば，変形性膝関節症患者機能評価尺度 (Japanese Knee Osteoarthritis Measure：JKOM) を評価しておくと，疼痛が日常生活に及ぼしている影響を把握しやすい（表1）[1]．

関節可動域の評価

　最低限，膝関節の屈曲・伸展の可動性は確認しておく．また，自動運動時と他動運動時の，それぞれの疼痛の部位，出方も確認しておくとよい．可能であれば，足関節や股関節などの隣接関節の可動性も確認しておく．

筋力の評価

　大腿四頭筋に加えて，大殿筋や中殿筋，内転筋などの股関節周囲筋も評価することが望ましい．大腿四頭筋の筋力を評価する際，ハンドヘルドダイナモメータ（hand-held dynamometer：HHD）を使用すると，客観的な数値で経過を追いやすい．しかし，介護予防の現場にこのような測定装置があることは少ない．その場合には，動作から筋力低下を推測する方法を用いる．ロコモティブシンドローム（ロコモ）の判定に用いる「立ち上がりテスト」は，簡便に筋力低下を判定するうえで有用である．片脚または両脚で，決まった高さから立ち上がれるかどうかで，筋力低下の程度を把握する．

姿勢の評価

　立位で，膝の間が開いてO脚になっていないか（内反変形）をチェックする．膝と膝の間に指が何本入るかを見て，変形の程度を把握する．3本以上指が入る場合は，内反変形があると判断する．変形性膝関節症の人の姿勢のくずれで目立つのは「前傾姿勢」，いわゆる「猫背」である．前傾姿勢では，膝が曲がった状態になりやすく，膝にかかる負担が増える．図1に示すような方法で，理想的な姿勢とのずれをチェックする．また，体重測定などの結果と併せて肥満の程度を把握しておく．

歩行の評価

　歩行時に，膝がどのくらい外側に動揺するかを見る．膝の内反変形が強いほど外側動揺は強くなる．また，変形性膝関節症では体幹の左右方向への動揺も強くなるため，その程度も確認しておくとよい．定量的な評価としては，10 m（あるいは5 m）歩行テストやTimed Up and Go testなどを実施する．

3. 変形性関節症——評価のポイント

表1 変形性膝関節症患者機能評価尺度（Japanese Knee Osteoarthritis Measure：JKOM）

Ⅰ 膝の痛みの程度
次の線は痛みの程度をおたずねするものです．左の端を「痛みなし」，右の端をこれまでに経験した「最も激しい痛み」としたときに，この数日間のあなたの痛みの程度はどのあたりでしょうか．線の上でこのあたりと思われるところに×印をつけてください．   痛みなし├─────────────────────────┤これまでに経験した 最も激しい痛み

Ⅱ 膝の痛みやこわばり
この数日間のあなたの膝の状態についてお聞きします． 1．この数日間，朝，起きて動き出すとき膝がこわばりますか． 2．この数日間，朝，起きて動き出すとき膝が痛みますか． 3．この数日間，夜間，睡眠中に膝が痛くて目がさめることがありますか． 4．この数日間，平らなところを歩くとき膝が痛みますか． 5．この数日間，階段を上るときに膝が痛みますか． 6．この数日間，階段を下りるときに膝が痛みますか． 7．この数日間，しゃがみ込みや立ち上がりのとき膝が痛みますか． 8．この数日間，ずっと立っているとき膝が痛みますか．

Ⅲ 日常生活の状態
この数日間のあなたの日常生活の状態についてお聞きします． 9．この数日間，階段の上り下りはどの程度困難ですか． 10．この数日間，しゃがみ込みや立ち上がりはどの程度困難ですか． 11．この数日間，洋式トイレからの立ち上がりはどの程度困難ですか． 12．この数日間，ズボン，スカート，パンツなどの着替えはどの程度困難ですか． 13．この数日間，靴下をはいたり脱いだりすることはどの程度困難ですか． 14．この数日間，平らなところを休まずにどれくらい歩けますか． 15．この数日間，杖を使っていますか． 16．この数日間，日用品などの買い物はどの程度困難ですか． 17．この数日間，簡単な家事（食後のかたづけや部屋の整理など）はどの程度困難ですか． 18．この数日間，負担のかかる家事（掃除機の使用，布団の上げ下ろしなど）はどの程度困難ですか．

Ⅳ 普段の活動など
この1か月，あなたの普段していることや外出などについてお聞きします． 19．この1か月，催し物やデパートなどへ行きましたか． 20．この1か月，膝の痛みのため，普段していること（おけいこごと，お友達とのつきあいなど）が困難でしたか． 21．この1か月，膝の痛みのため，普段していること（おけいこごと，お友達とのつきあいなど）を制限しましたか． 22．この1か月，膝の痛みのため，近所への外出をあきらめたことがありますか． 23．この1か月，膝の痛みのため，遠くへの外出をあきらめたことがありますか．

Ⅴ 健康状態について
この1か月のあなたの健康状態についてお聞きします． 24．この1か月，ご自分の健康状態は人並みに良いと思いますか． 25．この1か月，お膝の状態はあなたの健康状態に悪く影響していると思いますか．

（文献1）より引用）

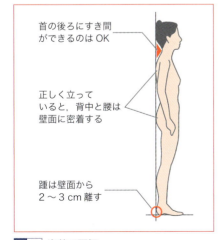

図1 姿勢の評価

TOPICS 人工膝関節置換術

　関節が著しく変形して，歩くこともままならなくなったり，日常生活に大変困るようになった場合は，人工膝関節置換術（total knee arthroplasty：TKA）の適応となる．TKAは，膝関節を金属やセラミック，ポリエチレンなどでできた人工関節に入れ替える手術である．人工膝関節の性能は年々向上しており，数年前と比べて可動域や耐用年数は格段に向上している．TKA後の患者であっても日常生活程度の負荷の運動を行うことは，全く問題ない．むしろ，歩行や筋力トレーニングなどは，痛みのない範囲で積極的に行うべきである．しかし，ジョギングやスキーなどの激しいスポーツや，重い荷物を持っての移動は控えるように指導したほうがよい．使用している人工関節のタイプや状態によってはゆるみが生じたり，破損が心配される．

（木村鷹介）

IX 介護予防領域における各種疾患への対応

キーワード 変形性膝関節症　運動療法　生活指導

3 変形性関節症
介入のポイント

運動の効果と注意点

　適度な筋力トレーニングや歩行によって骨格筋を強化することは，膝関節を安定させ，症状の軽減に寄与する．しかし，あくまで「適度」な運動を行うことが重要である．変形性膝関節症の症状には，常に「揺らぎ」がある．特に，疼痛，熱感，腫脹などの炎症症状がみられるときは，運動がかえって症状を悪化させるおそれがあるため，決して無理をさせてはならない．そのため，介護予防の現場では，教室のたびに「膝の具合はいかがですか？」という声かけを行うことが重要である．

具体的な介入プログラム

1）ストレッチ

　変形性膝関節症では，常に膝が屈曲した状態で立ったり，歩いたりしていることが多い．そのため，特に大腿や下腿の筋群をストレッチすることが重要である．介護予防の現場において，ウォーミングアップやクールダウンの一貫として実施すべきトレーニングプログラムである．図1～3に示すような座位で行える方法は集団体操時に有用である．

2）筋力トレーニング

　変形性膝関節症では，特に大腿四頭筋や大殿筋，内転筋などを鍛えることが大切である（図4～8）．トレーニングのポイントは，左右の筋をバランスよく鍛えることである．患側の脚ばかりを鍛えていると，体重のバランスが悪くなり，かえって健側の脚に負担がかかることがある．そのため，必ず左右の脚に均等に負荷をかけるよう指導する．

3）歩行・姿勢の指導

　適度に歩行を行うことは，下肢の筋力や全身持久力の維持・向上，脂肪の燃焼などに効果がある．変形性膝関節症の場合には，「小股」で歩くことを推奨する．一般的に「ウォーキング」というと，大股，急ぎ足で歩くのがよいと考えるが，この歩き方では膝が屈曲した状態になりやすいため，注意が必要である．また，痛みがあるときには無理をせず，歩きすぎないことが大切である．歩いている途中で痛みを感じたら，その日は中止するよう指導する．

生活指導の重要性

　膝関節の痛みを悪化させないためには，骨格筋を強化し関節を安定させるとともに，日常生活のなかで過度な負担をかけないことが大切である．

　正座は，膝を折り曲げた状態で体重の負荷がかかるので，膝の痛みを悪化させるおそれがある．どうしても正座をしなければならないときは，座布団を2つに折って殿部の下に敷いたり，正座用の椅子を利用するよう指導する（図9）．

　杖やサポーターなどの利用を勧めることも大切である．特に，「杖をつく」というと，「何となく年寄り臭くて」と敬遠する人も少なくない．しかし，杖は膝にかかる負担を軽減するため，膝の疼痛緩和にもつながる．杖の使用を勧める際に，杖の高さを合わせること，正しい使い方を指導することを忘れてはならない．

Knack & Pitfalls　水中運動療法は有効か？

　水中運動療法は，水の浮力により下肢への負担が軽減する，転倒を回避できるなどのメリットがある．また，温水プールであれば，痛みの緩和や膝周囲筋のリラクゼーション効果も期待できる．しかし，水中運動療法の効果を系統的に検証して，その有効性を示した報告はない．水中運動療法と地上での運動療法の効果を比較したところ，痛みや身体機能の改善に差はなかったとの報告もある[1]．水中での運動は，「重力」がかからないなかでのトレーニングとなる．そのため，地上の生活で必要な筋の使い方とは異なる．地上で筋力トレーニングや歩行が痛みなく可能であれば，そちらのほうが効果的である．肥満や痛みが重度であったりする場合は，水中運動療法のよい適応となる．

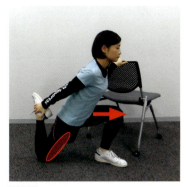

図1 腸腰筋,大腿四頭筋のストレッチ

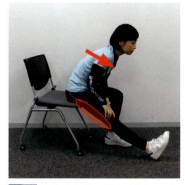

図2 ハムストリングのストレッチ

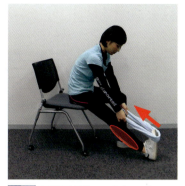

図3 下腿三頭筋のストレッチ

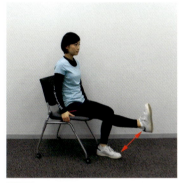

図4 大腿四頭筋のトレーニング
1. 大腿の前面に力を入れるように意識をしながら,膝がまっすぐになるまで持ち上げる.
2. ゆっくりと上げていき,足関節や股関節に力が入りすぎないよう注意する.

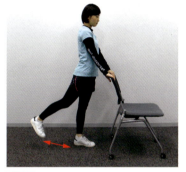

図5 大殿筋のトレーニング
1. 立位で,片脚を後ろに上げる.必ず支持物につかまりながら行う.
2. 身体が前に傾いたり,腰に力を入れ過ぎないように注意する.殿部に力を入れるように注意する.

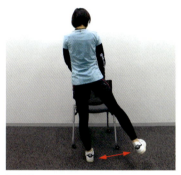

図6 中殿筋のトレーニング
1. 片脚を横にゆっくりと開き,ゆっくりと戻す.股関節の外側に力が入っていることを意識する.
2. 勢いよく持ち上げたり,無理に高く上げると,腰を痛める場合があるので注意する.

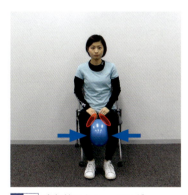

図7 内転筋のトレーニング
1. 両脚の間に20〜30 cmのボールあるいはペットボトルなどを挟む.
2. ボールを押しつぶすようにして大腿の内側に力を入れる.

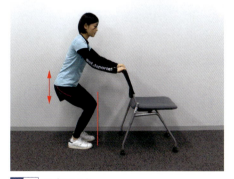

図8 スクワット
1. 両足を肩幅くらいに開く.このとき,膝が正面を向くようにする.
2. 背筋を伸ばしたまま,両手で支えて身体を前に倒す.
3. 殿部を落とすようにして,可能な範囲でしゃがみ,またゆっくりと膝を伸ばしていく.
4. 曲げたときに,膝がつま先より前に出ないように注意する.

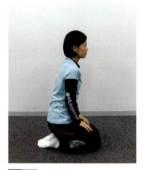

図9 日常生活の工夫
正座をするときは殿部の下にクッションを入れる.

(木村鷹介)

IX 介護予防領域における各種疾患への対応

キーワード 関節リウマチ　機能評価　日常生活評価

4 関節リウマチ
評価のポイント

疾患の概要

関節リウマチ（rheumatoid arthritis：RA）とは，免疫機能の異常亢進によって起こる進行性関節破壊を主症状とする疾患である．また，慢性的な微熱，全身倦怠感，肺炎などの関節以外の症状も認められる．関節破壊は特に手指などの小関節で多くみられ，進行すると著明な関節変形をきたし，ADLやQOLが大きく制限される要因となる．症状は寛解と再燃を繰り返し，日内変動もみられる．

関節機能の評価

はじめに，症状が寛解期か再燃期かを把握しておくことが重要である．手指などの小関節を観察し，腫脹や熱感，発赤の有無を確認する．

関節の評価は関節の変形，可動域，不安定性をチェックする．RAにおける代表的な関節変形には，母指のZ変形，ボタン穴変形，スワンネック変形，尺側偏位などが挙げられる（図1）．関節可動域は時間帯によって変動するため，極力同一時間帯で確認することが望ましい．関節可動域の確認は原則として自動運動で行うが，終末抵抗感を確認する場合は，他動運動でも行う．その際に関節不安定性の有無も確認しておく．

また，総合的な関節機能の評価として，自分の身体部位へのリーチ動作をチェックしておくと日常生活の状況をイメージしやすい（図2）．リーチの難易度は同側肩，後頭部，反対側肩，頭頂部，額，顎の順に高い．どちらか一方の手が頭頂部に触れることができれば，リーチ制限がADLに影響している可能性は低い．

疼痛の評価

疼痛の評価は，疼痛が出現する時間帯や場面（安静時か動作時かなど），疼痛の箇所や程度，痛み方を聴取する．疼痛の程度を確認するときは，Visual Analogue Scale（VAS）やNumerical Rating Scale（NRS）を用いると把握しやすい．

疼痛の強さは，日によって変動することが多い．そのため，評価当日の状態だけではなく，一定の期間の状態（ここ1週間のなかで痛むことがあったかなど）を確認することが重要である．

筋力の評価

障害をきたしやすい手指機能は握力計やピンチメータを用いて客観的に数量化することが望ましい．手指機能が著しく低下している場合，デジタル握力計では5kg以下は測定できないものが多く，測定が困難な場合がある．一方で単針の握力計は0kgから測定できるものもあり，有用な場合がある．肘関節や肩関節にかかわる筋に対しては一般的に徒手筋力検査法（MMT）が用いられる．介護予防の現場では，日常の物品を持ち上げられるかなど簡便に行う方法も有用である．

日常生活の評価

現在，RAに特有の機能障害を把握するADL評価の指標としては，modified Health Assessment Questionnaire（mHAQ）[1]がよく用いられている（表1）．これはADLに関する8項目からなる質問紙票で，RA患者に現在の日常生活における困難の程度を回答してもらうことで，そのRA患者の身体機能の障害の程度を検者側から知ることができる評価方法である．

Knack & Pitfalls　RA患者に筋力検査は必要か？

RA患者では関節拘縮や疼痛の影響により，筋力を正確に把握することは難しい．しかしながら，重要な効果指標となるため，可能な限り検査を実施することが望ましい．実施に際し，疼痛がない範囲で行うなどの配慮が必要である．

4. 関節リウマチ──評価のポイント

図1 RAの関節変形

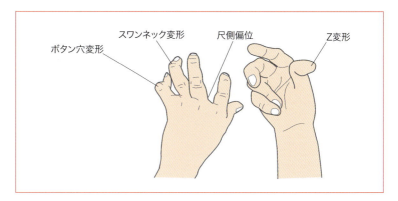

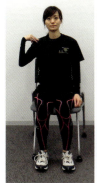
①同側肩

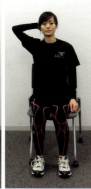
②後頭部

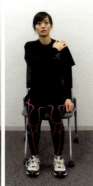
③反対側肩

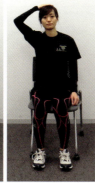
④頭頂部

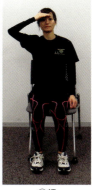
⑤額

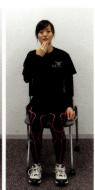
⑥顎

図2 リーチ動作の難易度（難易度が高い順に同側肩，後頭部，反対側肩，頭頂部，額，顎）

表1 modified Health Assessment Questionnaire（mHAQ）

	何の困難もない（0点）	いくらか困難である（1点）	かなり困難である（2点）	できない（3点）
[1] 着衣 靴ひも結び，ボタン掛けも含め自分で身支度ができますか				
[2] 起立 就寝，起床の動作ができますか				
[3] 食事 いっぱいに水が入っている茶碗やコップを口元まで運べますか				
[4] 歩行 戸外で平坦な地面を歩けますか				
[5] 衛生 身体全体を洗い，タオルで拭くことができますか				
[6] 伸展 腰を曲げて床にある衣類を拾い上げられますか				
[7] 握力 蛇口の開閉ができますか				
[8] 活動 車の乗り降りができますか				
mHAQ（得点）				

（文献1）より引用改変）

（筧　智裕）

IX 介護予防領域における各種疾患への対応

キーワード: 関節リウマチ　運動療法　生活上の注意

4 関節リウマチ
介入のポイント

運動機能に対する介入

RAに対しては，関節の変形や疼痛の増悪を助長しないように介入することが重要である．RAの症状は，①炎症活動期，②炎症非活動期に分けられ，どの時期に該当するか（炎症所見があるかどうか），見極めて介入することが求められる．

1）炎症活動期

炎症活動期は，手指などの関節に腫脹や発赤，熱感といった炎症症状が認められる時期である．この時期は，疼痛や炎症症状の軽減のために，関節の安静が必要であり，廃用性筋萎縮を予防するための等尺性収縮（関節は動かさず，筋を収縮させる）を用いた運動（図1）を行う．痛みがあるときでも，運動によって増強しない程度の痛みであれば，1日に1回は行うことが望ましい．

2）炎症非活動期

愛護的な自動介助関節可動域練習と等張性収縮（関節を動かしながら筋を収縮させる）を用いた運動を行う．これらの運動療法は，移動，更衣，入浴などの各活動を制限する原因となっている運動機能障害に対して行われるものであり，筋力の維持・向上のほか，リーチ範囲の維持・向上も重要である．具体的な運動としては，身体の各関節を動かすことを目的に作成されたリウマチ体操が代表的である（図2）．基本的な実施方法は1セット10回を目安に，運動によって痛みが増強しない程度に行うこととしている．また自重が軽減する温水プールやエルゴメータなどでの運動も有用である．

日常生活に対する介入

関節の変形や疼痛の増悪は運動方法だけではなく，日常生活上の動作の負担から起こることも非常に多い．また，身体機能の維持・向上のためには日常生活での活動を極力制限しないことが必要である．そのため，日常生活での動作方法の指導も求められる．

日常生活指導の原則は，手指などの小関節には負担をかけず，肘関節などの大関節を利用することである．例を挙げると，買物袋を下げる場合は，手で持つのではなく，肘を折り曲げて前腕にかける方法を指導したり（図3），鍋ややかんの持ち方は手指で握るように持つのではなく，手掌全体で支持するように持つように指導したりして，手指にかかる負担を軽減させる．

また，自助具を使用し，不自由な操作を補うことも重要である．手指の変形や筋力の低下で，日常生活での物品の操作に不自由を感じることも多い．不自由を感じやすい物品の操作にはペットボトルの蓋を開けることなどが挙げられるが，ペットボトルオープナーなどを紹介し，活用することで関節にかかる負担を軽減するよう指導することも必要である．

TOPICS　手指の変形が著しい人に運動は実施可能か？

RAが末期になると，関節が破壊され，骨が溶けることで指が短くなるムチランス変形をきたすことがある．このムチランス変形を呈している関節では，自発的な運動は困難であるため，その関節に対する運動介入は難しい．よって残存している関節機能の維持が重要となる．近年，変形が重度であっても自発的な関節の運動が可能であれば，積極的な運動介入は効果的であるとの報告もあり，介護予防の現場でも運動介入は推奨される．

4．関節リウマチ──介入のポイント

図1 等尺性運動の例
両膝をひもでゆるく縛り，ひもを引っ張る感じで両膝を開く．

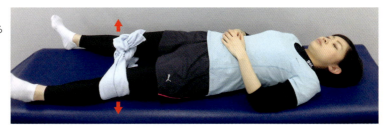

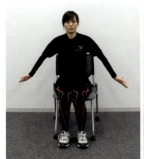 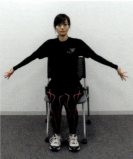 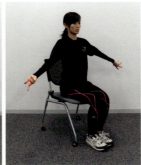 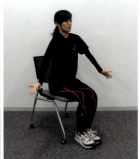

肩をねじる

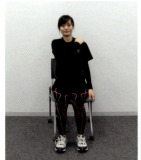 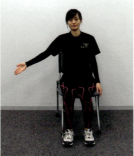 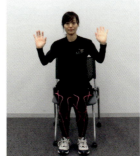 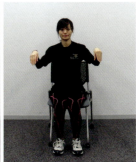

肘の曲げ伸ばし　　　　　　　　　手首の運動

図2 代表的なリウマチ体操の一例

図3 買物袋の下げ方

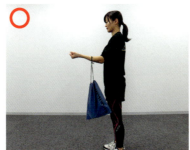 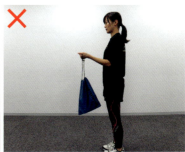

（筧　智裕）

IX 介護予防領域における各種疾患への対応

キーワード　腰部　間欠性跛行　体幹屈曲

5 脊柱管狭窄症
評価のポイント

疾患の概要

腰部脊柱管狭窄症とは，歩行により片側および両側の下肢に疼痛やしびれが生じ，歩行継続が困難となる間欠性跛行（図1）を主症状とする疾患であり[1]，特に50歳以上での発症が多い[2]．間欠性跛行が出現した後，数分間しゃがみ込むような屈曲姿勢で休むと，痛みやしびれが軽快し，歩行が再開できる．

退行性変化により骨棘・椎間関節の関節症性変化・椎間板の膨隆・黄色靱帯などが肥厚し，脊柱管が狭くなることにより神経が圧迫され症状が出現する．通常，椎間板ヘルニアによる坐骨神経痛は体幹を屈曲することにより坐骨神経が引っ張られ，症状が悪化する傾向があるが，これに対して脊柱管狭窄症では，体幹を伸展させることで狭窄が悪化する．

疼痛・しびれの評価

いつ，どのような動作で，どの部位が，どのくらい，どのように疼痛やしびれが出現するかを正確に把握する必要がある．特に，腰椎の運動で再現性の高い疼痛やしびれを特定しておくことが最も重要といえる．加えて，症状が軽減する姿勢や動作も評価しておくと日常生活指導にもつながる．評価はVisual Analogue Scale（VAS）（図2）などを使用し，可能な限り数値化すると経過が追いやすい．

> **Terms**　Visual Analogue Scale（VAS）（図2）
> 10 cmあるいは20 cmの直線上に患者の痛みの強さを表す方法である．左端を最も軽い痛み（あるいは痛みなし），右端を最も強い（耐えられない）痛みとし，その直線上にどの程度の痛みか患者に印をつけてもらい，痛みの程度を数値化する大変簡便な方法である．

感覚の評価

神経の圧迫により感覚障害は起こり，触覚，温痛覚，しびれなどの異常感覚が出現する．障害が重度になると運動麻痺が出現するため，日常生活動作（ADL）に大きな支障を与える．疼痛やしびれと同様に，どの部位に障害があるか，どのような動作がしづらいかを確認することが重要である．

関節可動域の評価

体幹の柔軟性はSLR（下肢伸展挙上運動），FFD（指床間距離，図3），骨盤の可動性や肩関節，股関節の可動域を評価することが重要である．また，腰背部の筋が硬いと肩甲骨の可動性が低下し，肩関節挙上（屈曲）が制限されている場合が多いので併せて評価する．

筋力の評価

下肢全般と体幹の筋力を評価する．その際，ハンドヘルドダイナモメータ（hand-held dynamometer：HHD）を使用すると筋力を客観的に評価できるが，HHDがない場合や扱いに慣れていない場合は，動作から筋力を評価する．ロコモティブシンドローム（ロコモ）の評価の一つである立ち上がりテスト[3]や5回立ち座りテスト，座位で体幹に抵抗をかける方法（IX章-6. 慢性腰痛—評価のポイント　図2参照）では測定機器がなくても下肢，体幹筋力の評価が簡便に実施できる．

姿勢の評価

端座位，立位などを評価する．腰部脊柱管狭窄症では腰背部伸筋活動が高く，筋の持続的収縮により，特に脊柱起立筋や腸腰筋は短縮を起こしやすい．そのため，立位では腰椎前弯を増強させ，さらに股関節の屈曲拘縮を起こしていることが多い（図4）．したがって，視診だけでなく，触診にて腰背部の筋の硬さ（緊張）や肩甲骨の動き，骨盤の可動性を確認することも重要である（図5）．

5. 脊柱管狭窄症──評価のポイント

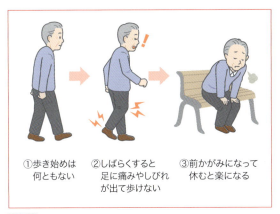

図1 間欠性跛行

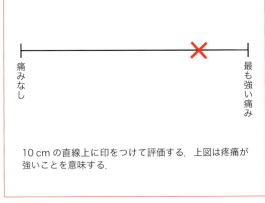

図2 Visual Analogue Scale（VAS）

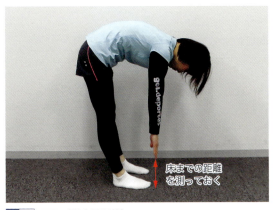

図3 FFD（指床間距離）

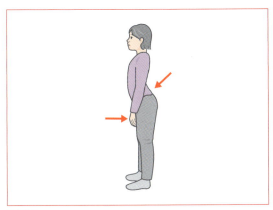

図4 立位姿勢

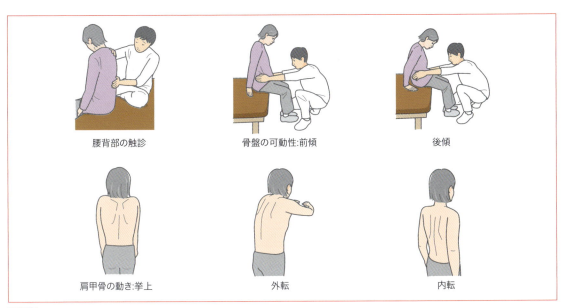

図5 姿勢の評価

（篠原　淳）

IX 介護予防領域における各種疾患への対応

キーワード リラクゼーション 体幹強化 生活指導

5 脊柱管狭窄症 介入のポイント

運動の効果と注意点

　腰部脊柱管狭窄症の運動療法の目的は，①腰背筋のリラクゼーションと筋力改善，②体幹・股関節の可動域の拡大と不良姿勢の改善[1,2]，③歩行距離の延長と日常生活動作（ADL）の拡大である．運動療法を実施する際は，下肢痛やしびれが生じないよう過度の運動負荷量は避け，身体の状態に合わせて段階的に実施していくことが重要である．

具体的な介入プログラム

1）腰背筋のリラクゼーションと筋力改善
(1) ストレッチ

　腰背部のリラクゼーションと疼痛の軽減には，ストレッチが効果的である．ストレッチで腰背部を伸展させることで，狭窄部の除圧が行われ疼痛が軽減される．最初はストレッチ自体に疼痛を感じるかもしれないが，無理のない範囲で積極的に実施し，長期的に行うことで徐々に疼痛が軽減する．

【ストレッチの方法】
①椅座位の状態から息を吐きながら体の力を抜いて，体幹を前屈し10秒間保持し5～10回実施する（図1a）．
②仰臥位の状態から大腿部後面を両腕で抱え込み，息を吐きながら両膝をできるだけ胸に近づけて10秒間保持する．慣れてきたら30秒程度保持し，5～10回実施する（図1b）．
②は，①が痛みを生じることなく余裕をもって実施できるようになったら始めるようにする．

(2) 背筋のトレーニング

　四つ這いになり，片手を水平に上げて10秒間保持した後下ろし，次に片脚も同様に水平に上げて10秒間保持し下ろす．左右交互に5～10回実施する（図2）．
　無理のない範囲で回数を徐々に増やしていく．

2）体幹・股関節可動域の拡大と不良姿勢の改善

　壁から10 cm離れて立ち，両手・両肘を壁につく．息を吐きながら両手を壁伝いに挙上し，身体全体を十分に伸ばしたら，その姿勢を30秒間保持する．徐々に時間を増やしていき2～3分間保持することを目標とする（図3）．

生活指導の重要性

　腰部脊柱管狭窄症は，体幹を伸展させると神経が圧迫されて疼痛が出現するので，日常生活では体幹が過度に伸展しない姿勢をとるよう指導する．

①寝るときは仰臥位で膝下にタオルなどを入れ，体幹が過伸展にならない姿勢をとることが重要である．
②座っているときの姿勢は，椅子に深く腰かけしっかりと背中全体で寄りかかる．
③立ち上がるときは，急に力を入れると疼痛が出現するおそれがあるので，ゆっくり立ち上がる．何か把持できる物があれば利用する．
④立って作業などをする場合は（台所仕事など），片足を踏み台の上に載せると体幹の過伸展を防止できる．
⑤歩行時には杖やシルバーカーを使用すると適度に体幹の屈曲を保持できる．
⑥床に置いてある物を持ち上げる際は，腰をかがめずに膝を曲げて腰を下ろす．荷物を身体に近づけてから足を前後に開き，下肢の力を使って持ち上げる．立位で体幹だけを屈曲して持ち上げることはしないように指導する．

図1 腰背部のストレッチ

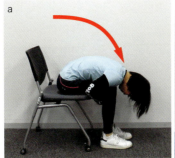
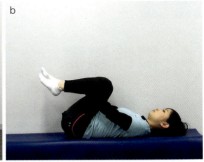

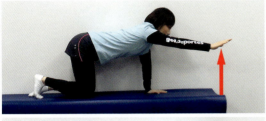
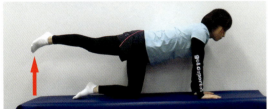

図2 背筋のトレーニング

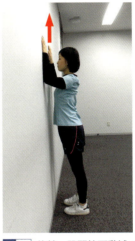
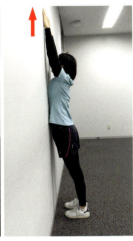

図3 体幹・股関節可動域の拡大と不良姿勢の改善

Knack & Pitfalls　高齢者が行う腹筋運動

　腹筋運動というと，仰臥位の状態で両膝を立てて体幹を起こす方法が一般的だが，高齢者では体幹を起こす際に頭部を挙上するだけになりがちで，十分な腹筋運動になっていないことがある．そのため，椅座位の状態で両脚を挙上する方法は，介護予防などの集団体操の場でも有効な方法と思われる．座ったときに足が床から少しだけ浮くような高さだと両脚を挙上しやすくなる．

（篠原　淳）

IX 介護予防領域における各種疾患への対応

キーワード： 慢性腰痛　介護予防　機能評価

6 慢性腰痛
評価のポイント

疾患の概要

「腰痛は一生のうちに80％以上の人が一度は経験する」と言われており，慢性腰痛に悩む高齢者は少なくない．一般的に慢性腰痛とは，腰痛が3か月以上持続した状態と定義される．慢性腰痛の有訴率は60歳代では約25％であるが，その後高齢になるほど上昇し，70歳以上の女性では約35％である[1]．高齢者における慢性腰痛の原因は，筋・筋膜性の疼痛から加齢とともに進行する変形性脊椎症や腰部脊柱管狭窄症，骨粗鬆症に起因する圧迫骨折などさまざまである．さらに，慢性腰痛には心理・社会的要因も関与するため，器質的要因と非器質的要因が互いに影響を及ぼし合っている場合も多い．

疼痛の評価

疼痛が局所（腰部，殿部）に限局しているのか，あるいは下肢や下腹部，会陰部に放散するのかを確認することは，腰痛の原因を鑑別するうえで重要である（図1）．また，腰部を屈曲させたときと伸展させたときのどちらで疼痛が出るのかを確認することは，セルフエクササイズや日常生活動作の指導を考えるうえで重要である．その他のポイントは，疼痛を感じる日常生活動作は何か，疼痛が増悪あるいは軽減する姿勢はあるか，1日のなかで疼痛の程度に変化はあるか，などである．

心理面の評価

ストレスや疲労などの心理・社会的要因は，腰痛を引き起こし悪化させる原因となる．特に，慢性腰痛ではうつ症状を合併していることが多い．うつ症状が疑われる場合は，GDS（Geriatric Depression Scale）やJLEQ（Japan Low Back Pain Evaluation Questionnaire）などを用いて，その程度を把握しておく．

関節可動域の評価

慢性腰痛を有する高齢者は，股関節の可動性に制限を認める場合が多い．隣接関節である股関節の可動性が制限されることで，日常生活動作における腰部への負担が増大し，結果的に腰痛をきたしている場合がある．

筋力の評価

腹筋群や大殿筋などの股関節周囲筋の筋力を評価しておく．特に腹筋群の評価は重要であり，MMT（徒手筋力検査）やKraus-Weberテストを用いて詳細な評価を行うことが望ましい．しかし，これらのテストは，介護予防の現場で行うには煩雑である．そこでより簡便な評価として，背もたれ椅子において45°程度後傾した姿勢をとらせ，背もたれから両肩を離して座位をとらせることで，腹筋群の筋力を大まかにチェックする（図2）．このときに，両肩に抵抗を加えて，どの程度の力に抗して体を起こすことができるかを確認する．強い抵抗を加えても起き上がることができる場合は，十分な筋力があると判断する．軽度の抵抗を加えても座位まで起き上がれない場合は，重度の筋力低下ありと判断する．

姿勢の評価

まずは自然な立位姿勢をとらせ，全身的なアライメントの観察を行い，理想的な姿勢とのずれをチェックする（図3）．慢性腰痛では，腰椎が過度に前弯していたり，あるいは脊柱全体が平坦化していることが多い．また，可能であれば上前腸骨棘と上後腸骨棘の位置と高さを触診して骨盤の前後傾の程度を把握したり，脊柱の形状をチェックしておく．

6. 慢性腰痛──評価のポイント

図1 腰痛のタイプ

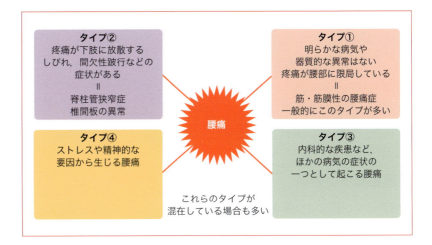

- タイプ②
  疼痛が下肢に放散する
  しびれ，間欠性跛行などの
  症状がある
  ＝
  脊柱管狭窄症
  椎間板の異常

- タイプ①
  明らかな病気や
  器質的な異常はない
  疼痛が腰部に限局している
  ＝
  筋・筋膜性の腰痛症
  一般的にこのタイプが多い

- タイプ④
  ストレスや精神的な
  要因から生じる腰痛

- タイプ③
  内科的な疾患など，
  ほかの病気の症状の
  一つとして起こる腰痛

これらのタイプが混在している場合も多い

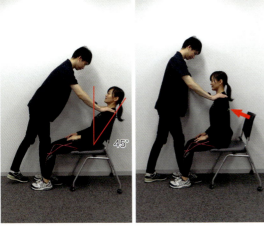

図2 椅座位での腹筋群の評価

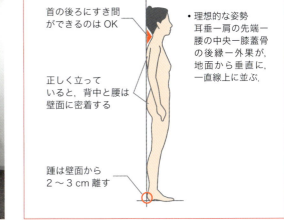

図3 姿勢の評価

- 首の後ろにすき間ができるのはOK
- 正しく立っていると，背中と腰は壁面に密着する
- 踵は壁面から2〜3cm離す
- 理想的な姿勢
  耳垂－肩の先端－腰の中央－膝蓋骨の後縁－外果が，地面から垂直に，一直線上に並ぶ．

Knack & Pitfalls　腰痛のとき，腰は温めたほうがいいのか？　冷やしたほうがいいのか？

　介護予防の現場では，慢性腰痛に悩む高齢者から，腰を温めるべきか，冷やすべきかを問われることが多い．結論から言うと，基本的に慢性腰痛に対しては温めるのが効果的である．温めることで血管が拡張して血液循環が改善し，筋などの軟部組織の柔軟性が改善する．そのため，筋・筋膜性の腰痛症や急性期を過ぎた腰痛に対しては，温めたほうが効果的である．温める際の時間の目安は15分程度である．皮膚の温度は短時間で変化するが，筋やその下の組織が温まるまでには少し時間を要する．ただし，強い痛みのある急性腰痛では，温めることでかえって症状が悪化することがある．ぎっくり腰などの急性腰痛の初期，強い痛みが出始めた時期，炎症所見の存在が疑われるときには，冷やしたほうが効果的である．腰を冷やす際も，時間の目安は15分程度である．

Terms　JLEQ（Japan Low Back Pain Evaluation Questionnaire）
慢性腰痛症患者に対する患者立脚型疾患特異的QOL評価尺度である．痛み，日常生活の状態，身体活動，健康・精神状態を5段階で尋ねる30の設問と，痛みの程度を尋ねるVASによって構成される，自記式の評価尺度である．

Terms　Kraus-Weberテスト
体幹筋群の機能や柔軟性を評価する尺度である．腹筋群の筋力（瞬発力），腹筋群の筋持久力，脊柱起立筋群の筋持久力，立位体前屈を評価する．

（木村鷹介）

IX 介護予防領域における各種疾患への対応

キーワード　慢性腰痛　運動療法　生活指導

6 慢性腰痛
介入のポイント

運動療法の効果

慢性腰痛を抱える高齢者の多くは，股関節の柔軟性が低下し，腰部を支える腹筋群や大殿筋が弱化している．また，持続的な不良姿勢の影響により，腰背部筋の緊張が高まっていることが多い．運動療法によってこれらの問題を改善することは，疼痛の軽減やその後の予防につながる．慢性腰痛に対する運動療法のポイントは，①股関節の柔軟性を改善すること，②腹筋群や大殿筋を強化して腰部への負担を減らすこと，③姿勢アライメントを改善することの3点である．

1）具体的な介入プログラム
(1) ストレッチ

ハムストリングや大腿直筋など，股関節の可動性と関連する筋の柔軟性を改善することが重要である．また，慢性腰痛患者では腰背部筋の緊張が高まっていることが多いので，ストレッチを行うことでリラクゼーションを図る．図1～3に示すような座位で行える方法は集団体操時に有用である．

(2) 筋力トレーニング

特に腹筋群や大殿筋を強化することが重要である．座位で腹筋群を強化するには，一側の股関節を屈曲させ，5秒程度保持させる．このときに，上肢で大腿部に抵抗を加えて，腹筋群を収縮させる（図4）．

(3) 姿勢の指導

腰椎が過伸展していたり，体幹が前屈あるいは左右に傾斜していると，腰部の筋に過度な負担がかかり，腰痛を生じる．そのため，まずは立位姿勢を正すことが重要である．壁の前に立って後頭部，胸椎，膝，踵をつけ，下腹部と殿部に力を入れると，立位姿勢を正すことができる（図5）．まずは立ち方の練習から行い，慣れてきたらその姿勢を保った状態で座ったり歩いたりすることを指導する．

> **Terms** リラクゼーション
>
> リラクゼーションとは，「弛緩」や「緩和」を示す用語であり，「緊張」の対義語にあたる．慢性腰痛患者は，腰部の脊柱起立筋群が緊張した状態となっていることが多い．骨格筋の緊張が持続すると，血管が圧縮されて局所的な阻血が生じ，結果的に痛みが引き起こされる．そのため，ストレッチなどを行って骨格筋をリラクゼーションさせることで，疼痛の緩和を図る．

生活指導の重要性

日常的に行っている動作が腰痛の原因になっている場合も少なくない．腰痛を改善するためには，日常生活動作を正しい姿勢で行うことが重要である．ポイントは，体幹の過度な回旋を避けること，前屈位や中腰での動作を避けることである．例えば，床の物を拾う際は中腰にならず，必ず膝を曲げて物に身体を近づけていくように指導する（図6）．また，日常的に使用している机や洗面台，調理台の高さが合っていないと腰部への負担が増加する．必要に応じて高さを調整したり，踏み台を使用することを勧める．目線より上の物を無理に取らないように指導することも重要である．「背伸び」のような姿勢をとると腰椎が過伸展位となるため，腰痛を悪化させる原因となる．高い場所の物をとるときは，必ず踏み台を使うように指導する．また，起き上がり動作は腰痛を生じる頻度の高い動作の一つである．腰部に負担をかけずに起きるには，一度横を向き，両手をついてから上体をゆっくりと起こすように指導する．加えて，起床時には筋の柔軟性が低下していることが多いので，急に起き上がらず，布団のなかで伸びをしたりしたり足を動かしたりしてから起き上がるように指導する．

6. 慢性腰痛——介入のポイント

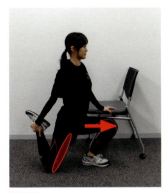

図1 腸腰筋, 大腿四頭筋のストレッチ

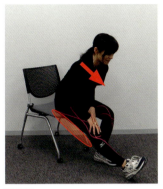

図2 ハムストリングのストレッチ

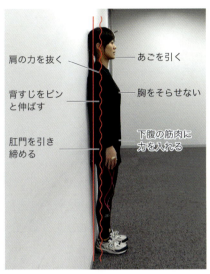

図5 立ち方の指導

耳の後ろから, 肩の先端, 腰まわりの中央, 膝の皿の後ろ, 足のくるぶしまでが, 地面から垂直の一直線上に並ぶようにする.

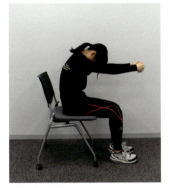

図3 腰部筋のストレッチ

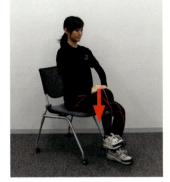

図4 腹筋群のトレーニング

図6 床上の物の持ち上げ方

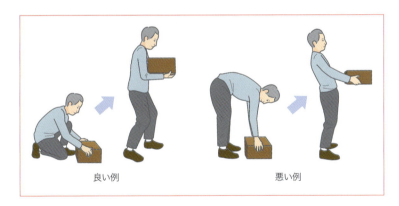

良い例 / 悪い例

One Point Advice

寝具と就寝姿勢の工夫

柔らかすぎる敷布団や高すぎる枕は, 腰痛を悪化させる原因となる. 適度な硬さの寝具を選ぶことが重要である. 特に, 椎間板の障害がある人, 脊柱管狭窄症の人には, 硬めの敷布団が望ましい. 具体的には, 寝たときに腰が沈み込まない程度の硬さがよい. しかし, 硬すぎるとかえって脊柱のS字カーブを保ちづらく, 寝心地も悪くなるため, 適度な硬さの寝具を選ぶことが重要である.

就寝時の姿勢も重要である. 疼痛がある場合には横向きに寝て, 腰部を丸め, 膝を少し曲げると腰部への負担が軽減する. 背臥位で寝る場合には膝の下に枕を入れて, 膝の位置を少し高くする. うつ伏せは, 腰椎が過伸展位になりやすいため, 基本的には避けたほうがよい. 止むを得ずうつ伏せをとる際には, 腰の下に分厚いクッションや二つ折りにした座布団などを入れるようにする.

(木村鷹介)

IX 介護予防領域における各種疾患への対応

キーワード 頚椎症　機能評価　介護予防

7 頚椎症
評価のポイント

疾患の概要

頚椎症とは，椎間板の変性から頚椎の変形をきたす疾患である．頚椎の変形により，脊柱管が狭小化し，脊髄を圧迫することによって四肢の筋力低下や神経症状，歩行障害や膀胱直腸障害などの症状を引き起こす．頚椎症の患者は時として，手指の筋萎縮を伴い，手指の痙性麻痺，感覚障害，巧緻運動障害を呈する．この症状を「myelopathy hand」という．

Terms　膀胱直腸障害
脊髄もしくは末梢神経の損傷により，失禁したり，尿が出にくくなったりする症状のこと．

しびれの評価

頚椎症の場合，特に上肢の末梢にしびれを訴えることが多い．しびれ自体は主観的な評価になるため，当事者本人より聴取する必要がある．具体的にはしびれている範囲や時間帯，しびれの強さ，しびれが強くなる動作を聴取するとよい．しびれの強さに関してはVisual Analogue Scale（VAS）やNumerical Rating Scaleが比較的簡便である．

手指の巧緻運動機能の評価

頚椎症患者において，手指の巧緻運動機能の低下に関する訴えは，よく耳にする．巧緻運動機能とは手指の細かい操作能力のことであり，手指の感覚，筋力，協調的な筋出力が求められる．介護予防の現場においては10秒グーパーテスト（図1）が有用である．これは，両腕をできるだけまっすぐ前方に伸ばし，10秒間でできるだけ速くグーパーを行い，その回数を測定するものである．10秒間で20回を下回る場合，頚椎症の可能性があるとされている．

その他，介護予防の現場で用いられる評価にはさまざまなものがあり，比較的簡便に行える検査としてはfinger escape sign（図2）などが行われている．これは，手指を閉じたまま伸展動作を行うと小指が離れる症状であり，重症化に従い，薬指，中指の順に離れる現象がみられる．

全般的な状態の把握

日本において，頚椎症性脊髄症（頚髄症）の治療判定の評価としては日本整形外科学会頚髄症治療成績判定基準（頚髄症JOAスコア）がよく用いられている（図3）．これは，手指機能，筋力，歩行感覚，膀胱機能から構成される7項目の評価指標であり，全般的な状態を把握し，頚椎症の重症度を表すことができる．基準値などは示されていないが，経時的にスコアをつけることで症状の進行具合を把握することができる．

全般的な状態を把握するためには，日常生活でどのような動作が行いづらいかを把握しておく必要がある．運動機能の項目では，食器具の扱いやシャツのボタンかけの動作，書字が項目として挙げられているが，それ以外にも普段の会話のなかで，実生活で行いづらい動作を聴取しておくことも重要なことである．

TOPICS　頚椎椎弓形成術（ラミノプラスティ：laminoplasty）

脊髄からの神経症状が強い場合や保存的治療で効果が得られないと判断された場合，手術を行うことがある．代表的なものは頚椎椎弓形成術であり，椎弓に切り込みを入れて開き，間に人工骨や患者自身の骨を挿入し，脊柱管を広げることで脊髄の圧迫を取り除くことを目的とした手術である．頚部後面にある縦方向の術創が特徴的である．手術後は頚椎カラーを数週間着用する必要があり，その期間の頚部運動は行わないように注意する．手術前にすでに筋萎縮やしびれが著明な場合，手術後も症状が残存することも少なからずある．

142

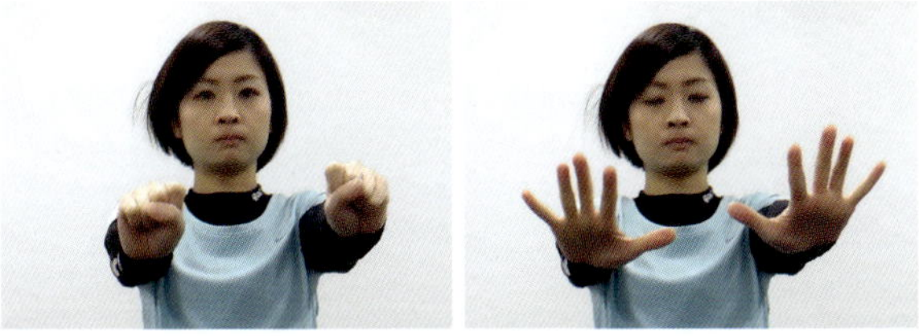

7. 頚椎症――評価のポイント

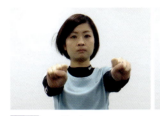

図1 10秒グーパーテスト
できるだけ速くグーパーを繰り返して，回数を数える．

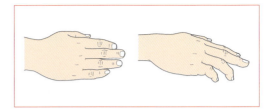

図2 finger escape sign
小指が閉じられなくなる（悪化すると薬指も）．

頚髄症治療判定基準（JOAスコア）	患者名	患者名	患者名
	検査日	検査日	検査日
	月　日	月　日	月　日
運動機能（手指）			
0：自力では不能（箸，スプーン・フォーク，ボタンかけすべて不能）	0	0	0
1：箸，書字不能．食事はスプーン・フォークでかろうじて可能	1	1	1
2：箸で大きな物つまめる．書字は辛うじて可．大きなボタンかけ可	2	2	2
3：箸，書字ぎこちない．ワイシャツの袖のボタンかけ可能	3	3	3
4：正常	4	4	4
上肢筋力低下			
−2：三角筋または上腕二頭筋≦MMT2	−2	−2	−2
−1：三角筋または上腕二頭筋＝MMT3	−1	−1	−1
−0.5：三角筋または上腕二頭筋＝MMT4	−0.5	−0.5	−0.5
0：三角筋または上腕二頭筋＝MMT5	0	0	0
歩行障害			
0：独立，独歩不能	0	0	0
0.5：立位は可能	0.5	0.5	0.5
1：平地でも支持が必要	1	1	1
1.5：平地でも支持なしで歩けるが，不安定	1.5	1.5	1.5
2：平地では支持不要．階段の昇降に手すり必要	2	2	2
2.5：平地では支持不要．階段の下りのみ手すり必要	2.5	2.5	2.5
3：ぎこちないが，速歩可能	3	3	3
4：正常	4	4	4
感覚障害（上肢）			
0：感覚脱失（触覚，痛覚）	0	0	0
0.5：5/10以下の鈍麻（触覚，痛覚）耐え難い痛み，しびれ	0.5	0.5	0.5
1：6/10以上の鈍麻（触覚，痛覚）しびれ，過敏	1	1	1
1.5：軽いしびれのみ．感覚正常	1.5	1.5	1.5
2：正常	2	2	2
感覚障害（体幹）			
0：感覚脱失（触覚，痛覚）	0	0	0
0.5：5/10以下の鈍麻（触覚，痛覚）耐え難い痛み，しびれ	0.5	0.5	0.5
1：6/10以上の鈍麻（触覚，痛覚）しびれ，過敏	1	1	1
1.5：軽いしびれのみ．感覚正常	1.5	1.5	1.5
2：正常	2	2	2
感覚障害（下肢）			
0：感覚脱失（触覚，痛覚）	0	0	0
0.5：5/10以下の鈍麻（触覚，痛覚）耐え難い痛み，しびれ	0.5	0.5	0.5
1：6/10以上の鈍麻（触覚，痛覚）しびれ，過敏	1	1	1
1.5：軽いしびれのみ．感覚正常	1.5	1.5	1.5
2：正常	2	2	2
膀胱			
0：尿閉，失禁	0	0	0
1：残尿感，怒責，尿切れ不良，排尿時間延長，尿漏れ	1	1	1
2：開始遅延，頻尿	2	2	2
3：正常	3	3	3
合計	/17	/17	/17

図3 頚髄症 JOA スコア（平林　洌：日本整形外科学会頚髄症治療成績判定基準．日整会誌 68：490-503，1994 より引用）

（筧　智裕）

IX 介護予防領域における各種疾患への対応

キーワード 頚椎症　運動療法　生活上の注意

7 頚椎症
介入のポイント

介入の際の注意点

　頚椎症を有する高齢者への介入において，頚椎の可動範囲に配慮する必要がある．特に頚椎伸展位では，変形した頚椎によって脊柱管が狭められ，脊髄が絞扼することにより症状が増悪することが多い．そのため，過度の頚椎伸展は控えるよう注意する．手部の筋萎縮が著明にみられるなどの重度の人は，頚部の回旋や側屈でも頚髄を絞扼させるおそれがあるため，過度な頚部運動は行わないように注意する．

運動機能に対する介入

　運動機能に関する介入は症状を考慮した介入が望まれる．症状が強いときには原則として，局所の安静が必要であり，装具療法（図1）が中心となる．

　症状が比較的落ち着いてる場合は，頚部周囲筋のストレッチや筋力トレーニング，手指の巧緻動作練習が行われる．頚部周囲筋のストレッチは，頚部の屈曲を中心に，過度に行わないように注意する．筋力トレーニングは，四肢の筋力トレーニングのほか，頚部に関しては等尺性収縮を用いた運動療法が望ましい．タオルなどを用いて自主トレーニングができるように指導することも必要である（図2）．手指の巧緻動作練習は，洗濯ばさみなど家庭にあるものを用いてつまみ動作のトレーニングを行うほか，手指の屈曲伸展，内外転の自動運動を自主トレーニングとして指導する

（図3）とよい．

> **Terms　巧緻運動機能**
> 指先で小さいものをつまむなど，手指の精密さが必要とされる動作のこと．

日常生活上の注意点

　脊髄症状の増悪は，日常生活上の動作が影響していることも多い．そのため，身体機能の維持・向上のためには，日常生活上の動作方法の指導も必要である．

　日常生活において，過度の頚部伸展を控えることが原則である．具体的には，うがいをしたり，洗濯物を干したり，高い棚に手を伸ばすなどの動作で頚椎を伸展させる可能性があるため，これらの動作を避けるよう指導する．また，枕の高さにも注意する．一般的には顎が軽く引ける程度の高さが推奨されているが，バスタオルなどを折りたたみながら適した高さをみつけることもよい．

　一般的に頚部が冷えると症状が増悪するといわれている．そのため，寒いときはマフラーやスカーフなどで頚部を保温し，夏でも冷房に直接当たらないようにするなどの配慮が必要である．

> **Knack & Pitfalls　頚椎牽引療法は有効か？**
>
> 　頚椎牽引療法は，実に長い間施行されてきた治療法の一つであり，その歴史は古代ギリシャ時代まで遡る．牽引療法は，施行後に症状が悪化することは少なく，また簡単に行えることから，わが国でも古くから多くの症例に施行されてきた．
> 　しかしながら，牽引療法の科学的根拠は十分に解明されてはいない．牽引療法の効果としては，椎間板の内圧を下げ，血流量を増加させることや，牽引により頚椎の負荷を軽減することで，多くの症例で牽引療法後に症状が改善するとされているが，ほかの治療法と比較して特異に優れているという証明はなされていない．
> 　牽引療法は根治的療法ではなく，あくまでも対症療法であることを念頭に置き，医師と相談しながら経過を観察していく必要がある．

図 1 装具療法

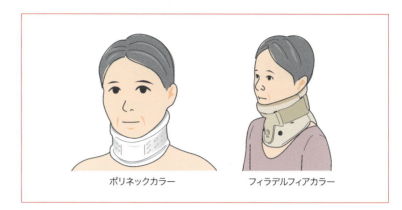

ポリネックカラー　　フィラデルフィアカラー

図 2 タオルを使用した頚部筋の等尺性運動

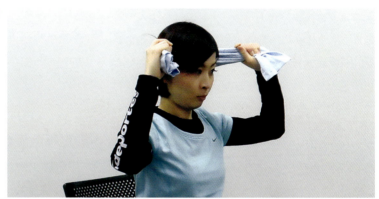

図 3 手指の自主トレーニングの例
a：手指の内外転運動．
b：手内在筋の運動．

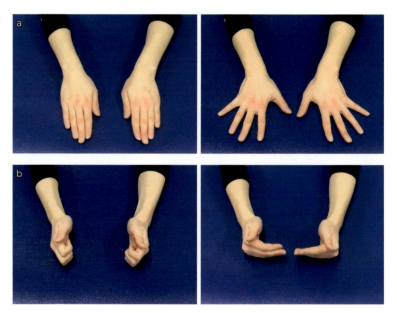

（筧　智裕）

IX 介護予防領域における各種疾患への対応

キーワード 慢性腎臓病 定義・重症度 腎不全症候

8 慢性腎臓病
評価のポイント

疾患の概要

腎臓は水や電解質の調節，酸塩基平衡の調節，タンパク質代謝産物の排出，ホルモン分泌などを行うことで体液の恒常性を維持している臓器である．腎臓病は何らかの原因でこの働きが低下した状態であり，特に慢性に経過するものは慢性腎臓病（chronic kidney disease：CKD）とよばれる．CKDは循環器疾患や脳血管疾患などの心血管疾患を高率に合併するため，リハビリテーション対象者がCKDを併存していることはよく経験される．

CKDの定義・重症度

CKDは2002年に発表された米国腎臓財団（National Kidney Foundation：NKF）のK/DOQI（Kidney Disease Outcomes Quality Initiative）ガイドラインにおいて定義され，腎機能低下の原因にかかわらず，以下の①，②のいずれか，または両方が3か月以上持続する状態により診断される．
①尿異常，画像診断，血液，病理で腎障害の存在が明らか．
② $GFR < 60\ mL/分/1.73\ m^2$．

CKDの重症度は2012年のKDIGO（Kidney Disease Outcomes Global Improving）ガイドライン改訂によって**表1**[1)]のように定義されており，原疾患（cause：C），腎機能（GFR：G），タンパク尿（アルブミン尿：A）のCGA分類で表記される．具体的には，例えばCKDの原因が慢性腎炎であり，GFRが $50\ mL/分/1.73\ m^2$，軽度のタンパク尿を認める腎機能障害患者の表記は「慢性腎炎G3aA2」となる．また，CKDの重症度分類はステージを色分けしてリスクが示されており，リスクが最も低い状態である緑から黄，オレンジ，赤という順に死亡や末期腎不全のリスクが高くなる．加えて，薬剤投与量などはGFRのみによって決定されることがあるため，改訂前のガイドラインのようにCKDステージG3a，G3b，G4，G5などの表記も慣習的に可能とすることが示されている．

> **Terms　GFR**
> 糸球体濾過量（glomerular filtration rate：GFR）とは，糸球体で産生される原尿の量であり，腎機能は通常GFRを中心に評価される．しかし，この実測のためには採血のほか蓄尿によるイヌリンクリアランス（Cin）の測定が必要であり，臨床上は推定GFR（estimated glomerular filtration rate：eGFR）が汎用される．日本人の推定式は日本腎臓病学会により示されており，eGFR（mL/分/1.73 m²）＝ $194 \times Cr^{-1.094} \times 年齢^{-0.287}$（×0.739；女性の場合）の式で計算される．

腎不全症候

CKD患者のリハビリテーションに際して，腎不全症候を評価することは重要である．腎不全症候の出現とGFRの値には必ずしも明確な関連性があるわけではなく，病態によってはごく早期の腎機能低下時点で著明に出現する可能性もある．腎不全症候には，体液貯留，体液異常，消化器症状，循環器症状，神経症状，血液異常，視力障害などがある（**表2**[2)]，**図1**）．実際の介入場面では，「最近足がつりやすいですか？」，「最近尿量は減ってきていませんか？」など，出現頻度が高い症状に対して簡単な質問を行うことで腎不全増悪サインを見逃さないようにする．また，介護予防分野において，CKD患者が運動療法施行期間にこのような症候の出現や増悪を認めた場合，医師への連絡やその後の運動療法継続の可否について判断を仰ぐ必要がある．

> **Terms　体液貯留**
> CKDの進行に伴い，尿量は減少する．この尿量の減少のために体液量が過剰になることを体液貯留とよび，過剰な体液量に関連して下腿の浮腫や胸水，腹水，肺うっ血などの症状が惹起される．典型例では下腿の浮腫を先に呈する症例が多く，重症化に伴い胸水や肺うっ血に伴う息切れ，動悸症状を訴える場合もある．これら過度の体液貯留を疑う症状を合併する例では，早期に医師への連絡を行うことが望ましい．

8. 慢性腎臓病──評価のポイント

表1 CKDの重症度分類

原疾患	蛋白尿区分		A1	A2	A3
糖尿病	尿アルブミン定量（mg/日）尿アルブミン/Cr比（mg/gCr）		正常	微量アルブミン尿	顕性アルブミン尿
			30 未満	30〜299	300 以上
高血圧 腎炎 多発性嚢胞腎 移植腎 不明 その他	尿蛋白定量（g/日）尿蛋白/Cr比（g/gCr）		正常	軽度蛋白尿	高度蛋白尿
			0.15 未満	0.15〜0.49	0.50 以上
GFR区分（mL/分/1.73 m²）	G1	正常または高値	≥ 90			
	G2	正常または軽度低下	60〜89			
	G3a	軽度〜中等度低下	45〜59			
	G3b	中等度〜高度低下	30〜44			
	G4	高度低下	15〜29			
	G5	末期腎不全（ESKD）	< 15			

重症度は原疾患・GFR区分・蛋白尿区分を合わせたステージにより評価する。CKDの重症度は死亡，末期腎不全，心血管死亡発症のリスクを緑■のステージを基準に，黄■，オレンジ■，赤■の順にステージが上昇するほどリスクは上昇する。

（文献1）より引用）

表2 腎不全症候

体液貯留	浮腫，胸水，腹水，心外膜液貯留，肺水腫
体液異常	高度の低ナトリウム血症，高カリウム血症，低カルシウム血症，高リン血症，代謝性アシドーシス
消化器症状	食欲不振，悪心・嘔吐，下痢
循環器症状	心不全，不整脈
神経症状	中枢神経障害：意識障害，不随意運動，睡眠障害 末梢神経障害：かゆみ，しびれ
血液異常	高度の腎性貧血，出血傾向
視力障害	視力低下，網膜出血症状，網膜剥離症状

（文献2）より引用）

図1 腎不全症候のフィジカルアセスメント例

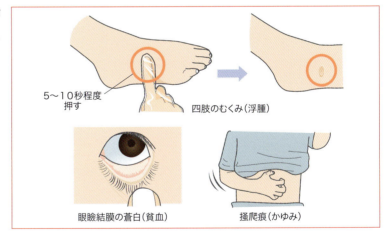

5〜10秒程度押す　四肢のむくみ（浮腫）
眼瞼結膜の蒼白（貧血）　掻爬痕（かゆみ）

Knack & Pitfalls　CKDの重症度分類変更の背景

　2002年のK/DOQIによるCKDの定義では，腎機能障害の重症度はGFRのみで分類されていた．しかしながら，この分類では特に加齢に伴うタンパク尿を伴わないGFRの病的意義がどの程度あるのかといった点についての議論や批判があった．そこで，2009年に世界中の約156万人分のコホートを用いた検討がなされ，GFRに加えてアルブミン尿が生命予後，CKD増悪，透析導入などの危険因子であることが確認されたことで，現在のようにGFRとアルブミン尿分画，微量アルブミン尿，顕性アルブミン尿を併記することとなった．さらに，高齢者においてもGFR低値は年齢と独立した危険因子であることが確認され，CKDステージ3をG3aとG3bに分割するかたちで現在の重症度分類が作成された．

（板垣篤典）

IX 介護予防領域における各種疾患への対応

キーワード 慢性腎臓病　筋力増強運動　有酸素運動

8 慢性腎臓病
介入のポイント

運動療法の目的を明確にする

　CKD患者に対する運動は，一時的にでもタンパク尿や腎機能障害を悪化させるという懸念からこれまで積極的に推奨されてこなかった．しかし，最近の研究により，成人CKD患者に対する運動介入が長期的に腎機能へ悪影響を及ぼすという意見に対して科学的根拠はなく，むしろ運動耐容能，循環器指標，栄養指標，健康関連QOLを改善させることが報告されている．また，肥満や心血管疾患を伴うCKD患者に対しては，運動療法によりeGFRが改善するというような報告も散見されるようになってきており，日本腎臓学会のガイドラインにおいても身体活動や運動療法の重要性が提唱されている[1]．

　しかし，現時点ではCKD患者に対する運動療法の十分なエビデンスや明確なコンセンサスがないこともまた事実であり，われわれセラピストはCKD患者に対して，何のために，どのような運動をすべきであるか明確な目的をもって介入を行うことが望まれる（図1）．

> **Terms　エビデンス**
> 　エビデンス (evidence) とは，「証拠」，「根拠」という意味である．医学的には，ある治療法がある病気や症状に対して効果的であることを示す研究結果など，その治療法がよいということの科学的根拠のことである．

> **Terms　コンセンサス**
> 　コンセンサス (consensus) とは，「意見の一致」，「合意」という意味である．医学的には，特定の医学分野の専門家集団による現時点での最先端の科学的事実に基づく合意のことであり，医学団体などにより招集された委員会により合意声明 (consensus statement) として公式に発表されることもある．

レジスタンストレーニング

　CKDのステージが進むほど運動機能は低下するとされ，その背景には身体活動量の低下や低栄養，炎症や腎不全症候などによるタンパク異化が原因としてあると考えられている．運動機能の低下は身体活動量やADLの低下を惹起し，さらに運動機能を低下させていくという悪循環を形成していく可能性があり，CKD患者に対するレジスタンストレーニングのもつ意味は大きい．ただし，運動が腎機能障害を起こさないとする報告の多くは5 METs以下の運動を対象にしたものであり，レジスタンストレーニングの処方に際しては強度を1RMの70〜75％程度の中強度以下に留めるなどの配慮をする必要がある（表1）[2]．運動種目は，基本的に虚血性心疾患に準じ大筋群を用いる運動を8〜10種目選択する（図2）．

有酸素運動

　前述のように，5 METs以下の運動がCKD患者の腎機能を増悪させるという科学的根拠はなく，むしろCKD患者に高率に合併する心血管疾患の危険因子を管理するためにも，有酸素運動の施行は積極的に検討されるべきである．少なくとも，CKD患者であることを理由に運動制限を行うことは避けなければならない．運動種目は，定量負荷が容易なことからトレッドミルや自転車エルゴメータが汎用されるが，水泳やエアロビクスダンスなど，施設の状況や対象者の趣向を考慮して選択する．運動強度はBorg scale 11〜13程度の中等度，1回20〜60分の運動を週に3〜5回行うことが推奨されている（表1）．

　運動療法の施行期間は，タンパク尿やeGFRの変化を確認し，腎機能増悪に注意する必要がある．しかし，介護予防の現場ではこのような情報は十分に集まらないことが多いと思われる．その際には，尿量や前項「評価のポイント」に示したような腎不全症候の有無を慎重に観察したうえで運動療法を進めていく必要がある．

8. 慢性腎臓病──介入のポイント

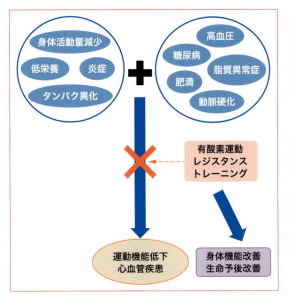

図1 慢性腎臓病患者に対する運動療法の目的

表1 慢性腎臓病患者に推奨される運動処方

頻度	有酸素運動：3〜5日/週 レジスタンス運動：2〜3日/週
強度	中等度強度の有酸素運動（すなわち酸素摂取予備能の40〜60％, Borg scaleの11〜13点） レジスタンス運動は1RMの70〜75％
時間	有酸素運動：持続的な有酸素運動で20〜60分/日, しかしこの時間が耐えられないのであれば, 3〜5分間の間欠性運動曝露で計20〜60分/日 レジスタンストレーニング：10〜15回反復で1セット, 患者の耐容能と時間に応じて, 何セット行ってもよい. 大筋群を動かすための8〜10種類の異なる運動を選ぶ 柔軟体操：健常成人と同様の内容が勧められる
種類	ウォーキング, サイクリング, 水泳のような有酸素運動 レジスタンス運動のためには, マシーンあるいはフリーウェイトを使用する

（文献2）より作成）

図2 レジスタンストレーニングの例
a：カーフレイズ. ゆっくりと踵を上げ, つま先立ちになる.
b：スクワット. 膝を曲げた状態から立ち上がる.
c：両手にダンベルなどの重りを持ち, 外側に広げ上げる.

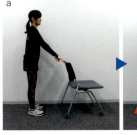
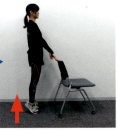
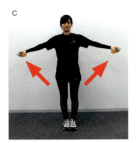
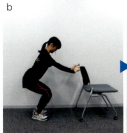
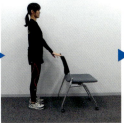
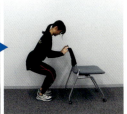

TOPICS　　　　　　　　　　　睡眠とCKDの関連性

　CKDステージが進行した症例ほど短時間睡眠患者の割合が多く, 睡眠障害の頻度も高かったという研究や, 睡眠時間で層別化したところ5時間以下の短時間睡眠はタンパク尿出現の予測因子であったというような研究の結果が発表されている. また, eGFR低値群では睡眠時無呼吸症候群を合併する頻度が高く, さらにeGFRの低下と睡眠時無呼吸症候群の重症度を表すAHI（apnea hypopnea index：無呼吸低呼吸指数）は逆相関したというような報告もなされている. このように短時間睡眠や睡眠障害はCKDに多く併存するとされるが, 同時に高血圧や糖尿病, 肥満, 脳血管疾患（CVD）, 突然死に関連があるとも報告されている. そのため, 腎機能障害を併存している介護予防対象者に対しても睡眠の評価は重要であり, 必要と考えられる場合には専門機関の受診を勧めることが望ましい.

（板垣篤典）

IX 介護予防領域における各種疾患への対応

キーワード｜高血圧症｜高血圧の分類｜血圧と運動

9 高血圧症

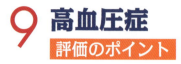
評価のポイント

疾患の概要

平成26年国民健康・栄養調査によると，65歳以上の日本人男性の49％，日本人女性の45％が高血圧（収縮期140 mmHg以上かつ/または拡張期血圧90 mmHg以上）を保有しているとされる[1]．高血圧は脳血管疾患，心疾患，大血管疾患および腎臓病の強力な関連因子である．また，加齢に伴い大動脈の伸展性が低下することから，高血圧の有病率も加齢とともに増加する．

高血圧の分類

日本高血圧学会による高血圧の分類を表1[2]に示す．わが国を含めた世界のガイドラインのいずれにおいても，140/90 mmHg以上を高血圧とすることは共通である．

また，診察室血圧140/90 mmHg未満はこれまで正常血圧と定義され，正常高値，正常，至適という用語で亜分類されていた．この亜分類における正常と診察室血圧140/90 mmHg未満の状態である正常血圧との間に混乱が生じることから，2014年の改訂において診察室血圧140/90 mmHg未満を「正常域血圧」，そして120～129/80～84 mmHgを「正常血圧」と，新たに用語が定義されている．

加えて，近年，家庭血圧値による高血圧診断が一般化しつつある．わが国を含めた世界のガイドラインの多くは，大規模臨床研究の結果を根拠に135/85 mmHgを家庭血圧値による高血圧の診断基準としている．これは朝の血圧平均値，夜の血圧平均値のいずれか，あるいは両者が当てはまる場合の基準である．

血圧測定の方法

高血圧を診断するには，正しい血圧測定が必須である．血圧の測定は水銀血圧計，アネロイド血圧計を用いた聴診法が優先されるが，介護予防などの集団療法の場面では自動巻き付け式血圧計の使用が汎用される．このような自動式血圧計を使用する場合，カフが肘関節にかからないこと，カフと心臓の高さが一致することなど，十分な管理のもと測定されなければ誤差が大きく生じるので注意が必要である（図1）．また，測定回数は通常1回で十分であるが，特に期外収縮や心房細動などの不整脈を有する対象者に関しては3回の測定の平均値を用いることが勧められる．運動施行時の測定タイミングに関して，高血圧管理において運動負荷時の血圧評価の根拠は乏しい[2]とされており，併存疾患など特別な事情がない限りは運動前後のみの測定で十分であると考えられる．

血圧と運動

血圧は心機能に加え血管機能を複合して反映する評価である（図2）．つまり，心拍出量かつ/または全末梢血管抵抗が増加した場合に血圧は上昇する．運動中は筋収縮の増加による酸素需要の増大に応答して交感神経活動の亢進と筋ポンプ作用により静脈還流量が増加することで1回拍出量や心拍数が速やかに上昇を認める．このとき，歩行のような等張性運動の場合には，収縮期血圧は運動強度の増加に伴い上昇を認めるが拡張期血圧の上昇は軽微である．一方，関節運動を伴わない筋力増強トレーニングのような等尺性運動では，活動筋の強力な収縮により末梢血管が圧迫され全末梢血管抵抗の増大と拡張期血圧の上昇を招来する．また，Valsalva効果と言われるように，運動中の息こらえによる胸腔内圧上昇は，同一の運動強度であっても過剰な血圧上昇を惹起することがよく知られている．

高血圧患者の血圧変動を解釈する場合には，このように，血圧が運動様式や呼吸様式によって容易に変動するものであることを知っておく必要がある．

9. 高血圧症——評価のポイント

表1 成人における血圧値の分類
（文献2）より引用）

	分類	収縮期血圧		拡張期血圧
正常域血圧	至適血圧	< 120	かつ	< 80
	正常血圧	120 ～ 129	かつ/または	80 ～ 84
	正常高値血圧	130 ～ 139	かつ/または	85 ～ 89
高血圧	Ⅰ度高血圧	140 ～ 159	かつ/または	90 ～ 99
	Ⅱ度高血圧	160 ～ 179	かつ/または	100 ～ 109
	Ⅲ度高血圧	≧ 180	かつ/または	≧ 110
	（孤立性）収縮期高血圧	≧ 140	かつ	< 90

図1 血圧測定の注意点

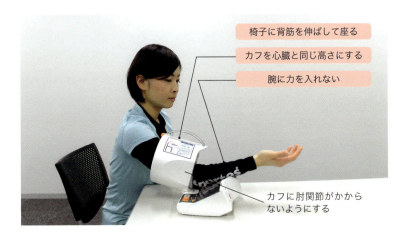

図2 血圧の規定因子

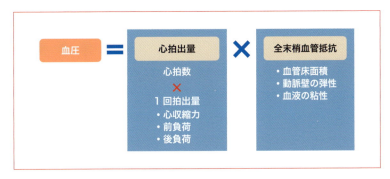

TOPICS　白衣高血圧・仮面高血圧

　白衣高血圧は，医療者が測定した血圧が高血圧であっても家庭での血圧は正常域血圧を示す状態とされる．医療者に血圧測定をされることに対する緊張が原因と考えられ，交感神経の活性が高い人によくみられる．診察室血圧で高血圧と診断された患者の15 ～ 30%がこれに該当するとされ，その頻度は高齢者で増加する傾向にある．仮面高血圧はこの逆の病態であり，正常域血圧を示す地域在住者の10 ～ 15%にみられる．

　白衣高血圧は持続性高血圧と比較した場合，予後は良好とされるが，白衣高血圧の一部は将来持続性高血圧に移行するリスクがある．また，仮面高血圧の臓器障害や心血管イベントのリスクは正常域血圧や白衣高血圧と比較して有意に高く，持続性高血圧患者と同程度とされる．

　これらの対象者の検出には，積極的な家庭血圧の測定が望ましい．また，介護予防領域のリハビリテーションにおいてもこのような対象者に対しては自宅での自主トレーニングの処方を変更することや，必要性があれば医療機関の受診を勧める必要がある．

（板垣篤典）

IX 介護予防領域における各種疾患への対応

キーワード 高血圧症 包括的介入 身体活動量

9 高血圧症
介入のポイント

高血圧症に対する運動療法の適応

日本高血圧学会のガイドラインによると，運動療法の対象者はⅡ度（160〜179 かつ/または 100〜109 mmHg）以下の血圧値（Ⅲ度を超える血圧の者は降圧後に運動療法を施行する）で心血管病のない高血圧患者とされている[1]．単に高血圧症を併存していることで運動を制限すべきではないが，高齢者では特に事前のメディカルチェックによるリスクの把握と，必要に応じた運動の制限が必要である．介護予防領域においても，可能な限りの患者情報の把握と医師による運動制限の有無を再度確認することは重要である．また，表1に高血圧症患者の運動の適応と禁忌を示す．

> **Terms　ガイドライン**
> ガイドラインとは，指標，指針のことである．医学的には，適切な診断や治療を補助する目的で，病気の予防，診断，治療などの根拠やその手順に関する最新の知見をまとめた指針のことであり，関連学会や専門家集団による委員会などにより作成される．米国医学研究所（Institute of Medicine：IOM）による定義では，「医療者と患者が特定の臨床状況での適切な診療の意思決定を行うことを助ける目的で系統的に作成された文書」とされている．

包括的介入の重要性

運動療法が動脈硬化の危険因子を是正することは多くの臨床研究で確認されており，有酸素運動の降圧効果は確立されている[1]．高血圧症に対する運動療法の降圧効果に関しては，およそ5〜7 mmHg 程度の収縮期血圧低下が得られるとされている[1]．75歳以上の後期高齢者においても，血圧水準とともに心血管死リスクは有意に高くなることが確認されており，特に脳出血死亡が多くなる傾向にある[1]．

また，運動に加え食事療法，体重管理，ストレスマネジメント，禁煙など，生活習慣の是正による包括的介入によって収縮期血圧 10 mmHg 程度の降圧効果が認められている[2]．よって，高血圧を併存する介護予防対象者にとっても包括的視点で介入方法を考えることが重要である（図1）．

運動介入プログラム

日本高血圧学会のガイドラインでは，定期的な（できれば毎日）1日30分の早歩き程度（4 METs 程度）の軽い運動が推奨されている[1]．このような有酸素運動の継続により，体重，体脂肪，ウエスト周囲長の減少，さらにインスリン感受性や血清脂質が改善し，血圧の低下に効果が期待できるとしている．

実際の施行に際しては，1セッション1時間程度で終わるようにプログラムを組み立てるとよい．具体的には，血圧測定・体調チェック→準備体操→有酸素運動(30 分)→(レジスタンストレーニング）→整理体操→血圧測定・体調チェック，といったような流れで行う．有酸素運動は自転車エルゴメータやトレッドミルにこだわらず，各施設の状況に応じてエアロビクスダンス，ステップ台昇降など実施可能な種目を選択する（図2）．

身体活動量の重要性

「健康づくりのための身体活動指針 2013」によると，身体活動を運動と生活活動に分けたうえで特に生活活動に重点を置いて身体活動量を増加させるという方針が示されており，高血圧患者に対する教育においても日常生活のなかでの身体活動量を上げるよう指導するのがよいとされている[3]．

同指針において，65歳以上の高齢者では生活習慣病リスク低減のために達成すべき身体活動量の基準として「強度を問わず，身体活動を10メッツ・時/週行う．具体的には，横になったままや座ったままにならなければどんな動きでもよいので，身体活動を毎日40分行う」としており，これは日常生活活動量目標の一つの目安となる．

9. 高血圧症——介入のポイント

表1 高血圧に対する運動療法の適応と禁忌

疾患	適応	条件付適応	禁忌
高血圧	140〜159/90〜94 mmHg	160〜179/95〜99 mmHg または治療中かつ禁忌の値でない 男性40歳，女性50歳以上はできるだけ運動負荷試験を行う 運動負荷試験ができない場合はウォーキング程度の処方とする	180/100 mmHg以上 胸部X線写真でCTR：55％以上 心電図で重症不整脈，虚血性変化が認められるもの（運動負荷試験で安全性が確認された場合は除く） 眼底でⅡb以上の高血圧性変化がある 尿蛋白：100 mg/dL以上

（運動療法処方せん作成マニュアル 日本医師会雑誌 116（3）付録，1996より改変）

図1 高血圧のリスクと関連因子

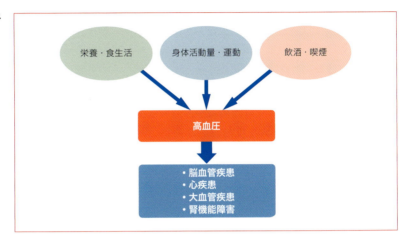

図2 有酸素運動の例

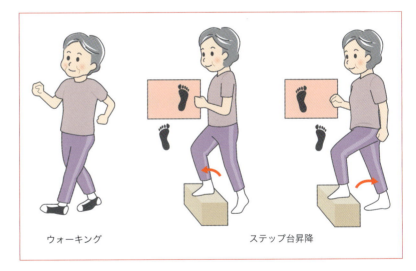

ウォーキング　　　　ステップ台昇降

Knack & Pitfalls　レジスタンストレーニングは降圧に有効か？

　レジスタンストレーニングの降圧効果を検証したシステマティックレビュー[4]では，28件のランダム化比較試験を統合した結果，高血圧でない人に対しては降圧効果がある一方で，高血圧症の人に対しては有意な降圧効果はみられなかったと結論している．しかしながら，減量につながることや，同一労作時の相対的運動強度が軽減するという点で，高血圧患者に対するレジスタンストレーニングの臨床的意義は大きい．運動中の血圧上昇のリスクは管理しなければならないが，除脂肪体重の増加や骨粗鬆症・腰痛の防止，筋力増強など明確な目的がある場合には，レジスタンストレーニングの導入を検討する価値は十分にあるものと考えられる．

（板垣篤典）

IX 介護予防領域における各種疾患への対応

キーワード 心不全 病態 機能評価

10 心不全
評価のポイント

疾患の概要

心不全とは，心臓のポンプ機能が低下して，肺や全身に必要な血液を送り出せなくなった状態である．心不全を発症する原因には，心筋梗塞や心筋症により心筋が障害を受けた場合や，弁膜症や高血圧などにより長期的な負荷が心筋組織に加わった場合，頻脈や徐脈などのリズム異常が生じた場合が挙げられる．心不全を呈すると，労作時の呼吸困難感，易疲労性，四肢の浮腫といった症状の出現により，QOL低下が生じ，日常生活が制限される可能性がある．

> **Terms** 頻脈
> 頻脈は心拍数が毎分100回を超える場合を指す．

> **Terms** 徐脈
> 徐脈は心拍数が毎分60回未満の場合を指す．

自覚症状，身体所見の評価

心不全に特徴的な自覚症状には，労作時の呼吸困難感や動悸，易疲労性が挙げられる．これらの症状の程度から心不全の重症度を分類した指標としてNew York Heart Association（NYHA）分類がよく使用されている（**表1**)[1]．また，自覚症状および身体所見は，低灌流に伴うものと，うっ血に伴うものとに大別される．低灌流に伴う自覚症状には全身倦怠感や食欲不振などが挙げられ，身体所見には四肢冷感や尿量減少が挙げられる．うっ血に伴う自覚症状には呼吸困難感が挙げられ，身体所見には四肢の浮腫（特に下肢）や体重増加が挙げられる．体重増加については3日間で2kg以上増加する場合には注意が必要である．臨床現場では，低灌流やうっ血の身体所見をもとに表されるNohria-Stevenson分類が心不全の状態を把握するうえで用いられている（**図1**)[2]．

バイタルサインの評価

血圧や心拍数といったバイタルサインは，体調を管理するうえで有益な情報である．また，運動に際しては，リスク管理や運動強度を決定するための指標になりうる．測定は，安静時に加えて運動中にも行うことで，運動に対する心臓の反応を推測することができる．心拍数の測定には，手首の外側に存在する橈骨動脈を触知して脈拍を数える方法が簡便であるが，心不全を有する者では，不整脈がみられることや脈の拍動が弱いことがあるため，脈拍に乱れがないかも併せて確認する．不整脈が疑われるときは動悸の有無を確認し，機器があれば胸部の聴診や心電計を用いることも考慮する．

身体機能の評価

身体機能に関する指標には，筋力，バランス機能，柔軟性，歩行速度などが挙げられる．特に握力や膝関節伸展筋力に代表される筋力は，心不全の重症度が進むにつれて低下し，予後を規定する因子としても報告されている[3]．また，立位バランスや歩行速度，椅子からの立ち上がりを得点化して評価するShort Physical Performance Battery（SPPB，**図2**）も心不全を有する人の身体機能を評価するうえで有用である．

運動耐容能の評価

運動耐容能の評価には，6分間歩行試験が広く用いられている．心不全を有する高齢者では，6分間歩行距離が240m以下になると予後が不良であることが報告されている[4]．また，近年では，最大発声持続時間（一息でできるだけ長く「あー」と声を出した時間）が運動耐容能を推測する指標として報告されている（**図3**）．この報告では，18.27秒を下回ると運動耐容能が低下している可能性があるとしている[5]．

10. 心不全──評価のポイント

表1 New York Heart Association 分類

I度	心疾患があるが，身体活動には特に制約がなく日常労作により，特に不当な呼吸困難，狭心痛，疲労，動悸などの愁訴が生じないもの	
II度	心疾患があり，身体活動が軽度に制約されるもの．安静時または軽労作時には障害がないが，日常労作のうち，比較的強い労作（例えば，階段上昇，坂道歩行など）によって，上記の愁訴が出現するもの	
III度	心疾患があり，身体活動が著しく制約されるもの；安静時には愁訴はないが，比較的軽い日常労作でも，上記の主訴が出現するもの	
IV度	心疾患があり，いかなる程度の身体労作の際にも上記愁訴が出現し，心不全症状，または，狭心症症候群が安静時においてもみられ，労作によりそれらが増強するもの	

（文献1）より引用改変）

図1 Nohria-Stevenson 分類

		うっ血所見	
		なし	あり
低灌流所見	なし	A warm-dry	B warm-wet
	あり	L cold-dry	C cold-wet

（文献2）より引用改変）

①立位バランス

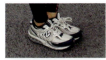
閉脚立位
1点：10秒可能
0点：10秒未満

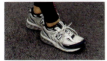
セミタンデム立位
1点：10秒可能
0点：10秒未満

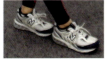
タンデム立位
2点：10秒可能
1点：3～9.99秒
0点：3秒未満

②通常歩行速度（4m歩行時間）

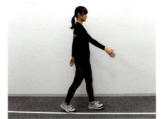

4点：4.82秒未満
3点：4.82～6.20秒
2点：6.21～8.70秒
1点：8.71秒以上
0点：実施困難

③椅子からの5回立ち上がり

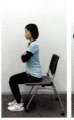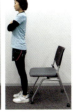

4点：11.19秒未満
3点：11.20～13.69秒
2点：13.70～16.69秒
1点：16.70秒以上
0点：実施困難 or 60秒以上

図2 Short Physical Performance Battery

図3 最大発声持続時間の測定

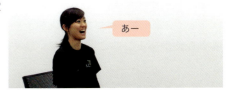

TOPICS 心不全に対する検査所見

　心不全に対する検査には，採血，心電図，胸部X線写真，心臓超音波検査などが挙げられる．そのなかでも，心臓超音波検査による左室駆出率（left ventricular ejection fraction：LVEF）や採血による血中脳性利尿ペプチド（brain natriuretic peptide：BNP）値は，心不全の重症度を表す指標として用いられている．LVEF の基準値は 55～60% であり，この値を下回るほど心機能の低下を意味する．ただし，高齢者では LVEF が保たれていても，心不全を呈する者が多いという特徴がある．血中 BNP 値は 100 pg/mL を超える場合，心不全に対する指導や薬剤療法の強化が必要となる．慢性心不全の高齢者では，安定した状態でも BNP 値が高値を示していることがあるため，BNP 値の絶対値だけでなく，その推移にも着目すべきである．また，医療機関の診療情報から，不整脈の有無や，冠動脈病変の有無，内服薬の情報を収集することは，運動介入に際してのリスクを管理するうえで有用である．

（石山大介）

IX 介護予防領域における各種疾患への対応

キーワード　心不全　運動療法　生活指導

10 心不全
介入のポイント

運動の効果と注意点

心不全に対する運動の効果として，運動耐容能や心機能，QOLの改善などが挙げられる．ただし，運動は，心不全の病態が安定していることを前提に行うことが重要である．したがって，労作時の息切れや浮腫といった症状が進行性に増悪していないか注意する必要がある．また運動中には，症状やバイタルサインの変化に注意する必要がある．

具体的な介入プログラム

1) ストレッチ

ストレッチは，ウォームアップの一部として広く行われている運動である．図1に代表的なストレッチを示す．ストレッチは，①トータルで少なくとも10分以上行うこと，②静的なストレッチと動的なストレッチを適宜組み合わせること，③静的ストレッチは1つの動作を15〜60秒行うこと，④伸ばす程度は「気持ちよい」と感じるくらいが望ましいこと，などが勧められている[1]．

2) 筋力トレーニング

筋力トレーニングは，心不全を有する者には敬遠される傾向にあったが，適度な強度で行うことで，安全に行うことが可能であり，筋力や筋持久力の強化といった効果が期待できる．心不全を有する者に対する筋力トレーニングは，持続的に筋肉を収縮させるような静的なものより，リズミカルに行う動的なもののほうが，心臓への負担が少なく有効である（図2）．運動強度としては，10〜15回行える負荷量で，8〜15回を1セットとして1〜3セットを繰り返すことが推奨されている．

3) 有酸素運動

心不全を有する者の有酸素運動には，ウォーキングや自転車エルゴメータ，軽いエアロビクス運動などが推奨される（図3）．また，機器がない場合や狭い空間で行う場合には，体操や太極拳なども，ウォーキング（普通〜速歩）と同等の運動として置き換えることができる．運動強度の設定には，心拍数を用いたものや主観的運動強度（Borg scale）を用いたものが挙げられる．心拍数を用いた簡便な運動強度の設定としては，安静時より20〜30拍/分増加した値を目標心拍数とする方法がある．また，主観的運動強度では11（楽である）〜13（ややきつい）のレベルで設定するとよい．運動を開始した1か月は低強度とすることが望ましいため，運動時間も1回5〜10分から開始し，徐々に1回20〜30分まで増加させる．

> **Terms** 運動強度
> 運動の強さを数値で表現したものである．

生活指導

心不全を増悪させないためには，病気の状態を理解し，毎日の体重測定，塩分や水分制限，服薬などの自己管理が重要である．自己管理のための工夫として，毎日の体重や血圧を自身で記録し管理させる自己監視法が有効である．また，症状が悪化したときの対処法を身につけておくことも重要である．

> **Knack & Pitfalls** 運動の中止または変更を要する基準
> 著明な息切れまたは倦怠感が生じた場合は運動を中止する．また，運動中に血圧を測定することは，運動継続の成否を決めるうえで有用な情報となる．運動中に収縮期血圧が10 mmHg低下する場合や，脈圧（収縮期血圧と拡張期血圧の差）が10 mmHg未満となる場合は運動の中止または変更を考慮する必要性がある．

10. 心不全——介入のポイント

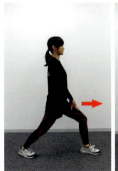 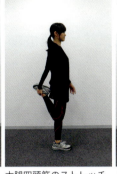 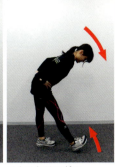 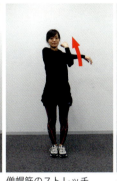 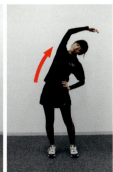

下腿三頭筋のストレッチ　　大腿四頭筋のストレッチ　　ハムストリングのストレッチ　　僧帽筋のストレッチ　　体幹筋のストレッチ

図1 ストレッチ

図2 筋力トレーニング

レジスタンストレーニング．不安定な場合には，台や椅子を把持して行う．息を止めないで，ゆっくりと行う．
a：膝の屈伸を行う．
b：つま先立ちをする．

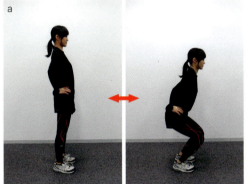 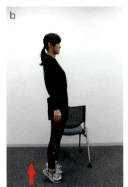

図3 有酸素運動

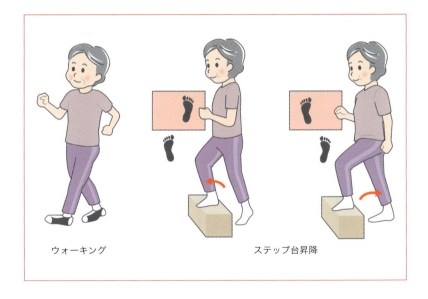

ウォーキング　　ステップ台昇降

（石山大介）

IX 介護予防領域における各種疾患への対応

キーワード 虚血性心疾患　心筋酸素消費量　中止基準

11 虚血性心疾患
評価のポイント

疾患の概要

　虚血性心疾患は日本人の3大疾病の一つであり，日本人死因の第2位を占める[1]．虚血性心疾患とは，心筋に栄養や酸素を供給する冠動脈が動脈硬化などの原因で狭小化，および閉塞することで心筋への血液供給が絶たれることによって生じる疾患の総称である．具体的には，冠動脈が細くなることで心筋に十分な血液を供給できなくなる狭心症，何らかの原因で血管内のプラークが破れて冠動脈閉塞が起きた状態の心筋梗塞などが挙げられる．また，心筋虚血により，心筋の収縮力が弱まることが原因で起こる虚血性心不全もこの概念に含まれる（**表1**）．

虚血性心疾患の診断・症状

　虚血性心疾患の診断は，心筋虚血によるさまざまな臨床症状（狭心痛，心不全，不整脈など）と各種検査を組み合わせて行われる．検査法としては，心電図検査（12誘導心電図，ホルター心電図，運動負荷心電図），画像診断（心エコー検査，心筋シンチグラム），血液検査（クレアチンキナーゼ，心筋トロポニン），冠動脈検査（冠動脈CT，冠動脈カテーテル造影検査）などが行われる．

　それぞれの病態により症状は異なるが，介護予防現場では特に運動負荷による狭心痛の出現に注意が必要である．その訴えは人によりさまざまであるが，何とも表現しにくい不快感，絞扼感，圧迫感，心窩部痛などを伴うことが多い．狭心痛の部位は通常前胸部が多いが，時に顎や歯，左肩から左上肢にかけての放散痛として感じる場合もある．

運動負荷と心筋虚血

　心筋酸素消費量は，**図1**のように心拍数と収縮期血圧の積で表される〔この心拍数と収縮期血圧の積は二重積（double product）とよばれる〕．つまり，精神的・身体的負荷により心拍数や収縮期血圧が上昇すると心筋の酸素需要が増大し，このとき冠動脈に狭窄がある場合には，需要に見合うだけの酸素供給が難しくなることで心筋虚血が生じる．したがって，虚血性心疾患患者の運動療法においては，過剰な血圧および心拍数の上昇につながるようなトレーニングは避けるべきである．また，通常心拍数が上昇する際に短くなるのは収縮期ではなく拡張期である（**図2**）．冠動脈への血液の供給は主として拡張期に起こるため，この点からも虚血性心疾患患者の運動療法に際して頻脈を避ける必要があることが理解できる．

運動療法の中止基準

　運動療法の実施に際して「何が，どこまで管理できている環境であるのか」を把握することは重要である．本来モニター心電図管理が推奨されるが，介護予防の現場では必ずしもそのような環境が整っているとは限らない．その場合には，心筋虚血と関連性の強いdouble productを一つの管理指標とすることは合理的である．また，同一の運動に対する変化や病期に伴う経時的変化など，観察する視点を明確にもつことが重要である．

　動悸やめまいは，不整脈などに対する自覚症状として重要な徴候である．しかし，糖尿病や高齢者など自覚症状を感じづらい対象者である場合，これらの指標のみで判断をすることはリスク回避にはつながりにくい．運動療法の実施に際しては，ほかの身体所見や循環応答を総合して患者の状態を判断することが重要である．

11. 虚血性心疾患──評価のポイント

表1 虚血性心疾患の分類

症候名		概要
心筋梗塞		何らかの原因で血管内のプラークが破裂（ラプチャー）することで冠動脈が完全に詰まった状態．血流が長時間遮断されると心筋の壊死が生じる．貫壁性梗塞の場合，梗塞部位の異常Q波は永続的である．
狭心症	安定狭心症	狭心症の安定化した状態．運動や感情刺激により発作が起こるが，数分の安静により軽快する場合が多い．発作時にしばしばST低下を伴う．
	異型狭心症	安静時に起こる酸素需要の増加とは明らかな関係のない狭心症．冠攣縮がその主要因であり，特に日本人に多いとされる．夜間から早朝に発作が生じやすく，一過性のST変化（通常上昇）を伴う．
	不安定狭心症	少しの運動量や安静時にも発作が起こり，狭心痛の症状も一定しない場合が多い．急性心筋梗塞に移行しやすく，突然死の危険性もあるため注意が必要である．心筋梗塞とともに急性冠症候群とよばれる．
	無症候性心筋虚血	虚血が存在するが無症候のもので，心電図などの検査時に初めて発見される．
虚血性心不全		心筋虚血により心筋の収縮力が弱まることが原因で起こる心不全．時に心筋虚血により心室細動など致命的な不整脈を引き起こす危険性がある．

図1 心筋酸素消費量

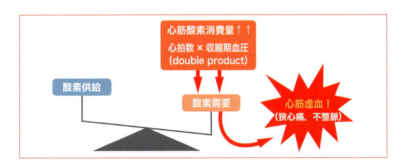

図2 心拍数と拡張時間

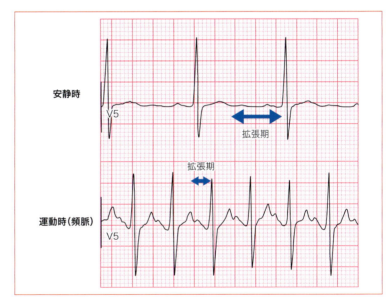

Terms　プラーク（粥腫）

高血圧や糖尿病，炎症などが刺激になって血管の内皮細胞が傷害されると，血中のコレステロールが内膜と中膜の間に取り込まれ，粥状の脂肪物質が形成される．この粥状の脂肪物質がプラーク（粥腫）とよばれ，動脈硬化の主要因とされている．

Terms　心筋虚血

冠動脈が動脈硬化や攣縮（スパズム）などのために狭くなったり，詰まったりすると，心筋の酸素需要に見合うだけの十分な血流の供給ができなくなる．この状態を心筋虚血とよぶ．重症度や機序により，安静時より虚血が生じている場合や労作時に生じる場合，また夜間早朝などに症状が起こる場合もある．

（板垣篤典）

IX 介護予防領域における各種疾患への対応

キーワード 虚血性心疾患 | 有酸素運動 | 二次予防

11 虚血性心疾患
介入のポイント

虚血性心疾患に対する運動療法の効果

運動療法が虚血性心疾患患者の運動耐容能を改善し，QOLを向上させ，心血管死亡や総死亡率を低下させることはすでにエビデンスが確立されている[1]．また，予後改善の機序としては，高血圧，糖尿病，脂質異常症，肥満，動脈硬化危険因子など，冠動脈疾患の背景にある危険因子の是正が大きく関連しているといわれている．

有酸素運動

有酸素運動は，虚血性心疾患患者の生命予後に好影響を与える対策法の一つである．有酸素運動の種類としては，歩行や軽いジョギング，水泳，サイクリングなどが推奨される．また，虚血性心疾患の二次予防目的として，1回の運動継続時間を30〜60分とし，週2〜3回程度の頻度で行うことが推奨されている．

レジスタンストレーニング

レジスタンストレーニングによる筋力増強には，同一労作での相対的運動強度の軽減による心血管系への負担軽減効果が期待できる．また，日常労作が容易になることや活動範囲が拡大することにより，QOLを改善させる効果もある．トレーニング内容としては，大筋群を用いる運動が推奨されており，介護予防現場や在宅では自重やフリーウエイトを利用した種目を選択するとよい．運動種目は全身で8種目程度を行うことが推奨されている[2]．図1に代表的なトレーニング種目例を提示する．実際の運動処方に際しては，実施環境や対象者の能力を鑑み適切な運動種目を選択する．

> **Terms** フリーウエイトトレーニング
>
> フリーウエイトトレーニングとは，レッグエクステンションやベンチプレスなど，種々の筋力増強マシンを使用した特定の運動方向や筋群に対する抵抗運動ではなく，ダンベルなどの器具を用いた運動方向の制限のないトレーニング方法である．フリーウエイトトレーニングは，①多関節の運動になりやすく同時に多くの筋群のトレーニングができる，②バランスをとる必要があるために，各筋群の協調的な収縮や体幹のバランス能力に対して介入ができる，③ペットボトルなど身近にある安価なものを器具として選択可能であり，大きなトレーニング機器を置くスペースや購入費用が必要ない，というメリットがあり，介護予防領域で取り入れやすいトレーニング方法である．

運動強度

心血管疾患患者への処方に推奨される運動強度の目安を表1[1]に示す〔後期回復期（第Ⅱ相）以降が対象〕．また，わが国では嫌気性代謝閾値（anaerobic threshold：AT）のもつ生理学的意義から，ATレベルでの処方を推奨する場合も多い．ATを基準にした運動強度はアシドーシスの進行や血中カテコラミン濃度の著増がなく，有酸素運動の指標として至適である．

介護予防現場などで運動負荷試験実施が不可能な場合，主観的運動強度に基づく運動処方も可能である．この場合，Borg scale（表2）の使用が推奨され，おおむねAT相当とされる13以下での運動実施が望ましい．また，Borg scaleと心拍反応の関係性はβ遮断薬など心拍数に作用する薬剤や体調によって左右される．加えて，息切れが出現していないということも客観的に過負荷をモニタリングする良い指標となる．

> **Terms** 嫌気性代謝閾値（AT）
>
> ATは，嫌気性代謝閾値，無酸素性作業閾値，乳酸閾値などさまざまな表現がなされるが，そのすべての表現は生理学的に理にかなっている．「有気的」代謝系であるTCA回路は，O_2供給が十分であって初めて効率よくエネルギー（ATP）を産生する．しかし，運動強度が高くなりO_2供給が不十分になった場合，TCA回路ではピルビン酸を代謝しきれず乳酸が産生され，CO_2排泄量がO_2摂取量を上回り，体が酸性に傾く（アシドーシス）ことになる（無気的代謝）．このような無気的代謝が始まる直前の運動強度がATと定義され，運動耐容能の指標や運動処方の目安として汎用されている．

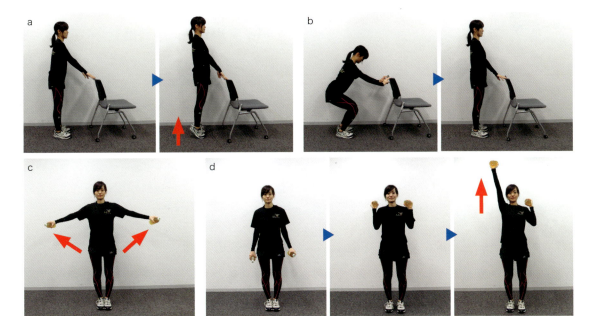

図1 レジスタンストレーニング例
a：カーフレイズ．ゆっくりと踵を上げ，つま先立ちになる．
b：スクワット．膝を曲げた状態から立ち上がる．
c：サイドレイズ．両手にダンベルなどの重りを持ち，外側に広げ上げる．
d：ワンハンドプレス．ダンベルを左右交互に持ち上げる．

表1 急性心筋梗塞 後期第Ⅱ相以降の運動強度決定方法

A. 心拍数予備能（＝最高 HR －安静時 HR）の40〜60%のレベル
　Karvonen の式：[最高 HR －安静時 HR] × k ＋安静時 HR
　k：通常（合併症のない若年 AMI など）0.6，高リスク例では 0.4〜0.5，心不全は 0.3〜0.5
B. AT レベルまたは peak $\dot{V}O_2$ の 40〜60% の心拍数
C. 自覚的運動強度：「ややつらいかその手前」（Borg 指数：12〜13）のレベル
D. 簡便法：安静時 HR ＋ 30 bpm（β遮断薬投与例は安静時＋ 20 bpm）

ただし，高リスク患者［①低左心機能（LVEF ＜ 40%），②左前下行枝の閉塞持続（再灌流療法不成功例），③重症 3 枝病変，④高齢者（70 歳以上）］では低強度とする．
（日本循環器学会．心血管疾患におけるリハビリテーションに関するガイドライン（2012 年改訂版）http://www.j-circ.or.jp/guideline/pdf/JCS2012_nohara_h.pdf［2017 年 4 月閲覧］）

表2 Borg scale

指数 (scale)	主観的運動強度 RPE（ratings of perceived exertion）	運動強度 (%)
20	もう限界	100
19	非常につらい（very very hard）	95
18		
17	かなりつらい（very hard）	85
16		
15	つらい（hard）	70
14		
13	ややつらい（somewhat hard）	55（AT に相当）
12		
11	楽である（fairly light）	40
10		
9	かなり楽である（very light）	20
8		
7	非常に楽である（very very light）	5
6		

(Brog GA：Perceived exertion. Exerc Sport Sci Rev 2：131-153, 1974)

Terms 虚血性心疾患の二次予防

虚血性心疾患の二次予防とは，虚血性心疾患に罹患した患者のその後の心血管イベント（cardiovascular event）を予防することをいう．心血管イベントには，心臓死および非致死性心筋梗塞などの心事故（cardiac event）のほか，薬剤抵抗性狭心症，心不全入院，脳卒中などが含まれる．

（板垣篤典）

IX 介護予防領域における各種疾患への対応

キーワード　糖尿病　病態　機能評価

12 糖尿病
評価のポイント

疾患の概要

　糖尿病は，インスリンの作用不足による慢性高血糖状態を主徴とする代謝疾患である[1]．病型は，インスリンの分泌量が不足する1型糖尿病と，インスリンが効きにくくなる2型糖尿病に分類され（図1），有病率は2型糖尿病が多い．高血糖が長く続けば，神経障害，網膜症，腎症といった糖尿病特有の細小血管合併症が出現する．また，糖尿病によって動脈硬化が進行すると，心筋梗塞や脳梗塞，末梢動脈性疾患などが生じる可能性が高くなる．

> **Terms　インスリン**
> 膵臓から分泌されるホルモンの一種であり，細胞に糖を取り込ませる作用がある．

自覚症状，身体所見の評価

　糖尿病にみられる症状は，高血糖による症状と合併症による症状に分けられる．高血糖による症状には，口渇，多飲，多尿や短期間での体重減少がある．ただし，高齢者では，口渇の訴えが少ないため，さらなる高血糖により脱水になりやすく注意が必要である．合併症による症状として，神経障害では足先・足底のしびれ感や知覚鈍麻，網膜症では視力障害，腎症では浮腫など，多様な症状が挙げられる．そのため，各々の合併症について，その病期や進行度を把握しておくことが重要である．

> **Terms　脱水**
> 体内の水分量が不足した状態である．

バイタルサインの評価

　血圧や心拍数といったバイタルサインは，体調の管理や運動処方を考慮するうえで有益な情報である．特に糖尿病による神経障害が進行した場合では，自律神経の機能も障害されるため，運動に対する心拍数や収縮期血圧の上昇反応に低下がみられる．したがってバイタルサインは，安静時に加えて運動中もしくは運動の直後に行うことも考慮するとよい．

足病変の評価

　糖尿病によって神経障害や動脈硬化に伴う血流の障害が生じると，足部の組織障害を発症しやすい．この要因として，神経障害に伴う足部の知覚鈍麻により外傷や靴擦れに気づきにくいことや，末梢の血流障害により低栄養や回復能の低下が生じることが挙げられる．足病変の評価としては視診が重要であり，足の色調，皮膚の熱感や乾燥，胼胝や亀裂の有無，足の変形や関節可動域，爪の変形，足指間の白癬症を観察する（図2）．また足背動脈や後脛骨動脈の拍動や左右差を触診にて確認することは血流障害を評価するうえで有用である．

身体機能の評価

　身体機能に関する指標として，糖尿病を有する者で低下しやすいものに，筋力やバランス能力が挙げられる．筋力について，糖尿病では末梢で有意に筋力が低下（大腿よりも下腿，下腿よりも足部が低下）しており[2]，糖尿病神経障害の合併と進展に伴って筋力の低下は顕著となる．筋力の評価には，ハンドヘルドダイナモメータを用いた膝伸展筋力の測定による定量的な評価とともに，徒手筋力テストで部位別の筋力を評価するとよい．また，椅子から手を使わずに立ち上がることや，つま先立ち，踵立ちがきちんとできるかを確認することも一つの目安になる．バランス能力の指標として簡便に測定できるものに片脚立位時間が挙げられる[3]．

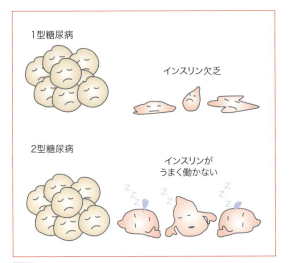

図1 1型糖尿病と2型糖尿病

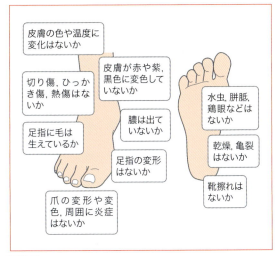

図2 足病変の観察のポイント

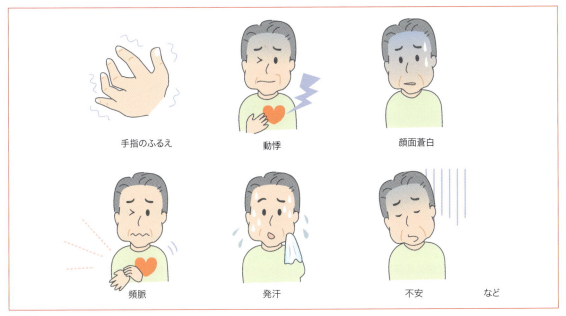

図3 低血糖症状

TOPICS 低血糖

低血糖は，糖尿病の薬物療法中に高頻度でみられる合併症であり，食事を摂らなかったときや血糖値を下げるための薬物療法が過量であったとき，空腹時に運動をしたときなどに起こりやすい．一般的には血糖値が70 mg/dL以下になると，症状が出現する可能性が高いとされている．低血糖の初期症状には，冷汗，不安感，手指振戦，顔面蒼白，動悸といった交感神経系の症状が挙げられ（図3），さらに血糖値が低下すると頭痛や意識障害，痙攣といった中枢神経系の症状がみられるようになる．低血糖による症状の現れ方には個人差があるため，低血糖を経験したことがある人には，どのような症状が現れたかをあらかじめ聴取しておくとよい．また，高齢者では低血糖症状が出現しにくい特徴があるため注意が必要である．低血糖を呈したときは，ただちにブドウ糖や砂糖，またはそれに相当する糖質を含むもの（ジュースなど）を摂らせる．

（石山大介）

IX 介護予防領域における各種疾患への対応

キーワード　糖尿病　運動療法　フットケア

12 糖尿病
介入のポイント

運動の効果と注意点

　糖尿病を有する人に対しての運動療法は，血糖値の是正や合併症の予防に有効である．具体的な効果としては，エネルギー消費の増加による高血糖・肥満の是正やインスリン抵抗性・高血圧・脂質異常症の改善などが挙げられる[1]．また，心肺機能の向上や精神的な健康維持も期待できるとされている．ただし，運動の弊害として，血糖コントロールの不安定化や心血管イベント，低血糖などを呈する可能性があるため，運動を開始する際には自覚症状やバイタルサインを確認しながら行う必要性がある．

Terms 心血管イベント
心血管系の病変であり，心筋梗塞や狭心症，脳卒中などの発症を指す．

Terms 低血糖
血糖値が低くなり，それに伴う身体症状が出現した状態．

Knack & Pitfalls　運動療法を控えたほうがよい場合
　血糖コントロールが特に不良な場合（空腹時 250 mg/dL 以上）は運動療法を控える．
　また，発熱や食欲不振など体調が不良である場合も血糖値が不安定になりやすいため，運動は控えたほうがよい．

具体的な介入プログラム

1）有酸素運動

　歩行や自転車といった全身の大きな筋を使った有酸素運動は，糖尿病を有する人に有効である（図1）．運動強度の設定として，簡易的な指標に主観的運動強度があり，「楽である」〜「ややきつい」と感じる程度が適当である．また，「きつい」と感じる運動強度では，血糖値が上昇する危険性があるため，過剰な運動強度にならないように注意する必要がある．運動の持続時間は糖質・脂質の効率のよい燃焼のためには 20 分以上が望ましいが，処方した運動が継続して行えることを最優先とし，個々人の体力に応じて調整する．

2）筋力トレーニング

　筋力・筋量を増加させる筋力トレーニングは，基礎代謝の維持・増加や関節疾患の予防など，高齢者には特に有効である．ただし，力みを伴った運動は控えさせる．運動の種類としては，スクワットトレーニングや道具（ゴムチューブや重錘バンドなど）を使った運動がある．特にゴムチューブなどは持ち運びが容易であり，いろいろな運動が行えるため，便利である（図2）．

運動療法継続のポイント

　運動療法は，運動の方法や量，好みについて情報収集し，必要に応じてゲーム性が高い運動などを取り入れて楽しく行えるものを選択するとよい．また，達成可能と考えられる範囲で目標を設定し，目標が達成できた際には賞賛すると，対象者は継続できる自信がもてる．

　厚生労働省による「健康づくりのための身体活動指針（アクティブガイド）」では，少しでも身体活動量を増やすことを強調した「＋10（プラス・テン）」（今より10分多く身体を動かす）という提案がなされており，運動の介入方法として，「気づく」，「始める」，「達成する」，「つながる」の4つの目標が設定されている．また，特別に運動を行う時間がとれない場合は，家事や買物，通勤などの移動，余暇活動などの生活活動を運動と同等のエネルギー消費として置き換えることも可能である（表1）．

図 1 有酸素運動の例

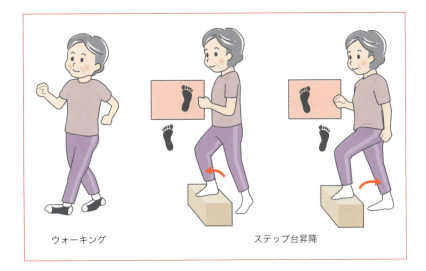

ウォーキング　　　　ステップ台昇降

図 2 ゴムチューブを用いたトレーニングの例

a：股関節外転筋トレーニング．バンドは膝より上にくるようにする．
b：膝関節伸展筋トレーニング．軽い抵抗のバンドで行う．
c：座位での股関節外転筋トレーニング．鼠径部に痛みがある場合は行うのを控える．

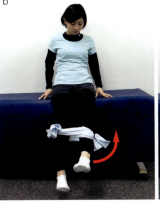
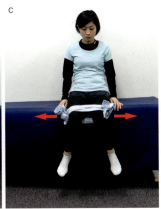
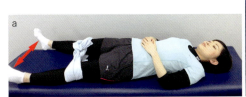

表 1 歩行（70 m/分）20 分間に相当する生活活動と運動時間
（文献 1）より引用）

運動の強さ	種　目	運動時間
非常に軽い	散歩（53 m/分未満）	約 30 分間
	料理や食材の準備	約 30 分間
	洗濯	約 30 分間
	草むしり	約 25 分間
軽い	階段（下り）	約 20 分間
	自転車（平地 10 km/時間）	約 15 分間
	大工仕事	約 20 分間
	掃除	約 20 分間
中等度	階段（上り）	約 10 分間

TOPICS　　　　　　　　　　糖尿病のフットケア

　糖尿病を有する人では，足病変を予防するためにフットケアの指導を行う必要性がある．フットケアで重要なものには，定期的な足の観察や適切な履物の指導などが挙げられる．足に小さな傷を見つけたときは，流水のもと石鹸で洗い，清潔な柔らかいタオルで拭き取り，適切な外用薬をつける．発赤，腫脹，熱感，疼痛，滲出液などの感染徴候が認められるときは，すぐに医師に相談する．履物は足の形に合ったものとし，柔らかい素材で，つま先に縫い目のないものを選ぶ．また，足がむくむことがあるので，夕方に選ぶとよい．

（石山大介）

IX 介護予防領域における各種疾患への対応

キーワード: COPD　病態　機能評価

13 慢性閉塞性肺疾患
評価のポイント

疾患の概要

慢性閉塞性肺疾患（chronic obstructive pulmonary disease：COPD）とは，タバコ煙を主とする有害物質を長期に吸入曝露することで生じた肺の炎症性疾患である[1]．呼吸機能検査で正常に復すことのない気流閉塞を示す．気流閉塞は末梢気道病変と気腫性病変（図1）がさまざまな割合で複合的に作用することにより起こり，通常は進行性である．臨床的には徐々に生じる労作時の呼吸困難感や慢性の咳，痰を特徴とするが，これらの症状に乏しいこともある．

自覚症状，身体所見の評価

COPDに多い自覚症状は，呼吸困難感や慢性の咳，痰である．呼吸困難感は最も特徴的な症状であり，最初は労作時にみられる．呼吸困難感の程度を評価する方法として，modified British Medical Research Council（mMRC）の質問票がよく用いられている（表1）[2]．また，身体所見も併せて評価することは，病態を把握するうえで重要である．COPDが進行すると，呼吸機能の低下や低酸素血症によって呼吸運動と胸郭の異常が認められる．呼吸運動としては，呼吸数の増加や口すぼめ呼吸，呼吸補助筋（胸鎖乳突筋や斜角筋）の利用を認めることが多い．胸郭の異常として特徴的なものには，胸郭の前後径が増大する樽状胸郭（図2）が挙げられる．これは，息を吐くことがうまくできないため，肺に空気が貯留することにより生じるものである．

酸素化能の評価

COPDでは体動により低酸素血症を呈しやすい．酸素化能の評価には，パルスオキシメータが広く用いられている．パルスオキシメータは，末梢における動脈血酸素飽和度（SpO_2）を簡便に評価することが可能である．低酸素血症は，SpO_2が88〜90％を下回るときが目安となる．また，ばち状指（図3）やチアノーゼといった身体所見がみられる場合は，低酸素血症を呈している可能性があり，これらの所見を確認することは，パルスオキシメータがない環境でのリスク管理に有用である．

> **Terms** 低酸素血症
> 低酸素血症とは，動脈中の酸素が不足した状態である．

身体機能の評価

身体機能に関する指標には，上肢筋力や下肢筋力が挙げられる．上肢筋力のなかでも，握力は運動療法のための評価項目として必須とされている．また，下肢筋力は，COPDの重症度に関係する指標とされている[3]．下肢筋力の評価には，ハンドヘルドダイナモメータによる膝伸展筋力の測定や立ち上がりテストなどが広く用いられている．

運動耐容能の評価

運動耐容能の評価には，6分間歩行試験が一般的に用いられている．評価にあたっては，歩行距離以外にも，修正Borg scaleによる呼吸困難感やSpO_2，心拍数なども併せて測定するとよい．COPDを有する者では，6分間歩行距離が250 mを下回ると予後が不良であることが報告されている[4]．また，スペースが狭小である場合には，30秒間における椅子からの立ち座りの繰り返し回数を測定した30秒間立ち上がりテストが代替の指標として挙げられる．

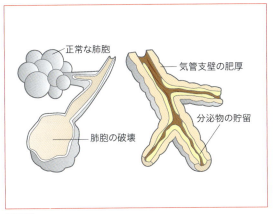

図1 気腫性病変（左）と末梢気道病変（右）

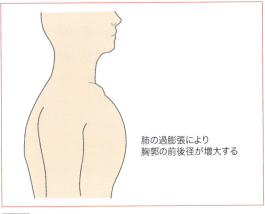

図2 樽状胸郭

図3 ばち状指

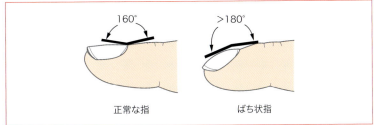

表1 modified British Medical Research Council の質問票

グレード分類	あてはまるものにチェックしてください（1つだけ）	
0	激しい運動をしたときだけ息切れがある	☐
1	平坦な道を早足で歩く，あるいは緩やかな上り坂を歩くときに息切れがある	☐
2	息切れがあるので，同年代の人よりも平坦な道を歩くのが遅い，あるいは平坦な道を自分のペースで歩いているとき，息切れのために立ち止まることがある	☐
3	平坦な道を100m，あるいは数分歩くと息切れのために立ち止まる	☐
4	息切れがひどく家から出られない，あるいは衣服の着替えをするときにも息切れがある	☐

（文献4）より引用）

TOPICS　COPDの診断基準

①呼吸機能検査（スパイロメトリー）で1秒率が70％未満であること．
②ほかの気流閉塞をきたしうる疾患（喘息や肺結核後遺症など）を除外すること．

TOPICS　CO_2 ナルコーシス

　CO_2 ナルコーシスとは，体内に二酸化炭素が蓄積することによって起こる意識障害である．COPDでは換気量が低下しやすいため，感染などを契機に症状が増悪した際には，二酸化炭素が貯留する危険性がある．CO_2 ナルコーシスの症状として代表的なものには，発汗や頭痛，顔面紅潮，四肢の不随意運動（羽ばたき振戦），血圧上昇などが挙げられ，重篤になると意識障害が生じ，傾眠・昏睡状態となる．

（石山大介）

IX 介護予防領域における各種疾患への対応

キーワード COPD｜運動療法｜禁煙指導

13 慢性閉塞性肺疾患
介入のポイント

運動の効果と注意点

COPDを有する人は，労作時の呼吸困難感のため，身体活動が減少する傾向がある．身体活動の減少は，身体機能の低下や抑うつを招き，さらに呼吸困難感が増加する悪循環に陥りやすい．運動療法は，この悪循環を断ち切る方向に働き，呼吸困難感の軽減，運動耐容能の改善，ADL能力およびQOLの改善に寄与する．ただし，過剰な運動負荷は呼吸困難感の増悪や低酸素血症を呈するリスクがあるため，個々人の状態に応じて運動療法の内容を調整する必要がある．

具体的な介入プログラム

1) コンディショニング

コンディショニングは，呼吸トレーニングや排痰手技などから構成される．呼吸トレーニングは，口すぼめ呼吸と腹式呼吸を基本とし，呼吸パターンの調節と呼吸困難感の緩和が期待できる（図1）．排痰手技は，自動的に行うものと他動的に行うものがある．自動的に行うものにはハフィングなどの手技があり，安静呼吸や深呼吸，咳などを組み合わせたアクティブサイクル法を用いて行うとよい（図2）．他動的に行うものには，呼吸介助やスクウィージングといった用手的なものがある．

> **Terms　ハフィング**
> 強く素早く，声を出さずに息を吐くことによって痰を喉元まで移動させる方法．

2) 全身持久力トレーニング

COPDを有する人には，下肢運動による全身持久力トレーニングが強く勧められる．その方法には，平地歩行，階段昇降，ステップ台昇降，自転車エルゴメータなどがある．特に歩行は，高齢者でも親しみやすい運動様式である．運動強度は，修正Borg scaleにより運動中の呼吸困難感が3（中等度）～5（強い）の範囲で設定する．

3) 筋力トレーニング

筋力トレーニングは，下肢の筋力トレーニングが強く勧められる（図3）．また上肢の筋力トレーニングを加えると，上肢を挙上させたときの酸素消費量が低下し，体動に伴う呼吸困難感が軽減する（図4）．運動強度は，10～15回反復可能な強度で設定する．

禁煙指導

禁煙はCOPDの進行を抑制する最も効果的で経済的な方法である．禁煙指導ではask（尋ねる），advise（助言する），assess（評価する），assist（援助する），arrange（手配する）という5Aのアプローチが推奨されている[1]．これは，あらゆる機会に喫煙状況を尋ね，禁煙するように助言し，禁煙するつもりがあるか確かめて，禁煙の希望がある場合には禁煙を手伝い，再診やフォローアップの手配をするといった手順で禁煙を指導するものである．

> **TOPICS　COPDの栄養管理**
>
> COPDを有する人では，栄養障害を呈することが多い．この原因として，気流閉塞や肺過膨張による呼吸筋のエネルギー消費の増加が挙げられ，安静時のエネルギー消費量は予測値の120～140％に増加する．特に，わが国のCOPD患者では栄養障害の頻度が高く，高度の気流閉塞を有する者では約40％に体重減少がみられる．体重減少は予後と関連し，体重減少のある者では，呼吸不全への進行や死亡のリスクが高いとされている．標準体重（BMI = 22 kg/m² に相当）の90％以下の場合は，栄養障害の存在が考えられ，栄養治療の適応となる．

13．慢性閉塞性肺疾患——介入のポイント

図1 呼吸トレーニング
口をすぼめて「f」あるいは「s」という音をさせながら息を吐き，吸気と呼気の時間比は1：3〜5とする．

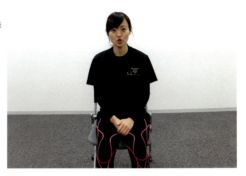

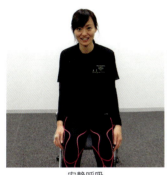
安静呼吸

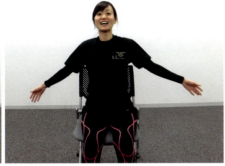
深呼吸

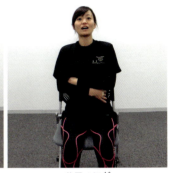
ハフィング

図2 自己排痰トレーニング
安静呼吸2〜3回と深呼吸3〜5回，ハフィング（咳）2〜3回をくり返して行う．

図3 下肢筋力トレーニング

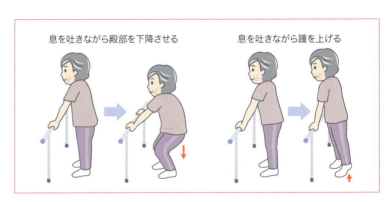

図4 上肢筋力トレーニング

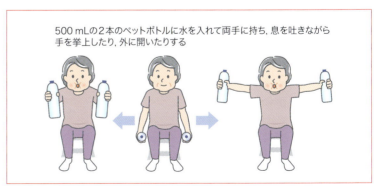

（石山大介）

169

IX 介護予防領域における各種疾患への対応

キーワード がん　悪液質　機能評価

14 がん
評価のポイント

低栄養および体重減少の概要

がん患者の低栄養，体重減少は予後不良因子と関連することが明らかとなっている．がんの進行や治療に伴う消化管通過障害，下痢，疼痛，嘔気などの症状は摂食量を低下させ，低栄養を招く．また，がんによるエネルギー代謝障害は栄養消費量を増大させ，がん誘発性低栄養を招く．これらは身体機能低下やQOL低下の要因となる．

がん誘発性低栄養は「がん悪液質」とも表現される．腫瘍による直接的作用や免疫反応を介した間接的作用により，栄養維持機構が破綻していることが原因と考えられている．悪液質は体重減少，骨格筋量減少や脂肪組織の減少を招き，死亡原因の一つとなる．また，悪質液はサルコペニアを惹起する要因でもあるが，その本態はがん依存性の全身性の炎症反応である（図1）．近年，悪液質は腫瘍が初期の段階から生じることが明らかとなっており，早期からの介入が必要とされている．

がん悪液質の評価

悪液質は「従来の栄養サポートで改善することは困難で，進行性の機能障害をもたらし，著しい筋組織の減少を特徴とする複合的な代謝障害症候群」（2011年EPCRCガイドライン[1]）と定義され，次の3段階のステージが提唱されている（図2）．

1）前悪液質（pre-cachexia）
明らかな悪液質の症状を呈さないが，代謝異常が軽度ながらに始まっている状態．

2）悪液質（cachexia）
食欲不振，炎症反応亢進，タンパク異化亢進，インスリン抵抗性などの代謝異常がみられる状態．

3）不応性悪液質（refractory cachexia）
抗腫瘍療法に抵抗性の不可逆的な栄養障害を有する悪液質の状態．

前悪液質の段階から適切な栄養サポートに加え運動療法による早期介入効果が期待されている．

身体所見の評価

6か月間の体重減少の有無を確認する．必要に応じて体重測定を行う．高齢者の場合，定期的に計測していない場合も多く，体重測定を行う習慣をつけるよう必要に応じて指導を行う．そして，食思低下や摂食量減少，および倦怠感など代謝障害の有無について聴取する．

身体機能の評価

がん患者の身体機能を評価する尺度としてさまざまな指標が用いられているが，その多くは比較的進行したがん患者の評価に適しており，前悪液質など初期の病態変化をとらえるツールとして適しているとは言いがたい．身体機能が高いがん患者の評価としては，握力測定や歩行速度測定が簡易なものとして挙げられる．また下肢の包括的機能評価としてSPPB（Short Physical Performance Battery）が挙げられる．

倦怠感の評価

倦怠感は治療や代謝異常，精神心理面などさまざまな要因により生じるものであり，がん患者の多くに認められ，原疾患の進行および身体機能低下に伴い増強する傾向がある．また，身体活動量の減少およびQOL低下の大きな要因となる．簡易な方法としてはVisual Analogue Scale（VAS）を用いた評価がある（図3）．

精神心理面の評価

がん患者の抑うつや不安などの精神心理面もまた，身体活動量や身体機能，QOL低下の要因となりうる．簡易な評価方法としてはPatient Health Questionnaire（PHQ-2）がある（表1）．

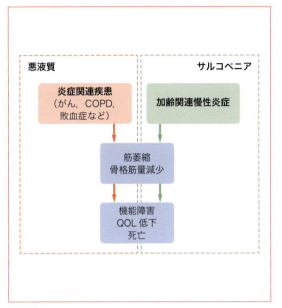

図1 悪液質とサルコペニアの違い
（Rolland Y, et al：Cachexia versus sarcopenia. Curr Opin Clin Nutr Metab Care 14：15-21, 2011 より引用改変）

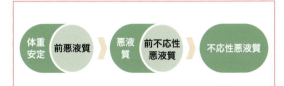

1) 前悪液質（pre-cachexia）：
   6か月で3％以下の体重減少，食思低下と代謝変化
2) 悪液質（cachexia）：
   食事摂取量低下と全身性炎症
   6か月で5％超の体重減少，
   2％超の体重減少とサルコペニア，
   BMI20未満で6か月で2％超の体重減少
3) 不応性悪液質（refractory-cachexia）：
   さまざまな状態の悪液質，異化亢進，治療抵抗性，performance status の低下（3もしくは4），予後3か月未満

図2 悪液質の区分
（Fearon K, et al：Definition and classification of cancer cachexia：an international consensus. Lancet Oncol 12：489-495, 2011 より引用改変）

図3 疲労感の評価（VAS）
（日本疲労学会 http://www.hirougakkai.com より一部引用）

（検査方法）
あなたが，今，感じている疲労感を，直線の左右両端に示した感覚を参考に，直線上に×で示して下さい．（線や枠の外に×をつけることはできません）

直線の左端：これまで経験したことのないような，疲れを全く感じない最良の感覚
直線の右端：これまで経験したことのないような，何もできないほど疲れきった最悪の感覚

疲れを全く感じない最良の感覚　　　　　　　　何もできないほど疲れきった最悪の感覚

表1 抑うつの評価（Patient Health Questionnaire（PHQ-2））

最近2週間に以下のような問題がどのくらいの頻度でありましたか？

	全くない	数日	2週間の半分以上	ほぼ毎日
何かやろうとしてもほとんど興味がもてなかったり楽しくない	0点	1点	2点	3点
気分が重かったり，憂うつだったり，絶望的に感じる	0点	1点	2点	3点

合計3点以上の場合，抑うつの疑いあり．
（Whooley MA, et al：Case-finding instruments for depression. Two questions are as good as many. J Gen Intern Med 12：439-445, 1997 より引用改変）

（阿部祐樹）

IX 介護予防領域における各種疾患への対応

キーワード　がん　運動療法　生活管理

14 がん
介入のポイント

運動の効果と注意点

　悪液質に対する運動効果についての検証はまだ非常に少ない．基礎研究において，運動によりインスリン抵抗性の改善，タンパク質合成率の向上，抗酸化酵素活性が明らかとなっており，ヒトに対しても同様な効果が期待されている．また，サルコペニアと同様に栄養とのコンビネーション介入による改善効果が期待されている．特に，前悪液質の段階から早期の介入が重要である．また，がん関連性疲労に対する効果として有酸素運動が有効であることも明らかとなっている．

　運動前に問診を行い，特に化学療法や放射線療法などの治療の有無，そして副作用の出現の有無やその程度について確認を行う．翌日以降に疲労感や倦怠感が残存しない範囲にて運動の負荷強度を設定する．

> **Terms　インスリン抵抗性**
> 肝臓や筋肉などの標的臓器でインスリンが十分に働かなくなった状態のことをいう．インスリン抵抗性があると，膵臓からインスリンが分泌されても筋肉や肝臓が血液中のブドウ糖を取り込まないため，血糖値が高い状態のままとなる．

具体的な介入プログラム

1）ストレッチ

　筋の柔軟性を維持・向上を図ることはもとより，リラクゼーション効果も期待し行う．疲労感軽減にもつながる．殿部，大腿部，体幹，肩甲骨周囲などの大きな筋を特に重点的に行うとよい．痛みを伴わない範囲で，反動をつけず，ゆっくりと呼吸しながら行う．

2）有酸素運動

　ウォーキングや自転車にて行う．ウォーキングを行う場合，フォームを意識することが重要である．膝や股関節などに関節疾患を有している場合，関節への負担が少ない自転車エルゴメータを用いることをおすすめする．特に，自宅で行う場合は簡易型のエルゴメータを推奨する（図1）．

　ウォームアップから開始し，息切れ感や疲労感の程度を確認するとよい．運動強度の指標としては心拍数や主観的運動強度を用いる場合が多い．主観的運動強度の目安として修正Borg scaleはよく用いられるものであり，簡便に運動強度を設定することができる．修正Borg scale 4となるまで負荷を調整し，15〜20分から行うとよい．実施時間や速度，ペダル負荷強度は下肢の疲労度も考慮して設定する．終了時は十分なクールダウンを行う．

3）筋力増強運動

　四肢骨格筋の筋力トレーニングが中心となるが，ここでは，もう1つ重要となる呼吸筋力トレーニングについて紹介する（図2）．呼吸筋トレーニングは持久力との関連性が明らかとなっており，有酸素運動と併用するとより効果的である．特に，後に手術が控えている人にとっては，術後呼吸器合併症のリスクを軽減する効果も期待されており，早期から行うことをおすすめしたい．専用のトレーニング器具を用いるとより効果的であり，インターネット通販でも簡易に入手可能である（図3）．

栄養管理

　がん悪液質に対し，食事に関するカウンセリングや栄養介入は，栄養状態の悪化を早期に発見・抑制し，QOLを改善させることが明らかとなっている．

　骨格筋量の減少を抑制するために，タンパク質や分岐鎖アミノ酸（BCAA）配合の栄養補助食品を摂取する．ただし，疾患によってはタンパク質の摂取量に制限がかけられる場合があり，栄養補助の必要性については主治医ともよく相談する必要がある．

14. がん──介入のポイント

図1 簡易型エルゴメータ

使用方法
①椅子に腰かけ，膝が適度に伸びるところに設置．
②ダイアルを回して負荷強度を調整．
③表示を見ながら速度を調整．
製品名：ペダルエクササイザー PX one
（株式会社ユーキ・トレーディング）

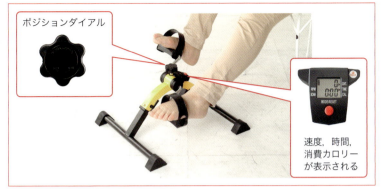

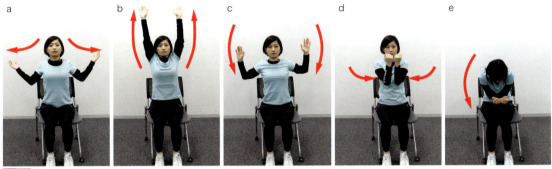

図2 簡易な呼吸筋トレーニング

椅座位で行ってよい．1日に5セットを午前と午後に行う．
a：息を吸いながら背筋を伸ばし軽く肘を曲げる．肘を開きながら肩甲骨を寄せる．
b：息を吸いながら手を上げて伸びる．
c：手を下ろしながら口をすぼめて吐く．
d：肘を合わせさらに吐く．
e：さらに前かがみで吐く．

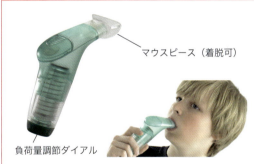

使用方法
①マウスピースのみを咥え，できるだけ長く息を吐き，次に力強く息を吸い込む．この操作に慣れたら，マウスピースを本体に設置．
②負荷調節ノブを回し，一番下に下げ，強度を最低にする．
③付属のノーズグリップを装着する．
④1日に30呼吸を2セット行う．
⑤慣れたら，ノブを半回転〜1回転上に上げて負荷量を調整．

図3 呼吸筋トレーニング器機
製品名：パワーブリーズプラス（緑）標準負荷（英国 PowerBreathe 社）

TOPICS　　　　　　生活指導について

　一定時間，集中的にトレーニングを行うことは大切ではあるが，普段の日常生活における活動量を維持することも重要である．身体活動量を確保することは，身体機能面に対してだけではなく精神心理的側面に対してもポジティブに作用する．また，生活リズムを崩さないよう心がけることは，疲労感や倦怠感の増強の回避に重要であり，特に睡眠時間および質は確保すべきである．良質な睡眠を得るために，就眠2〜3時間前はパソコン作業やテレビ視聴など目を酷使するようなことは控えるように指導する．また，入浴は40℃程度の湯温で15〜30分程度とし，就寝の2時間以上前に済ませることがよいとされている．

（阿部祐樹）

IX 介護予防領域における各種疾患への対応

キーワード 脳卒中 介護予防 機能評価

15 脳卒中
評価のポイント

疾患の概要

　脳卒中は，平成25年度の国民生活基礎調査において要介護となる原因疾患の第1位であった[1]．また，高齢化の影響により脳卒中の罹患者数は増加しており，介護予防の現場においても遭遇する機会の多い疾患の一つである．脳卒中による症状は，片麻痺や感覚障害，記憶などの認知機能障害，言語障害など，非常に多様である．本項では介護予防の現場を想定して，日常生活が自立している軽症脳卒中者における評価・介入のポイントについて述べる．

バイタルサインのチェック

　軽症脳卒中者においても血圧などの循環動態に関するバイタルサインは必ずチェックしておく．可能であれば運動の前後だけでなく，運動中にも適宜測定することが望ましい．また，脳卒中者は心疾患や糖尿病などを併存していることが多いため，それらの合併症に応じた包括的なリスク管理が必要である．

運動麻痺の評価

　簡便に上肢の麻痺の程度を把握するには，「バンザイ」をするように両上肢を挙上させる（図1）．どちらかが十分に上がらなかったり，動きがぎこちなければ，上肢の運動麻痺の可能性ありと判断する．下肢については，椅座位で，膝を伸ばしたまま足関節を動かすことができるかをみる（図2）．これができなかった場合，下肢の運動麻痺の可能性ありと判断する．特に下肢の運動麻痺は転倒リスクと直結するため，必ず把握しておく．

認知機能の評価

　脳血管性の認知症を有していることが多いため，記憶障害の有無や指示の受け入れ状況を把握しておく．記憶障害の有無を簡便に把握するには，対象者との会話のなかで年齢や日付などを訊くとよい．また，失語や注意障害の有無および程度についても大まかに把握しておく．失語を疑う所見としては，氏名・年齢などの身近な内容が書けない，会話のなかで言葉に詰まる，オウム返しや遠回しな表現が多い，などが挙げられる．注意障害を疑う所見としては，気が散りやすく周囲を見渡すことが多い，集中力が続かずぼんやりとしている，などが挙げられる．

歩行能力の評価

　歩行能力の評価では，10m歩行テストやTimed Up and Go testを行う．また，脳卒中者は運動麻痺や異常な筋緊張の影響により，歩行のエネルギー効率が低下しやすい．加えて，心疾患などの併存疾患の影響により，歩行の持久力も低下していることが多い．そのため，可能であれば3分間歩行テストなども行うことが望ましい．

転倒リスクと転倒恐怖感の評価

　生活期においても何らかの症状を有する脳卒中者の多くは，転倒を経験しているか，もしくは転倒に対する恐怖感をもっている．転倒リスクの評価としては，Functional Reach Testや片脚立位テストを行う．これらの測定を行う際，測定者は必ず対象者の麻痺側につき，常に介助が行える体勢を整える（図3）．転倒恐怖感の尺度としては，一般にModified Fall Efficacy Scaleなどが用いられる．簡便に転倒恐怖感の有無を把握するには，「転倒に対する恐怖感はありますか？」といったシンプルな質問を行う．

15. 脳卒中——評価のポイント

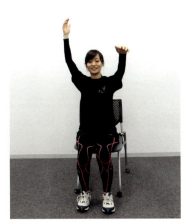

図1 上肢の運動麻痺の評価

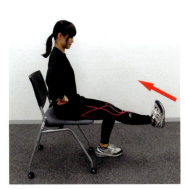

図2 下肢の運動麻痺の評価

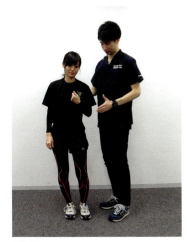

図3 測定者の立ち位置

TOPICS 脳卒中の再発予防

脳卒中は再発の多い病気であり，その年間再発率は約5％である．つまり，1年間で脳卒中者の20人に1人が再発する．また，特に脳梗塞では脳出血よりも再発率が高いことが知られている．脳卒中を再発すると，初回発作後よりも後遺症が重度になる場合が多いため，再発を防ぐことは非常に重要である．脳卒中の再発予防において最も重要なことは，危険因子の管理である．危険因子として，高血圧，糖尿病，脂質異常症，喫煙，飲酒などが挙げられるが，特に高血圧のコントロールが重要である．目標血圧は，収縮期血圧が 140 mmHg 未満，拡張期血圧が 90 mmHg 未満に設定されることが多い．介護予防の現場においても，バイタルサインのチェックだけでなく，降圧薬の内服状況などについても確認を行うことが望まれる．

Terms 記憶障害

自分の体験した出来事や過去についての記憶が抜け落ちてしまう障害のことを示す．われわれが通常体験するような自覚のある物忘れとは違い，自覚がなく，それゆえに日常生活に支障をきたす．記憶障害の種類は，大きく5つがあり，短期記憶障害，長期記憶障害，エピソード記憶障害，手続き記憶障害，意味記憶障害に分けることができる．

Terms 注意障害

周囲からの刺激に対し，必要なものに意識を向けたり，重要なものに意識を集中させたりすることが困難になる障害である．注意障害は，大きく4つの種類に分けることができる．1つ目は，「容量性注意障害」であり，一度に複数のことを処理する能力が低下する．2つ目が「持続性注意障害」であり，物事に対して注意，集中を持続できる時間が非常に短くなる．3つ目が「選択性注意障害」であり，1つの事柄に注意を絞れなくなる障害である．最後が「全般性注意障害」で，これは上に挙げた注意障害をすべて合わせたような症状を呈する．

（木村鷹介）

IX 介護予防領域における各種疾患への対応

キーワード 脳卒中　介護予防　運動療法

15 脳卒中
介入のポイント

生活期脳卒中者におけるポイント

近年，発症から1年以上が経過した生活期脳卒中者においても，さまざまな運動介入によって機能改善が得られるとの報告が増えている．介護予防の現場では，特に歩行と関連する機能に対して介入を行うことで，身体活動量を維持・向上させることが重要である．また，脳卒中者は転倒頻度が高いうえに，転倒することで骨折などの重篤な傷害を生じるリスクも高い．そのため，転倒予防に向けた介入を行うことも重要である．

関節可動域を維持する

生活期脳卒中者では，上下肢ともに麻痺肢の屈筋群の筋緊張が高まっていることが多い．そのため，各関節の伸展方向への関節可動域制限が生じ，後方にバランスを崩しやすい姿勢となる（図1）．上肢では特に上腕二頭筋や手指の屈筋群を，下肢では特にハムストリングや下腿三頭筋のストレッチを行い，関節可動域を維持する（図2〜4）．

下肢筋力の重要性

下肢の筋力は歩行機能や転倒リスクと直結するため，生活期脳卒中者の下肢筋力を強化することは非常に重要である．生活期になると，不動や活動制限による筋力低下が非麻痺側にも及ぶ．そのため，立ち上がり練習などによって，非麻痺側も含めたトレーニングを行うことがポイントになる．また，脳卒中者にはスクワットなどの荷重位で行うトレーニングが勧められる．運動麻痺があって随意的な運動が困難な場合でも，荷重をかけることで十分な筋収縮が得られることは多い．荷重位でトレーニングを行う場合は，転倒を防止するために，椅子などの支持物を利用したほうがよい（図5）．筋力トレーニングを行う際の注意点として，脳卒中者は血管系イベント（心筋梗塞，脳卒中の再発など）のリスクが高いことを忘れてはならない．特に高負荷を与える場合には，血圧の管理に十分な注意が必要である．

二重課題（dual-task）運動

日常生活が自立している軽症脳卒中者においても，注意機能が低下している者は少なくない．日常会話では問題がないようにみえる場合でも，二重課題（デュアルタスク dual-task：DT）を与えることで注意障害が明らかになることがある．DT運動は転倒のリスクを伴うため，立位バランス能力の低下や下肢に運動麻痺がある場合は，まず座位で行えるDT運動から開始する．また，上肢の運動麻痺がある場合には，指導する内容に注意しなければならない．例えば，「手拍子」や「じゃんけん」を利用したDT運動は困難なため，上肢の運動を伴わない課題を与えるなどの配慮が必要である．

認知機能の低下がある場合

地域で生活している軽症脳卒中者においても，脳血管性の認知症による記憶障害は高頻度に認められる．そのため，介護予防教室で指導したトレーニングメニューを覚えられないなどの問題が生じる．可能であれば，家族などのキーパーソンに同伴してもらい，協力が得られる体制を整えることが望ましい．また，失語がある場合には，わかりやすい簡単な言葉でゆっくりと反復する，ジェスチャーを交えて説明をするなど配慮が必要である．紙面でトレーニングメニューを説明する場合には，可能な限り文章は避けて，写真などを用いて視覚的に理解を促すことが重要である．

15. 脳卒中——介入のポイント

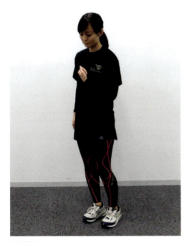

図1 生活期脳卒中者の立位姿勢

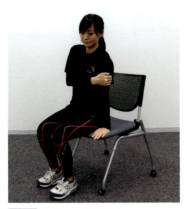

図2 上肢のストレッチ

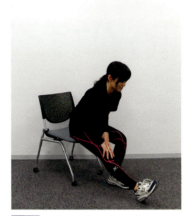

図3 ハムストリングのストレッチ

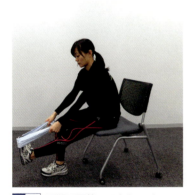

図4 下腿三頭筋のストレッチ

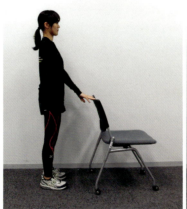

図5 支持物を利用したスクワット

 脳卒中後うつ病（post-stroke depression：PSD）

　脳卒中後うつ病（PSD）とは，脳卒中発症後にみられる器質性または二次性のうつ病である．軽症を含めると脳卒中者の約4割がPSDを発症する．PSDは，認知機能の低下や日常生活動作（ADL）能力の低下，死亡率の増加につながることが報告されている．PSDが見過ごされやすい要因は，診断基準が確立されていないことに加えて，本人や家族も「脳卒中後では，以前と異なる障害もあるから気持ちが落ち込むのは当然」と受け止めてしまい，普通の身体症状と捉えられてしまうことが多いからである．早期発見のためには，PSDが脳卒中の急性期だけではなく，数か月〜数年後でも発症する可能性があることを認識する必要がある．介護予防の現場においても，言動が悲観的，元気がない，食欲がないなど，それまでと違う様子がみられないかを常に観察して，早期発見に努める．

（木村鷹介）

IX 介護予防領域における各種疾患への対応

キーワード パーキンソン病　介護予防　機能評価

16 パーキンソン病
評価のポイント

疾患の概要

パーキンソン病は中高齢者に好発する神経変性疾患である．病理学的には，中脳にある黒質の神経細胞の変性・脱落によりドーパミン分泌量が減少し，神経伝達経路がうまく働かなくなる状態である．わが国での有病者数は1,000人に1人，要介護認定者の4.2%といわれ，罹患率は高齢化に伴い増加していく．わが国では，特定疾患（難病）に指定されており，薬物療法が中心となるほか，外科的治療や，廃用予防・二次的障害の改善を目的にリハビリテーションが併用される．パーキンソン病の症状には，運動症状と非運動症状がある．運動症状とは，4大徴候とよばれる振戦，無動，固縮，姿勢反射障害などの症状のことで，非運動症状とは起立性低血圧などの自律神経障害や睡眠障害，精神症状などの症状のことである．

パーキンソン病の評価

パーキンソン病の評価を進めるにあたり，パーキンソン病が①進行性変性疾患であること，②運動症状だけでなく，非運動症状や薬物による影響を合併すること，③加齢の影響があること，④低活動に伴う廃用の影響があること，などを考慮する必要がある．また，薬物の影響を受けやすく，wearing-off現象やon-off現象などにも注意が必要である．

包括的評価

Hoehn-Yahrの重症度分類[1]（H-Y分類，**表1**）はⅠ～Ⅴ度の5段階で評価される．評価は簡便で，症状の軽度な変動に左右されないため，患者の運動能力からみた病状の進行度を記載する方法としてよく用いられる．

UPDRS（Unified Parkinson's Disease Rating Scale）は，パーキンソン病に特化した総合的な評価法で，「精神機能，行動および気分」4項目，「日常生活活動」13項目，「運動機能検査」14項目，「治療の合併症」11項目があり，H-Y分類よりも細部にわたる評価が可能である．

身体機能評価

パーキンソン病の姿勢異常の特徴として，体幹前屈・体幹側屈・頭頸部前屈が挙げられる．これらの異常姿勢は歩行障害のみならず，基本動作障害や嚥下障害なども引き起こす．そのため，椅座位で体幹前屈・体幹側屈・頭頸部前屈などの姿勢評価を行い，立ち上がりの観察から股関節や膝関節の伸展可動域，膝伸展筋力などを評価する．パーキンソン病の歩行障害の特徴は，すくみ足，小刻み歩行，突進現象などが挙げられる．これらの歩行障害は，転倒と密接な関連性が示されており，転倒による骨折などの二次的障害を引き起こす可能性があるため，注意深く観察する必要がある．特にすくみ足については，日常生活場面での評価および理学療法場面での評価の双方を比較し，方向転換時や狭い場所を通るときなど出現要因を推測していくことが重要である．バランス評価の指標としては，Timed Up and Go test（TUG）やファンクショナルリーチテスト（**図1**）[2]，Berg Balance Scaleなどが挙げられる．

認知機能評価

パーキンソン病は，運動障害だけではなく，しばしば認知機能障害や精神障害を伴う．そのためMMSEやMoCA-Jなどを用いて全般的な認知機能評価を行う．また，遂行機能障害や記憶障害などの詳細な認知機能評価についても，パーキンソン病罹患者個々人の状況を踏まえ評価する必要がある．

表1 Hoehn-Yahr（H-Y）の重症度分類

Ⅰ度	一側性障害のみ．通常，機能障害は軽微またはなし
Ⅱ度	両側性の障害があるが，姿勢保持の障害はない．日常生活，就業は多少の困難はあるが行える
Ⅲ度	立ち直り反射障害がみられる．活動はある程度制限されるが職種によっては仕事可能で，機能障害は軽度ないし中等度だが，まだ誰にも頼らずに1人で生活できる
Ⅳ度	重篤な機能障害を有し，自力のみの生活は困難だが，支えなしに立つこと，歩くことはどうにか可能である
Ⅴ度	立つことも不可能で，介助なしにはベッドまたは車椅子の生活を強いられる

（文献1）より引用改変）

図1 ファンクショナルリーチテスト

壁などにメジャーを貼りつけておくと，測定がスムーズである．リーチ時に体幹回旋が伴わないように注意する．バランスの悪い高齢者の場合，リーチとともに前方に転倒する場合もあるので，必要に応じて転倒予防のためのサポートを行う．

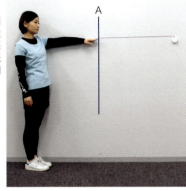 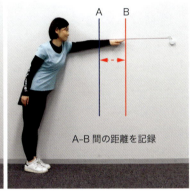

A-B間の距離を記録

Knack & Pitfalls

posture second strategy[3]とは？

健常者においては，歩行やバランスを最適化するために認知課題のパフォーマンスを犠牲にしやすい．これをposture first strategyとよぶ．一方でパーキンソン病罹患者では，姿勢よりも認知課題を優先するとされ，これをposture second strategyという．そのため，パーキンソン病罹患者は日常生活を送るうえでバランスをとることを犠牲にし，認知要素を優先するため転倒するともいわれている．

Terms ドーパミン

ドーパミンとは，外部からの刺激をニューロンに伝える神経伝達物質で，アドレナリン・ノルアドレナリンが生成される前段階の物質である．

Terms 起立性低血圧

背臥位または座位から立体への体位変換に伴い，重力の影響で血液が下肢や腹部内臓系へ移動し，心拍出量が減少，体血圧が低下することで生じる．パーキンソン病では，自律神経障害により循環動態の変化に対応困難となり生じることがある．

Terms wearing-off現象とon-off現象

wearing-off現象とは，薬の効果の持続時間が短くなり，効果が切れてくると症状が悪くなる現象のことである．また，on-off現象とは薬を飲んだ時間に関係なく，スイッチを入れたり切ったりするように症状が変化する現象のことである．パーキンソン病の評価を行ううえで，これらの薬物の影響を加味することは重要である．

（西尾尚倫）

IX 介護予防領域における各種疾患への対応

キーワード パーキンソン病 運動療法 生活指導

16 パーキンソン病
介入のポイント

運動療法の効果

日本神経学会の「パーキンソン病治療ガイドライン2011」における運動療法は，身体機能，健康関連QOL，筋力，バランス，歩行速度の改善に有効であることがグレードA（強い科学的根拠があり，行うよう強く勧められる）として推奨されている．一方で，パーキンソン病に対する運動療法を行ううえで，症状の日内変動や病期について考慮する必要がある．オランダ理学療法士協会（KNGF）によるパーキンソン病の理学療法ガイドラインでは，病期に沿って目標や介入方法が提唱（表1）[1]されている．今回は運動療法の介入対象となる，早期および中期のパーキンソン病を中心に触れる．

病期別の介入方法

1) 早期（H-Y分類Ⅰ～Ⅱ度）の介入
(1) 関節可動域維持・改善

パーキンソン病に特有の前傾姿勢の予防のため，壁などを使用し体幹伸展を行うことや，椅子などを使用して股関節伸展を行うなど関節可動域の維持・改善が必要となる（図1a, b）．また，直立の姿勢が維持できているか，日頃から確認することも重要といえる（図1c）．

(2) 筋力強化

前傾姿勢の予防のため，体幹伸展筋や股関節伸展筋の筋力強化が重要である（図2a）．また，転倒予防を目的に立位での足踏みなどバランス練習も積極的に行う（図2b）．

(3) 生活指導

パーキンソン病を罹患することで，不活動となり体力低下をきたすことが多くみられる．そのため，定期的な身体活動の維持を目的にトレッドミルや自転車エルゴメータを取り入れたリハビリテーションのほか，散歩などの全身運動を日常生活に取り入れることが重要である．また，パーキンソン病が変性疾患であるため，今後生じる可能性がある二次的合併症に関する教育や症状変化に対する経過観察の指導なども行っていく必要がある．

2) 中期（H-Y分類Ⅲ～Ⅳ度）の介入
(1) 関節可動域維持・筋力強化

パーキンソン病では病状の進行に伴い柔軟性が低下し，基本動作やADLに影響を及ぼすといわれている．そのため体幹の可動性，特に体幹回旋の可動域の維持や腹筋群の筋力維持が重要である（図3a, b）．座って過ごす時間も多くなる病期だが，体幹回旋の可動性は椅子に座りながらも行えるため，できるだけ日常生活に組み込むように指導したほうがよい．

(2) 歩行能力の改善

この時期に最も注意が必要なこととして，転倒が挙げられ，すくみ足などの歩行障害のほか，姿勢反射障害などが関与する．すくみ足に対しては，視覚や聴覚手がかりを利用した歩行練習や，歩幅を広く歩く，腕振りをするなど，歩行に適切に注意を向けさせることも重要である．また，時間的切迫によりすくみ足が増悪することもあるため，緊張を和らげることや自己のペースで歩行することも指導する場合がある．

(3) 環境整備

この病期では姿勢反射障害や歩行障害により，基本動作やADLに障害が生じることが多く，転倒の危険性が高い．まずは問診により，どのような生活場面ですくみ足などが生じるかなど適切に把握する必要がある．また，実際の生活場面での動作を確認し，本人が移動する動線に合わせて手すりの設置や歩行補助具の検討も行う．さらに，パーキンソン病特有のparadoxical gaitを利用し，床に進行方向に垂直なテープを貼るなどの工夫も重要である．

16. パーキンソン病――介入のポイント

表1 KNGFガイドラインにおける重症度による理学療法の対応

1. 早期（early phase）：H-Y 分類Ⅰ～Ⅱ度
①理学療法の目的
- 不活動性の予防
- 運動や転倒に対する不安の軽減
- 体力の維持・改善（全身持久力，筋力，関節可動性）

②介入方法
- 情報提供や指導
- バランスや体力を主体とする運動療法（グループトレーニングも含む）

2. 中期（mid phase）：H-Y 分類Ⅱ～Ⅳ度
①理学療法の目的
- 活動性の維持・向上

②介入方法
- 以下の問題に焦点を当てた運動療法
　起居動作，姿勢，リーチと把握，バランス，歩行
- 認知運動戦略や外的刺激の適用
- 介護者の参加

3. 後期（late phase）：H-Y 分類Ⅴ度
①理学療法の目的
- 身体機能の維持
- 褥瘡，関節拘縮などの予防

②介入方法
- 自動介助運動
- ベッドや車椅子での姿勢調整
- 褥瘡，関節拘縮などの予防の指導
- 介護者の参加

（文献1）より作成）

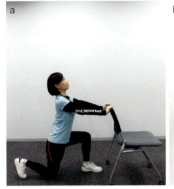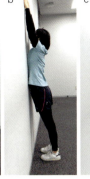

図1 関節可動域維持・改善（早期）
a：体幹伸展可動域拡大，b：股関節伸展可動域拡大，c：立位姿勢の確認

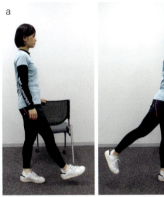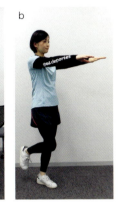

図2 筋力強化（早期）
a：股関節伸展トレーニング，b：立位バランス練習

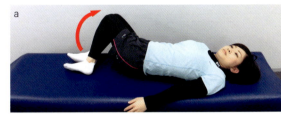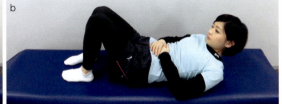

図3 関節可動域維持・改善と筋力強化（中期）
a：体幹回旋可動域拡大トレーニング，b：腹筋群のトレーニング

One Point Advice

LSVT BIG[2)]

　Lee-Silverman Voice Treatment（LSVT）BIG とは，パーキンソン病患者の運動障害を改善することを目的に開発された運動プログラムである．その基本概念は，パーキンソン病患者の動きの大きさにのみ焦点を当てた反復訓練を1回1時間，週4回，4週間にわたって集中的に実施し，自主トレーニングも行うことによって，動きの大きさだけでなく，運動機能全般を改善させようとするものである．まず，パーキンソン病患者が自身の身体の位置や運動に対して感じている誤った感覚情報を再教育することにより，患者自ら運動障害を修正できるようにする．次に，ADLに新しく獲得した動きを反映させ，その訓練効果を持続できるようにする汎化というプロセスを重視している．

（西尾尚倫）

X 現場の対応

キーワード 住宅環境 転倒予防 環境整備

1 住宅環境

住宅環境の整備とは

住宅環境を整えることは，高齢者の転倒を予防する方法の一つである．高齢者の転倒の約65％は住宅内で発生しており，主に「居室・リビング」，「廊下」，「玄関・ポーチ」で転倒する割合が高い[1]．これらの転倒要因としては，老化現象や疾病に伴う種々の障害などから起こる身体機能低下（内的要因）とともに，家庭内の環境因子（外的要因）が挙げられる．高齢者の転倒は，テレビに気を取られたり，カーペットの縁や敷居などのわずかな段差を乗り越えようとしたり，床に落ちたものを拾おうとするなど，通常の日常生活場面で発生することがほとんどである．そのため，転倒を予防するには身体機能の低下を防ぐとともに，住宅環境を整備するための介入が非常に重要となる．

具体例

住宅環境の整備には主に，生活動線の配慮，手すりなどの支持物の設置，段差の解消，視覚機能の低下への配慮などが挙げられる．

1）生活動線

生活動線は，リビング，トイレ，寝室をなるべく近くに配置し，同一階にすることが望ましいとされている．寝室をリビングの近くに配置することで同居家族とのコミュニケーションが取りやすくなり，突然の事態にも対処しやすくなるという利点もある．また，高齢者は排泄が頻回になるため，トイレが近くにあることで心理的な安寧にもつながる．

2）手すり

手すりは，身体機能の低下を補い，歩行や立位の安定化を図る役割をもつ．主な設置場所は玄関の上がり框やトイレ，廊下などであるが，居間に定位置があれば，そこから立ち上がれるように壁に縦手すりを設置することもある．横手すりの場合，通常は大転子の高さに合わせ，床から75〜85cmの高さに設置する（図1）．また，手すりは壁から5〜10cmほどの幅をとるため，生活動線に合わせて設置場所を吟味しないと，かえって邪魔なものになりかねない．そのため，生活動線を吟味しながら設置場所を検討することが重要である．

3）段　差

住宅内の段差は高齢者がつまずく大きな要因の一つである．高齢者は視覚機能や身体機能の低下から0.5cm以上の段差では転倒する危険があるとされている．敷居などの段差を解消するために三角のくさびを設置している住宅を目にするが（図2），廊下に設置していることがほとんどで，くさび自体につまずく危険性も高い．そのため，段差の部分には足元灯を設置したり，段差の縁の色を変えたりするなど段差を識別できるような配慮も必要である（図3）．

4）視覚機能

高齢者は視力の低下や明暗の適応能力の低下がみられるため，住宅には十分な照度を確保する必要がある．特に夜間トイレに行く際は，足元が暗く転倒する危険性が高い．そのため，寝室からトイレまでの動線に足元灯を設置するなどの配慮が必要である．また，光源が目に入ったり，スイッチを探したりして，バランスを崩してしまうこともあるため，光源を下に向ける，手の届きやすい所にスイッチを設置するなどの配慮が必要である．

居間での転倒は，床の物に引っかかって，または踏みつけて滑って発生することが多い．カーペットの配置，コード類の整理，その他生活用品の整頓を心がけ，床面にあまり物を置かないようにしておくことが重要である．

図1 廊下に設置する一般的な手すりの取りつけ位置

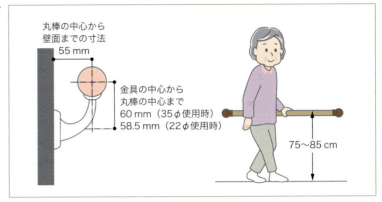

図2 敷居に取りつける段差解消のためのくさび

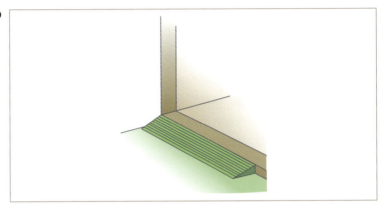

図3 段差を識別しやすくするための工夫

蓄光テープを利用した例．

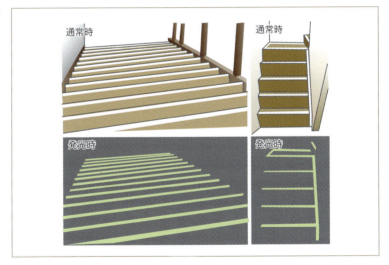

| Terms 視覚機能
視力や視野，立体視，視覚からの情報の処理など，視覚に関する総合的な能力のこと．

| Terms 照度
照明や日光などで照らされた面の，明るさの度合いのこと．

（筧　智裕）

X 現場の対応

キーワード　社会参加　介護予防　地域包括ケア

2 社会参加

高齢者の社会参加

高齢者における社会参加は，地域で豊かな生活を送るために非常に重要な意味をもつ．わが国における主な社会参加活動は，シルバー人材センターでの就労や，町内会・自治体の活動，児童通学支援などのボランティア活動である．高齢者が社会に参加していくことは，地域を支える担い手が増えるだけではなく，高齢者本人の健康や生きがいにも寄与し，認知症予防や介護予防につながることが強く期待されている．

わが国において高齢者の社会参加の活動状況は次第に増加してきている．内閣府の調査によると，2003（平成15）年に何らかのグループ活動に参加したことのある高齢者の割合は54.8％であったのに対し，2013（平成25）年では61.0％であった（図1）[1]．また，安否確認や井戸端会議など，ちょっとした地域交流を実施したいと感じている高齢者は80％であり，多くの高齢者は社会参加に興味をもっていることがわかる．

一方で，さまざまな生活状況により社会参加活動が制限されていることもある．その主な要因としては，①身体的状況，②心理的状況，③家族環境，④居住地域の環境が挙げられる．

1）身体的状況

高齢者は身体機能の低下により，転倒に対する恐怖感や玄関の段差を自分1人では下りられないなどの理由で，外出頻度が減少することがある．また，排泄機能が低下し，外出先での排泄に不安を感じている人も少なくない．

2）心理的状況

高齢期になってからの転居や定年期までフルタイムで就労していたなどの事情によって地域での関係性が希薄な高齢者が少なくない．社会参加は仲間意識を高められる利点がある一方で，参加していない人にとっては疎外感を感じ，地域との交流を敬遠する人もいる．

3）家族環境

家族に日常生活上の世話が必要な要介護者や障害者，小さな子どもがいる場合には，社会参加活動が制約される大きな要因となる．

4）居住地域の環境

都市部では近隣住民との関係性が希薄であったり，山間部では社会参加活動の場までが遠く，移動手段が確保できなかったりするなど，周辺環境や地域によって課題はさまざまである．

地域包括ケアシステムの推進

これらの課題解決のために，支援者は地域に点在するフォーマル，インフォーマルな社会資源やサービスを把握しておくことが重要である．近年，わが国では自治体が中心となって，要介護状態となっても住み慣れた地域で自分らしい暮らしを人生の最後まで続けることができるよう，医療・介護・予防・住まい・生活支援が包括的に確保される体制「地域包括ケアシステム」の構築を推進している．住民自らも要介護状態にならないよう健康的な生活を送る義務があるとともに，地域住民が主体となって介護予防や生活支援などに取り組むことが必要とされてきている．そのために，自治体は，介護予防の担い手の養成を行う，リハビリテーション職をはじめとする専門職をアドバイザーとして派遣するなど，住民主体の取り組みを支援し，また，切れ目のない医療・介護サービスが受けられるよう，関係機関の連携・協働や専門職同士の顔の見える関係づくりや，「生活支援コーディネーター」を設置して地域の資源づくりを進めている（図2）．今後，ますます高齢者の社会参加を促進し，豊かな地域生活を送り続けるために，より密な地域ネットワークづくりが求められる．

2. 社会参加

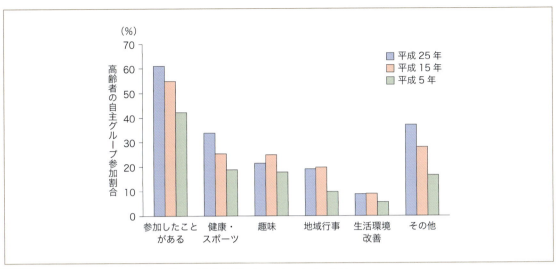

図1 高齢者の自主グループの参加状況（複数回答）（文献1）より引用改変）

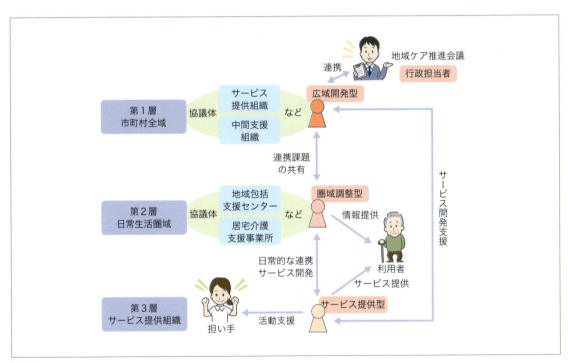

図2 生活支援コーディネーターの役割

> **Terms　シルバー人材センター**
> 高齢者が働くことを通じて，地域社会の活性化に貢献できるよう仕事を受託し，高齢者に提供する組織のこと．
>
> **Terms　フォーマル・インフォーマル**
> フォーマルとは医療保険制度や介護保険制度などの，法律や制度に基づいて行われる公的なサービスのことである．
> インフォーマルとは公的なサービス以外の支援のことで，具体的には家族や近隣住民，ボランティアスタッフなどが行う非公式な支援のことである．

（筧　智裕）

X 現場の対応

キーワード　運動教室　リハ専門職　役割

3 介護予防事業

介護予防事業の効果

　介護予防事業には健康寿命を延伸させ，要介護状態への移行を予防する（先送りにする）効果がある．一般的に，介護予防事業の効果判定のアウトカム指標としては，運動機能，認知機能，精神機能，ADL能力などが用いられる．しかし，"介護予防"の効果を検証するためには，要支援・要介護状態への移行を抑制できているのかという効果判定が最も重要となる．介護予防事業に参加した高齢者では，そうでない高齢者と比べて運動機能や精神機能が向上するだけでなく，その後の要介護状態への移行率が低いことがわかっている．

運動教室の効果

　介護予防事業は，「運動」，「口腔」，「栄養」の3つの柱で構成されている．なかでも運動の意義は大きく，これまでに報告された多くの研究によって，運動による身体機能向上効果，ADL向上効果，そして介護予防効果が示されている．ただし，介護予防効果を高めるための運動種別については明確になっておらず，レジスタンストレーニングやバランストレーニング，エアロビックトレーニングやデュアルタスクトレーニングなど，さまざまな運動を包括的に実施することが望ましい．介護予防効果を高めるためには，"運動種別"よりも，むしろ"実施回数"を十分に担保することが重要であり，少なくとも12回以上の運動教室開催が望まれる（図1）．これには，単に運動量を増加させるという効果だけでなく，高齢者が集う機会を多く設けるという社会参加としての効果が含まれる．運動によって，他者との交流が親密になることはよく経験することであり，運動のもつ副次効果にも期待しながら，介護予防を推進する必要がある．

リハビリテーション専門職の役割

　現在，理学療法士や作業療法士といったリハビリテーション専門職（以下，セラピスト）が，介護予防の現場にも積極的に参加することが求められている．そして，この現場では，実際の運動指導よりも対象者の状態把握，リスク管理などを求められる場合が多い．また，12回程度（回数は各々の教室によって異なる）の教室型運動介入において，セラピストの参加が求められるのは1回目（初回）と12回目（最終回）といった限定的な場合が多く，この限られた時間のなかで対象者の特性を把握し，適切なアセスメントを行うという能力が必要とされる．

　しかし，15名程度の高齢者が参加する運動教室で（人数は教室によって異なる），60分程度の限られた時間で全員のアセスメントを適切に実施することは難しい（1人にあてられる時間は4分程度）．そこで，チェックシートを用いて，セラピストによるアセスメントの必要性の高い対象者をピックアップするという方法を推奨する（図2）．これは，手術の既往や循環器症状の有無，運動器の機能異常などを質問紙によってスクリーニングし，該当した人から優先的にアセスメントを実施するというトリアージのようなものである．理想は，全対象者に対して適切にアセスメントを実施する必要があるが，対象者数が多いときなどはこのような工夫も必要である．なお，このような対象者に対してアセスメントを行い，集団での運動を実施する場合の注意点（この運動は避けるべき，この運動は座位ですべきなど）を対象者と運動指導士の両者に指導することこそがセラピストの重要な役割である．

3. 介護予防事業

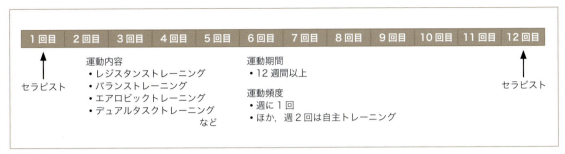

図1 介護予防事業のスケジュール

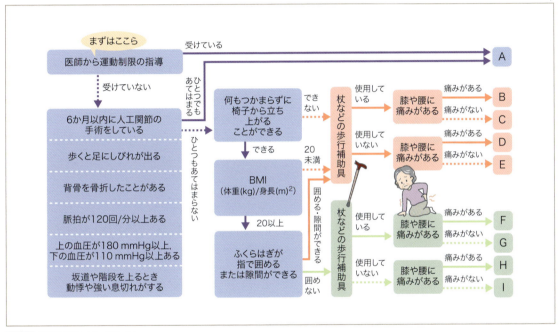

図2 運動指導アルゴリズム

K nack & P itfalls　アウトカム指標としての基本チェックリスト

　基本チェックリストは，介護予防の現場でよく用いられる．介入前後の効果判定の一つに基本チェックリストが用いられることもあるが，「運動を実施したのに運動項目がよくならない」という意見も少なくない．基本チェックリストの運動項目は，身体機能が大幅に向上しないと改善しないような項目で構成されている．これら項目の改善がなくとも身体機能が改善しているケースは多く，効果判定には歩行速度や5回立ち座りテストなど，連続変数として扱えるデータを参照すべきである．

（山田　実）

X 現場の対応

キーワード 一次予防 ｜ 自主グループ ｜ 要介護認定

4 介護予防の実際

一次予防の充実

京都府舞鶴市では一次予防を積極的に実施している．数年前まで同市でも，二次予防事業（ハイリスクの高齢者を対象とした予防事業）を実施していたが，全国的に問題となっている事業参加者の伸び悩みといった慢性的な問題を抱えていた．そこで同市では，2012（平成24）年度から改革を行い，一次予防を積極的に実施するようになった．この一次予防は，通称「サロン de ストレッチ」とよばれ，住民主体の自主グループ（サロン）で運営されている（図1～4）．開始から4年間で，自主グループの数は100か所に達し，同市の一般高齢者人口の1割を超える1,600名以上の高齢者が定期的に参加するようになった．この数は，1つの小学校区に6か所以上の自主グループが存在することに相当し，おおよそ徒歩15分圏内に自主グループが設置されたことになる．なお，非常に興味深い点として，いわゆる二次予防対象者に該当する高齢者も大勢参加していることが挙げられる．つまり，一次予防が充実し，気軽に参加できる自主グループ数が増えることで，これまで伸び悩んでいたハイリスク高齢者の運動参加率も伸びる可能性が示された．

自主グループ教室の内容

舞鶴市では，自主グループによる運動教室が2週に1回の頻度で開催されている．運動指導を行うのは，同市居住の健康運動指導士や，同市で開催したファシリテーター養成事業に参加した一般住民であり，正に地産地消の教室運営が行われている．教室名は「サロン de ストレッチ」であ

るが，運動内容としては，ストレッチ，レジスタンストレーニング，デュアルタスクトレーニングなどが実施されている．12週間や24週間のプログラムのように期間限定であれば，2週に1回という頻度は少ないが，継続的に実施するという点を考慮すれば，無理なく続けられる妥当な頻度である．

> **Terms** 健康運動指導士
> 健康運動指導士とは，市民の健康をサポートするために，安全・適切な運動プログラムを提案・指導する専門家である．財団法人健康・体力づくり事業財団が資格認定を行っている．

自主グループ教室の効果

自主グループへの参加者と，同じような機能レベルの非参加者の基本チェックリストの得点の推移で，参加者は経年的に基本チェックリストの点数が減少した（改善している）のに対し，非参加者では経年的に点数が増加（悪化）した．なお，要介護状態へ移行する割合も約30%程度抑制できており，低頻度，低予算でも十分に介護予防効果が得られることが示されている．

自主グループ数の目標

各小学校区の"住民数／自主グループの比"と3年間の新規要介護認定率との関係性をみると，"住民数／自主グループの比"と要介護認定率は正の相関関係を認め，住民数に比してサロン数が多いほど要介護認定率が低いという関係性が成立している．同市の3年間の新規要介護認定率は13.8%であり（全国平均並），この値を11%まで，または9%，7%までと抑制することを目標に自主グループ数を検討すると，11%であれば230名に1か所，9%であれば120名に1か所，7%であれば80名に1か所となる．各地方自治体のさまざまな環境にも依存するが，高齢者100名に対して1か所程度自主グループが整備されるようになると，大幅に介護給付費や医療費の抑制に寄与することが予想される．

図1 自主グループの運動風景①
ファシリテーターによる椅座位でのトレーニング．

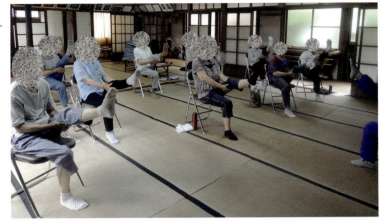

図2 自主グループの運動風景②
床座位でのトレーニング．

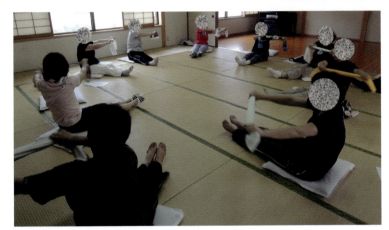

図3 自主グループの運動風景③
DVDを用いたトレーニング．

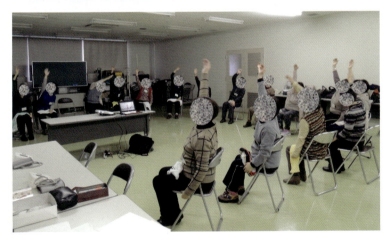

Knack & Pitfalls　保健師の活動

　介護予防事業を運営するうえで，地方自治体に所属する保健師の活動意義は大きい．舞鶴市では介護予防に従事する保健師が多く，地域に根付いたかたちで自主グループの立ち上げのサポートを実施している．リハビリテーション専門職も保健師など地方自治体の職員との連携をうまく図りながら，介護予防現場で求められる専門職である必要がある．

（山田　実）

X 現場の対応

キーワード　熱中症　病態　予防

5 熱中症

熱中症とは

　熱中症は，高温環境下で，体内の水分や塩分のバランスが崩れたり，体内の調整機能が破綻するなどして発症する障害の総称である．高齢者では，男女ともに日常生活のなかで起こる非労作性熱中症が多く，屋内での発症頻度が増加している[1]．また，独居者や日常生活活動（ADL）能力の低下がみられる人，精神疾患や心疾患などの基礎疾患を有する人は，重症化しやすいため注意が必要である．

熱中症の種類

　熱中症は，熱失神，熱痙攣，熱疲労および熱射病に分類される．熱失神は発汗による脱水と皮膚血管の拡張によって血圧が低下，脳血流が減少して起こるものであり，めまい，失神などがみられる．熱痙攣は，大量に汗をかき，水だけを補給して血液の塩分濃度が低下したときに，足，腕，腹部の筋肉に痛みを伴った痙攣が起こるものである．熱疲労は，発汗による脱水とそのための血液不足に伴う症状で，脱力感，倦怠感，めまい，頭痛，嘔気などがみられる．熱射病は，体温上昇のため中枢機能に異常をきたした状態で，応答が鈍い，言動がおかしいといった意識障害が生じ，重症化すると意識消失や死に至る危険性がある．

熱中症が発生しやすい気象条件

　気温が高い，湿度が高い，風が弱い，日射・輻射が強いという条件は，身体からの熱放散を妨げる方向に作用するため，熱中症の発生リスクを増加させる．熱中症予防のための指標には，気温，湿度，風，日射・輻射を組み合わせた暑さ指数（Wet-Bulb Globe Temperature：WBGT）が推奨されている．暑さ指数は，テレビなどの気象予報における気温と湿度からも予測することができる（図1）．暑さ指数によって日常生活における注意事項が決められている（表1）．

熱中症の予防

　熱中症予防の基本は，体温上昇の抑制と脱水予防である．体温上昇の抑制としては，特に高温環境下での身体活動に注意することが重要である．高温環境下では頻繁に休憩をとり，絶対に無理をしないようにする．また，屋外での移動時には，なるべく日陰を選ぶことや服装を工夫（帽子の利用や通気性，吸湿性，速乾性のよい服の着用）することなども有効である．脱水予防としては，水分・塩分の補給が重要である．夏場では，室内・室外問わず喉の渇きを感じなくても，こまめに水分・塩分を補給する．特に高齢者では，自分で脱水に気づきにくい傾向があるため，経口補水液などを定期的に飲ませる習慣をつけさせることが熱中症の予防につながる（図2）．

Knack & Pitfalls　日常生活における水分補給の目安

通常の生活では，食事などに含まれる水分を除いた飲料として摂取すべき量は1日当たり1.2Lを目安とする．

熱中症の対応処置

　熱中症の対応として重要なことは，身体を冷やすことである．熱中症が疑われた場合は，涼しいところへ移動し，衣服をゆるめ安静にさせる．また，冷却を行うのであれば太い血管のある首，両脇，下肢の付け根が効果的である．意識が明瞭ならば0.1～0.2％の食塩水，経口補水液，スポーツドリンクなどで水分を補給する．意識が不明瞭であれば救急搬送し，医療機関での治療が必要となる．

5. 熱中症

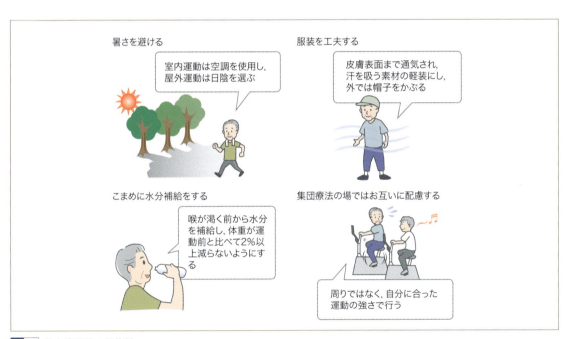

図1 暑さ指数と気温，湿度との関係（文献2）より引用）

表1 日常生活における熱中症予防の指針

温度基準 WBGT	注意すべき 生活活動の目安	注意事項
危険 31℃以上	すべての 生活活動で 起こる危険性	高齢者においては安静状態でも発生する危険性が大きい．外出はなるべく避け，涼しい室内に移動する．
厳重警戒 28〜31℃		外出時は炎天下を避け，室内では室温の上昇に注意する．
警戒 25〜28℃	中等度以上の 生活活動で 起こる危険性	運動や激しい作業をする際は定期的に十分に休息を取り入れる．
注意 25℃未満	強い生活活動で 起こる危険性	一般に危険性は少ないが激しい運動や重労働時には発生する危険性がある．

（文献2）より引用）

図2 熱中症予防の具体例

（石山大介）

X 現場の対応

キーワード　肺炎　体位　口腔ケア

6 肺炎

肺炎の疾患概要

　肺炎による死亡者数は近年増加傾向にあり，わが国における死亡原因の第3位である．特に肺炎による死亡例の大半は75歳以上の高齢者であり，なかでも誤嚥性肺炎は死亡率が高く，治療開始後でも再発を繰り返すことが多い．誤嚥性肺炎は，入院した市中肺炎の60％，院内肺炎の87％に認められ，入院肺炎症例全体の66.4％で認めたと報告されている[1]．

　肺炎の感染症状としては，発熱，頭痛，全身倦怠感，悪寒，関節痛，食欲不振などを認め，脈拍上昇，呼吸数上昇，脱水などをきたす．さらに炎症症状として咳嗽，喀痰，呼吸困難，胸痛などがある．しかし高齢者の場合，発熱や咳，痰などの通常の症状が少ないことが多く，しばしば受診が遅れて肺炎が重症化することがあり，注意が必要である．

評価のポイント

　必要以上の安静臥床を避けて積極的な離床や日常生活活動（activities of daily living：ADL）の拡大を図るためのコンディショニングとして，腹式呼吸や口すぼめ呼吸などの呼吸法，息切れや呼吸困難感などの自覚症状の有無，頚部周囲の呼吸筋群の筋緊張，胸郭可動性，自己排痰の可否，四肢・体幹の筋力（廃用の現状），ADLへの呼吸機能の影響などを評価する．またメンタル面の評価として，治療に対する理解とモチベーション，運動に対する不安感の評価を行う．内服薬や点滴治療など薬物療法の状況，血液検査結果からC反応性蛋白（C-reactive protein：CRP）の経過と現状などを把握しておくことも重要である．

介入のポイント

　肺炎の炎症症状が継続しており離床が困難な場合には，四肢および胸郭可動性改善の自動・他動運動に加えて，体位ドレナージによるポジショニング（図1）やスクイージング（squeezing，図2）などを行う．排痰を促す各手技は，気管切開後や四肢拘縮などの患者の全身状態や呼吸状態，咳をする能力，人工呼吸器や酸素療法などの医療機器の使用状況を加味して選択する必要がある．

　肺炎の炎症症状が改善傾向にある場合，受動座位や端座位，車椅子乗車などの積極的な離床を開始すべきである．その際，動脈血酸素飽和度や血圧，脈拍，呼吸数などのモニタリングを行いながら離床時間を延長していく．呼吸状態を確認しながらADLの拡大を図り，ADLの再獲得を進めながら呼吸および身体的筋力負荷を徐々に漸増したプログラムを立案する．息切れを起こさず行える動作の工夫（動作スピードや継続時間など）や環境調整などを行うことが重要である．筋力・持久力トレーニングは，低負荷から開始し徐々に強度や時間，実施回数などを漸増していく必要がある．

予防のポイント

　高齢者に多い誤嚥性肺炎を予防するポイントは，口腔ケアの実施と食事姿勢である．口腔ケアについては，食後の歯磨き，1日1回の義歯の清掃，週1回の専門職による口腔ケアを行うことで，口腔内の呼吸器病原体が減少したり，誤嚥性肺炎発症の抑制や死亡率が改善する報告がある[2]．食事姿勢の基本（図3）は，嚥下障害が軽度であれば座位とし，椅子に深く腰かけて体幹を90°起こし，足底が地面にしっかり接地する姿勢をとる．嚥下障害を有する場合には60°程度のリクライニング位，長期の禁食明けの場合には30°リクライニング位に座面角度を調節し，頚部は軽度前屈位とする．

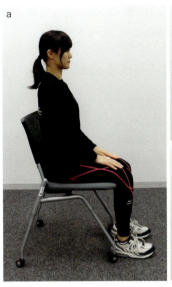
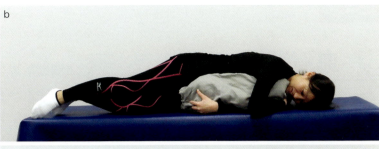
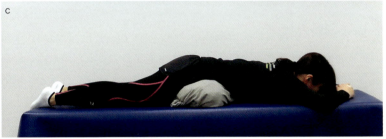

図1　体位ドレナージによるポジショニングの例
a：椅座位または端座位，b：側臥位，c：腹臥位．
人工呼吸器や酸素療法などの使用機器，気管切開後や四肢拘縮などの身体機能状況などを考慮して可能な肢位を20〜30分保持する．体位を変換する際には，自己喀痰するか吸引を行い排痰した後に次の肢位のポジショニングを行う．

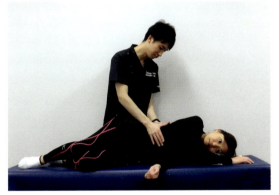

図2　側臥位でのスクイージング
呼吸リズムに合わせて痰が貯留している部位の胸郭を呼気時に圧迫して排痰を促す．

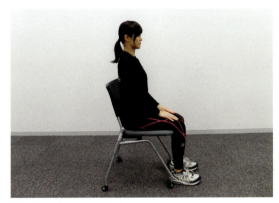

図3　食事場面での姿勢

> **Terms　体位ドレナージ**
> 体位ドレナージとは，さまざまな体位をとることで気道内分泌物を肺区域から中枢軌道へ効率よく移動させ，排痰を促す方法である．
>
> **Terms　スクイージング**
> スクイージングは，排痰を促す呼吸介助の一つで，痰が貯留していると思われる部位の胸郭を介助者が呼気時に圧迫し，呼気流量を高め排痰を促す方法である．

> **One Point Advice**
> **円背で座位保持が困難**
> 円背などの脊椎アライメント異常を認めたり，著明な腰痛により座位の安定した姿勢保持が困難な場合には，側臥位での食事摂取も方法の一つである．側臥位で食事を行う際には，両下肢の間や背部にクッションを入れるなどして，できるだけ接地面を増やして安定した姿勢を保つ．

（國枝洋太）

Ⅹ 現場の対応

キーワード　血液透析　危険因子　介護予防

7 血液透析

血液透析とは

血液透析は，慢性腎不全患者に対して実施される治療である．腎臓は，血液中の塩分や老廃物を尿として体外に排出する機能を有する．末期の慢性腎不全患者はこの機能が不十分なために，体内に血液中の塩分や老廃物が蓄積し，尿毒症を引き起こしてしまう．そこで，血液透析によって人工的に腎臓の機能を代償し，機械的に血液中の塩分や老廃物を体外に排出している．

血液透析の患者数は，生活習慣病の増加に伴って次第に増加している．2015年時点で，わが国において約32万5,000人が血液透析を受けており，そのうち約38%は糖尿病性腎症に起因している（図1）[1]．糖尿病性腎症による血液透析患者数は増加の一途をたどっており，2011年に慢性糸球体腎炎に代わって血液透析の原因疾患の第1位となっている．

血液透析患者における低栄養

血液透析患者は健常者と比較して低栄養状態（protein-energy wasting：PEW）になりやすく，生命予後に強く影響することから深刻な問題とされている（図2）[2]．PEWの要因はさまざまで，食事摂取量の制限のほかに，透析中にアミノ酸が大量に流出することや，透析液の影響による炎症により健常者よりエネルギー代謝が必要なことなどが挙げられる．血液透析患者においては，BMIが低い人ほど死亡リスクが高いとの報告もあり，体重減少は重大な危険因子となりうる．そのため，やせてきているかどうかの聴取や，体重管理をすることは非常に重要なことである．

血液透析患者に対する運動

血液透析患者は健常者と比較して転倒リスクが高いことが知られている．その要因としては，骨ミネラル代謝の異常による骨脆弱性や食事摂取量の制限，自律神経機能低下による骨格筋量の低下，糖尿病性末梢神経障害による足底感覚の低下などが挙げられる．血液透析患者に対して運動療法を行うと，転倒リスクを軽減させるとされており，中等度以上の強度の運動を1日30分以上行うことが推奨されている[3]．元々運動に積極的でない人に対しては，低い運動強度レベルで短時間の運動から始め，徐々に強度を上げていくことが望ましい（表1）．

血圧変動

血液透析療法は特徴的な体内水分量の変化を伴うため，血圧の変動が大きい．特に血液透析療法後は起立性低血圧を引き起こしやすく，時には意識レベルの低下から転倒に至ることもある．透析後でなくとも，一貫して血圧が低い状態が続き，持続性低血圧の症状がみられることも少なくない．近年，夜間就寝中に血液透析を受け，朝方に終了する夜間透析を実施している患者もわずかずつではあるが増加傾向を示している．そのため介護予防の現場では，いつ透析をしたのかという点と血圧変動には，常に注意しておく必要がある．

> **TOPICS　内シャント**
>
> 血液透析療法を効率的に行うためには，内シャントを造設することが基本となる．多くの場合，前腕にある橈骨動脈と橈側皮静脈とを吻合する方法がとられる．シャント部は比較的脆く，圧迫するなどの刺激を入れてしまうことで，内シャントの閉塞，シャント血管からの出血などを引き起こしてしまうこともあるため，十分な注意と管理が必要である．特にシャントを造設した側での血圧測定や腕枕は絶対禁忌である．

図1 血液透析患者の原因疾患の推移（日本透析医学会統計調査委員会：図説 わが国の慢性透析療法の現況．docs.jsdt.or.jp/overview/index.html, 図表15より引用改変）

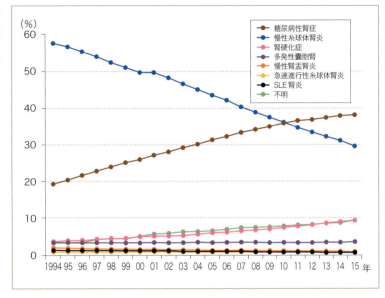

図2 PEWの要因における概念上のモデル（文献2）より引用改変）

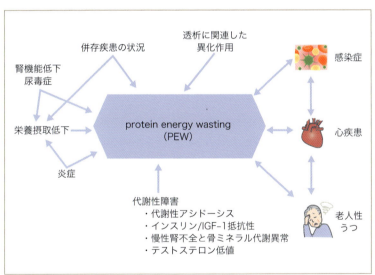

表1 日常生活における運動量

運動の強さ	80 kcal（1単位）消費するための継続時間	運動内容
非常に軽い	約30分間	散歩，乗り物（電車，バス立位），炊事，家事（洗濯，掃除），買物，軽い体操
軽い	約20分間	歩行（70 m/分），入浴，階段を下りる，ラジオ体操，自転車（平地），ゴルフ
中等度	約10分間	軽いジョギング，階段を上る，自転車（坂道），歩くスキー，スケート，バレーボール，登山，テニス（練習）
強い	約5分間	マラソン，縄とび，バスケットボール，ラグビー，水泳（平泳ぎ），剣道

（日本糖尿病学会編：糖尿病治療の手引き改訂第56版，南江堂，東京，2014より引用改変）

（筧　智裕）

X 現場の対応

キーワード 在宅酸素療法 / 酸素供給装置 / 使用方法

8 在宅酸素療法

在宅酸素療法とは

　在宅酸素療法は，慢性呼吸不全患者に対し，いままで入院していないとできなかった酸素吸入を在宅で行うことにより，住み慣れた環境で療養を行いつつ，趣味や生活習慣，患者のQOLを高めるための医療である[1]．在宅酸素療法の対象となる疾患としては，高度慢性呼吸不全や慢性心不全などが挙げられる．

酸素供給装置

　酸素供給装置には酸素濃縮装置と液化酸素装置がある．酸素濃縮装置は，部屋の空気を取り込んで窒素を取り除き，酸素を濃縮して供給するシステムであり，電気で作動する．酸素濃縮装置には操作が簡単という利点がある．また，外出時や停電時には携帯用酸素ボンベを併用する．携帯用酸素ボンベの運搬方法には，カートやショルダーバッグ，リュックといった種類がある（図1）．液化酸素装置は液化酸素を少しずつ気化させることで酸素を供給するシステムであり，外出時には子器を使用する．液化酸素装置の利点には，電気が不要であることや，子器の携帯性に優れているといったことが挙げられる．しかし，子器に酸素を充填させるなどの操作が高齢者では難しいという欠点もある．

使用状況の評価

　在宅酸素療法を行っている人に対して，実際の使用状況を評価することは重要である．特に使用状況が不適切な場合では，熱傷や火災，低酸素血症などのリスクがあり注意する必要がある．

　熱傷や火災のリスクとしては，喫煙やガスレンジでの調理，冬季の石油ストーブの使用などが挙げられる．酸素は助燃性をもつため，酸素吸入中の喫煙は非常に危険である．したがって，在宅酸素療法に際しては，禁煙の徹底を確認する．また，調理では電磁調理器や電子レンジを使用しているか，暖房はエアコンディショナーや電気ファンヒーターを使用しているかなどを確認する．

　低酸素血症のリスクとしては，酸素療法の自己中断や不適切な酸素流量での使用などが挙げられる．在宅酸素療法を行っている人では，面倒であることや，人目が気になることから日常生活場面で酸素供給装置を使用していない人も少なくない．そこで夜間や入浴，外出のときなどの使用状況を具体的に質問して確認することが重要である．

　また，自己判断で酸素流量を増減させている場合もあるため，実際に酸素流量の設定を確認することも重要である．

在宅酸素療法施行中の運動

　在宅酸素療法が施行されている人でも，リスク管理をしたうえで，筋力トレーニングや有酸素運動を有効に行うことができる．運動中のリスク管理には，パルスオキシメータ（図2）による低酸素血症の管理や，主観的運動強度による呼吸困難感の管理などが挙げられる．また，酸素流量を労作時に増量させるように指示されている人もいるため，運動に際して確認をしておくとよい．

図1 携帯用酸素ボンベの運搬方法

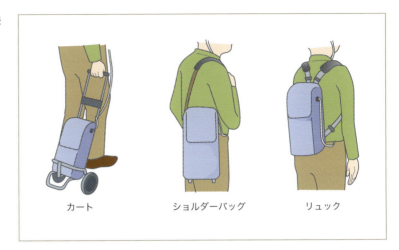

カート　　ショルダーバッグ　　リュック

図2 パルスオキシメータ
製品名：パルスオキシメータ PULSOX-1
（コニカミノルタジャパン株式会社）

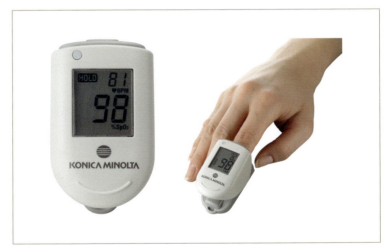

TOPICS　酸素ボンベの使用可能な時間

携帯用酸素ボンベの使用可能な時間を把握しておくことは，外出先での酸素切れによる低酸素血症のリスクを予防するうえで大切である．酸素の使用可能時間は以下の式によって計算できる．
ボンベの容量（L）×酸素の充填圧（MPa）× 10 × 0.8（安全係数）＝ボンベ内の酸素残量（L）
ボンベ内の酸素残量（L）÷使用流量（L／分）＝使用可能時間（分）

Knack & Pitfalls　呼吸同調装置

携帯用酸素ボンベには，使用者の吸気を検出し，酸素が吸気時にのみ供給される呼吸同調装置が付属されている．呼吸同調装置を使用することで，酸素ボンベの連続使用時間は2〜3倍程度に延長することができる．ただし，高齢者では誤使用が少なくないため，適切に使用できているか確認・指導を行っていく必要性がある．

（石山大介）

X 現場の対応

キーワード：前立腺がん　アンドロゲン　サルコペニア

9 アンドロゲン抑制療法

前立腺がんの概要

前立腺がんの罹患者数は，高齢化や食生活の欧米化および診断技術の向上によって増加している．2015年のがんの部位別罹患者数では，前立腺がんは男性における第1位となった．また，前立腺がんは加齢に伴って増加する「高齢者のがん」として知られており，45歳以下の男性ではまれであるが，50歳以降は加齢とともに急激に増加する．今後，ますます高齢化率が高まると考えられるわが国においては，まさに次世代の国民病になりつつある疾病である．

アンドロゲン抑制療法

前立腺がん細胞は，精巣および副腎から分泌されるアンドロゲンの影響により増殖する．前立腺がんに対する薬物療法の根幹ともいえるものがアンドロゲン抑制療法（androgen deprivation therapy：ADT）である．ADTは，アンドロゲンの分泌や働きを抑えることによって，前立腺がん細胞の増殖を抑制する治療法である．ADTは，再発リスクが高い早期前立腺がん患者，または前立腺がんが進行，再発，もしくは転移した患者に対し，放射線治療と併用されることが多い．また，根治的前立腺摘除術の際に切除されたリンパ節に前立腺がん細胞が認められた患者に対しても使用される．現時点では，前立腺がんの治療においてADTを凌駕するその他の薬物療法は存在しない．

ADTの副作用

ADTは前立腺がんの進行，再発予防において重要な役割を果たす一方で，非常に多くの副作用を有することが知られている．代表的な副作用としては，男性機能や骨密度の低下，骨格筋量の減少，易疲労感，貧血，肥満，うつ，糖尿病などが挙げられ，これらは要介護状態の主要なリスク因子となる．これらは，加齢に伴うテストステロンの分泌量減少に伴って一般的に生じうるものであるが，ADTを施行されている前立腺がん患者では加齢による影響以上にテストステロン分泌量が抑制されるため，これらの症状がより強く出現する．つまり，ADTが施行されている前立腺がん患者は，上記のような副作用の影響により，サルコペニアやフレイルの状態を招きやすく，要介護状態に至るリスクが高まる（図1）[1]．今後，高齢化の進展に伴って前立腺がん患者はさらに増加すると予測されている．そのため，ADTが施行されている前立腺がん患者に対するフレイル・サルコペニア予防は，今後重要性を増すものと考えられる．筋力トレーニングなどの運動療法は，ADTが施行されている前立腺がん患者の身体機能低下を予防できる可能性がある（図2）．

副作用への対応

欧米では，ADTが施行されている前立腺がん患者は，ADT未施行の前立腺がん患者や一般高齢者と比較してサルコペニアの有病率が高いことが報告されている．また，ADTが施行されている前立腺がん患者に対する筋力トレーニングや食事指導は，サルコペニアの予防や身体パフォーマンス，QOLの改善に有効であることが報告されている（図3）．しかし，わが国においてADTが施行されている前立腺がん患者に対する運動療法や食事指導の効果を検証した報告は存在しない．また，ADTが施行されている前立腺がん患者におけるサルコペニアの有病率なども明らかにされていない．今後，わが国においてもこれらの領域に関する研究が進むことが期待される．

9. アンドロゲン抑制療法

図1 ADTと要介護発生リスク
（文献1より引用改変）

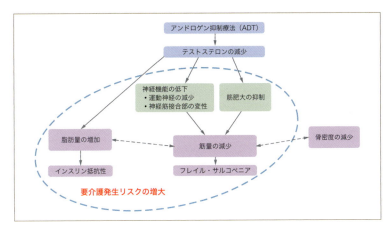

図2 ADTと筋力トレーニングの効果

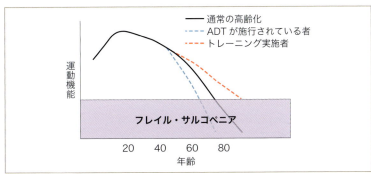

図3 ADT患者における運動・栄養介入

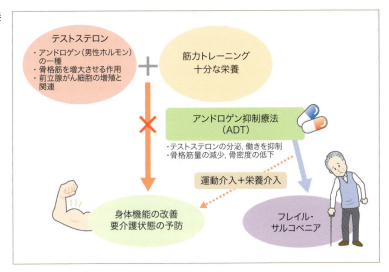

| Terms | アンドロゲン |

いわゆる男性ホルモンの総称であり，ステロイドホルモンの一種である．男性では，約95％が精巣から，残りの約5％が副腎から分泌される．近年，精巣由来のアンドロゲンの産生が止まると副腎由来の男性ホルモンが活性化されることが明らかになっている．アンドロゲンは，男性器の形成や発達，骨格筋の増強に作用する．

| Terms | テストステロン |

アンドロゲンがいわゆる男性ホルモンの総称であるのに対して，テストステロンは男性ホルモンの一種である．テストステロンは，男性ホルモンの約95％もの比率を占める重要なホルモンである．テストステロンは，骨格筋の増強や骨格の発達に作用する．

（木村鷹介）

文 献

I フレイル

I-1

1) Walston J, et al：Research agenda for frailty in older adults：toward a better understanding of physiology and etiology：summary from the American Geriatrics Society/National Institute on Aging Research Conference on Frailty in Older Adults. J Am Geriatr Soc 54：991-1001, 2006

2) Yamada M, et al：Predictive value of frailty scores for healthy life expectancy in community-dwelling older Japanese adults. J Am Med Dir Assoc 16：1002.e7-1002.e11, 2015

3) Fried LP, et al：Frailty in older adults：evidence for a phenotype. J Gerontol A Biol Sci Med Sci 56：M146-M156, 2001

I-2

1) Fried LP, et al：Frailty in older adults：evidence for a phenotype. J Gerontol A Biol Sci Med Sci 56：M146-M156, 2001

2) Shimada H, et al：Combined prevalence of frailty and mild cognitive impairment in a population of elderly Japanese people. J Am Med Dir Assoc 14：518-524, 2013

3) Yamada M, et al：Predictive value of frailty scores for healthy life expectancy in community-dwelling older Japanese adults. J Am Med Dir Assoc 16：1002.e7-1002.e11, 2015

4) Satake S, et al：Validity of the Kihon Checklist for assessing frailty status. Geriatr Gerontol Int 16：709-715, 2016

I-3

1) Alcock L, et al：Age-related changes in physical functioning：correlates between objective and self-reported outcomes. Physiotherapy 101：204-213, 2015

2) Stijntjes M, et al：Effect of calendar age on physical performance：A comparison of standard clinical measures with instrumented measures in middle-aged to older adults. Gait Posture 45：12-18, 2016

3) Abe T, et al：Age-related change in handgrip strength in men and women：is muscle quality a contributing factor? Age(Dordr) 38：28, 2016

4) Jackson AS, et al：Longitudinal changes in body composition associated with healthy ageing：men, aged 20-96 years. Br J Nutr 107：1085-1091, 2012

5) Speakman JR, et al：Associations between energy demands, physical activity, and body composition in adult humans between 18 and 96 y of age. Am J Clin Nutr 92：826-834, 2010

6) Yamada M, et al：Age-dependent changes in skeletal muscle mass and visceral fat area in Japanese adults from 40 to 79 years-of-age. Geriatr Gerontol Int 14 Suppl 1：8-14, 2014

7) Clark BC, et al：What is dynapenia? Nutrition 28：495-503, 2012

8) Koster A, et al：Does the amount of fat mass predict age-related loss of lean mass, muscle strength, and muscle quality in older adults? J Gerontol A Biol Sci Med Sci 66：888-895, 2011

9) Morley JE：Frailty and sarcopenia：the new geriatric giants. Rev Invest Clin 68：59-67, 2016

10) Cooper R, et al：Objectively measured physical capability levels and mortality：systematic review and meta-analysis. BMJ 341：c4467, 2010

11) Nofuji Y, et al：Associations of walking speed, grip strength, and standing balance with total and cause-specific mortality in a general population of Japanese elders. J Am Med Dir Assoc 17：184.e1-184.e7, 2016

12) Chen PJ, et al：Predicting cause-specific mortality of older men living in the Veterans home by handgrip strength and walking speed：a 3-year, prospective cohort study in Taiwan. J Am Med Dir Assoc 13：517-521, 2012

13) Toots A, et al：Usual gait speed independently predicts mortality in very old people：a population-based study. J Am Med Dir Assoc 14：529.e1-529.e6, 2013

14) Deshpande N, et al：Predicting 3-year incident mobility disability in middle-aged and older adults using physical performance tests. Arch Phys Med Rehabil 94：994-997, 2013

15) Rantanen T, et al：Midlife hand grip strength as a predictor of old age disability. JAMA 281：558-560, 1999

16) Rantanen T, et al：Muscle strength and body mass index as long-term predictors of mortality in initially healthy men. J Gerontol A Biol Sci Med Sci 55：M168-M173, 2000

I-4

1) Giné-Garriga M, et al：Physical exercise interventions for improving performance-based measures of physical function in community-dwelling, frail older adults：a systematic review and meta-analysis. Arch Phys Med Rehabil 95：753-769,

2014

2) Chou CH, et al：Effect of exercise on physical function, daily living activities, and quality of life in the frail older adults：a meta-analysis. Arch Phys Med Rehabil 93：237-244, 2012

3) Zheng G, et al：Aerobic exercise ameliorates cognitive function in older adults with mild cognitive impairment：a systematic review and meta-analysis of randomised controlled trials. Br J Sports Med, 2016[Epub ahead of print]

I-5

1) Lana A, et al：Dairy consumption and risk of frailty in older adults：a prospective cohort study. J Am Geriatr Soc 63：1852-1860, 2015

2) Radavelli-Bagatini S, et al：Association of dairy intake with body composition and physical function in older community-dwelling women. J Acad Nutr Diet 113：1669-1674, 2013

3) Ozawa M, et al：Milk and dairy consumption and risk of dementia in an elderly Japanese population：the Hisayama Study. J Am Geriatr Soc 62：1224-1230, 2014

4) Dideriksen K, et al：Influence of amino acids, dietary protein, and physical activity on muscle mass development in humans. Nutrients 5：852-876, 2013

5) Paddon-Jones D, et al：Protein and healthy aging. Am J Clin Nutr, 2015[Epub ahead of print]

6) Artaza-Artabe I, et al：The relationship between nutrition and frailty：Effects of protein intake, nutritional supplementation, vitamin D and exercise on muscle metabolism in the elderly. A systematic review. Maturitas 93：89-99, 2016

II　サルコペニア

II-1

1) Cruz-Jentoft AJ, et al：Sarcopenia：European consensus on definition and diagnosis：Report of the European Working Group on Sarcopenia in Older People. Age Ageing 39：412-423, 2010

2) Chen LK, et al：Sarcopenia in Asia：consensus report of the Asian Working Group for Sarcopenia. J Am Med Dir Assoc 15：95-101, 2014

3) Yamada M, et al：Age-dependent changes in skeletal muscle mass and visceral fat area in Japanese adults from 40 to 79 years-of-age. Geriatr Gerontol Int 14：8-14, 2014

4) Akune T, et al：Exercise habits during middle age are associated with lower prevalence of sarcopenia：the ROAD study. Osteoporos Int 25：1081-1088, 2014

II-2

1) 飯島勝矢：サルコペニア危険度の簡易評価法「指輪っかテスト」．臨床栄養 125：778-789, 2014

2) Malmstrom TK, et al：SARC-F：a simple questionnaire to rapidly diagnose sarcopenia. J Am Med Dir Assoc 14：531-532, 2013

3) Morley JE, et al：Rapid screening for sarcopenia. J Cachexia Sarcopenia Muscle 6：312-314, 2015

4) 山田陽介ほか：サルコペニア研究の源流と判定の問題点：サルコペニアとフレイル評価の役割と課題．介護福祉・健康づくり 3：11-18, 2016

II-3

1) Huo YR, et al：Comprehensive nutritional status in sarco-osteoporotic older fallers. J Nutr Health Aging 19：474-480, 2015

2) Nishiguchi S, et al：Sarcopenia as a risk factor for cognitive deterioration in community-dwelling older adults：a 1-year prospective study. J Am Med Dir Assoc 17：372.e5-372.e8, 2016

3) Schuelke M, et al：Myostatin mutation associated with gross muscle hypertrophy in a child. N Engl J Med 350：2682-2688, 2004

4) McKay BR, et al：Myostatin is associated with age-related human muscle stem cell dysfunction. FASEB J 26：2509-2521, 2012

5) Kim JS, et al：Load-mediated downregulation of myostatin mRNA is not sufficient to promote myofiber hypertrophy in humans：a cluster analysis. J Appl Physiol 103：1488-1495, 2007

II-4

1) Park SW, et al：Decreased muscle strength and quality in older adults with type 2 diabetes：the health, aging, and body composition study. Diabetes 55：1813-1818, 2006

2) Wang CP, et al：Better glycemic control is

associated with maintenance of lower-extremity function over time in Mexican American and European American older adults with diabetes. Diabetes Care 34:268-273, 2011

3) Kalyani RR, et al: Hyperglycemia and incidence of frailty and lower extremity mobility limitations in older women. J Am Geriatr Soc 60:1701-1707, 2012

4) Blaum CS, et al: Is hyperglycemia associated with frailty status in older women? J Am Geriatr Soc 57:840-847, 2009

5) Kim TN, et al: Prevalence and determinant factors of sarcopenia in patients with type 2 diabetes: the Korean Sarcopenic Obesity Study(KSOS). Diabetes Care 33:1497-1499, 2010

6) Ricci NA, et al: Frailty and cardiovascular risk in community-dwelling elderly: a population-based study. Clin Interv Aging 9:1677-1685, 2014

7) Lee SW, et al: Appendicular skeletal muscle mass and insulin resistance in an elderly korean population: the korean social life, health and aging project-health examination cohort. Diabetes Metab J 39:37-45, 2015

8) Lee CG, et al: Insulin sensitizers may attenuate lean mass loss in older men with diabetes. Diabetes Care 34:2381-2386, 2011

9) Hong HC, et al: Relationship between sarcopenia and nonalcoholic fatty liver disease: the Korean Sarcopenic Obesity Study. Hepatology 59:1772-1778, 2014

10) Kim HY, et al: Low skeletal muscle mass is associated with non-alcoholic fatty liver disease in Korean adults: the Fifth Korea National Health and Nutrition Examination Survey. Hepatobiliary Pancreat Dis Int 15:39-47, 2016

11) Volpato S, et al: Role of muscle mass and muscle quality in the association between diabetes and gait speed. Diabetes Care 35:1672-1679, 2012

12) Pritchard JM, et al: The relationship between intramuscular adipose tissue, functional mobility, and strength in postmenopausal women with and without type 2 diabetes. J Aging Res 2015:872726, 2015

13) Kitajima Y, et al: Severity of non-alcoholic steatohepatitis is associated with substitution of adipose tissue in skeletal muscle. J Gastroenterol Hepatol 28:1507-1514, 2013

14) Foley RN, et al: Kidney function and sarcopenia in the United States general population: NHANES III. Am J Nephrol 27:279-286, 2007

15) Johansen KL, et al: Significance of frailty among dialysis patients. J Am Soc Nephrol 18:2960-2967, 2007

16) Wilhelm-Leen ER, et al: Frailty and chronic kidney disease: the Third National Health and Nutrition Evaluation Survey. Am J Med 122:664-671, 2009

17) Roshanravan B, et al: A prospective study of frailty in nephrology-referred patients with CKD. Am J Kidney Dis 60:912-921, 2012

18) McAdams-DeMarco MA, et al: Frailty and falls among adult patients undergoing chronic hemodialysis: a prospective cohort study. BMC Nephrol 14:224, 2013

19) McAdams-DeMarco MA, et al: Frailty as a novel predictor of mortality and hospitalization in individuals of all ages undergoing hemodialysis. J Am Geriatr Soc 61:896-901, 2013

20) Batsis JA, et al: Sarcopenia, sarcopenic obesity and mortality in older adults: results from the National Health and Nutrition Examination Survey III. Eur J Clin Nutr 68:1001-1007, 2014

21) Sarma S, et al: Soothing the sleeping giant: improving skeletal muscle oxygen kinetics and exercise intolerance in HFpEF. J Appl Physiol 119:734-738, 2015

22) van de Bool C, et al: Muscle quality is more impaired in sarcopenia patient with chronic obstructive pulmorary disease. J Am Med Dir Assoc 17:415-420, 2016

23) Bekfani T, et al: Sarcopenia in patients with heart failure with preserved ejection fraction: Impact on muscle strength, exercise capacity and quality of life. Int J Cardiol 222:41-46, 2016

24) Koo HK, et al: Conflicting role of sarcopenia and obesity in male patients with chronic obstructive pulmonary disease: Korean National Health and Nutrition Examination Survey. PLoS One 9:e110448, 2014

25) Costa TM, et al: Sarcopenia in COPD: relationship with COPD severity and prognosis. J Bras Pneumol 41:415-421, 2015

II-5

1) Kemmler W, et al: Whole-body electromyostimulation as a means to impact muscle mass and abdominal body fat in lean, sedentary, older female adults: subanalysis of the TEST-III trial. Clin Interv Aging 8:1353-1364, 2013

2) Kemmler W, et al: Impact of whole-body electromyostimulation on body composition in elderly women at risk for sarcopenia: the Training and ElectroStimulation Trial(TEST-III). Age 36:395-406, 2014

3) Bezerra P, et al: Effects of electromyostimulation on knee extensors and flexors strength and steadiness

in older adults. J Mot Behav 43：413-421, 2011

II-6

1) Churchward-Venne TA, et al：There are no nonresponders to resistance-type exercise training in older men and women. J Am Med Dir Assoc 16：400-411, 2015
2) Komar B, et al：Effects of leucine-rich protein supplements on anthropometric parameter and muscle strength in the elderly：a systematic review and meta-analysis. J Nutr Health Aging 19：437-446, 2015
3) Lexell J：Human aging, muscle mass, and fiber type composition. J Gerontol A Biol Sci Med Sci 50A：11-16, 1995
4) Lexell J, et al：What is the cause of the ageing atrophy? Total number, size and proportion of different fiber types studied in whole vastus lateralis muscle from 15- to 83-year-old men. J Neurol Sci 84：275-294, 1988
5) Marcus RL, et al：Intramuscular adipose tissue, sarcopenia, and mobility function in older individuals. J Aging Res 2012：629637, 2012
6) Cesari M, et al：Sarcopenia-related parameters and incident disability in older persons：results from the "invecchiare in Chianti" study. J Gerontol A Biol Sci Med Sci 70：457-463, 2015
7) Cawthon PM, et al：Do muscle mass, muscle density, strength, and physical function similarly influence risk of hospitalization in older adults? J Am Geriatr Soc 57：1411-1419, 2009
8) Ryan AS, et al：Effects of weight loss and exercise on trunk muscle composition in older women. Clin Interv Aging 9：395-402, 2014

III　ロコモティブシンドローム

III-1

1) Yoshimura N, et al：Prevalence of knee osteoarthritis, lumbar spondylosis, and osteoporosis in Japanese men and women：the research on osteoarthritis/osteoporosis against disability study. J Bone Miner Metab 27：620-628, 2009
2) 日本整形外科学会：ロコモティブシンドローム生活者意識全国調査, 2012

III-2

1) 日本整形外科学会公認ロコモティブシンドローム予防啓発公式サイト. https：//locomo-joa.jp/check/test/pdf/locomo25.pdf

III-5

1) Yoshimura N, et al：Prevalence of knee osteoarthritis, lumbar spondylosis, and osteoporosis in Japanese men and women：the research on osteoarthritis/osteoporosis against disability study. J Bone Miner Metab 27：620-628, 2009
2) Sasaki S, et al：Association between current nutrient intakes and bone mineral density at calcaneus in pre- and postmenopausal Japanese women. J Nutr Sci Vitaminol(Tokyo) 47：289-294, 2001
3) Cumming RG, et al：Calcium for prevention of osteoporotic fractures in postmenopausal women. J Bone Miner Res 12：1321-1329, 1997
4) Tang BM, et al：Use of calcium or calcium in combination with vitamin D supplementation to prevent fractures and bone loss in people aged 50 years and older：a meta-analysis. Lancet 370：657-666, 2007

IV　認知症

IV-1

1) 日本精神医学会（日本語版用語監修）, 高橋三郎ほか（監訳）, 染矢俊幸ほか（訳）：DSM-5 精神疾患の診断・統計マニュアル, 医学書院, 東京, pp583-634, 2014
2) 佐々木健介ほか：アルツハイマー病と耐糖能異常：久山町認知症研究. 老年期認知症研会誌 18：20-24, 2011
3) 朝田　隆：都市部における認知症有病率と認知症の生活機能障害への対応. 厚生労働省科学研究費補助金認知症対策総合研究事業 平成23年度〜平成24年度総合研究報告書 2013

文 献

IV-2

1) Fratiglioni L, et al：An active and socially integrated lifestyle in late life might protect against dementia. Lancet Neurol 3：343-353, 2004
2) Norton S, et al：Potential for primary prevention of Alzheimer's disease：an analysis of population-based data. Lancet Neurol 13：788-794, 2014
3) Albert MS, et al：The diagnosis of mild cognitive impairment due to Alzheimer's disease：recommendations from the National Institute on Aging-Alzheimer's Association workgroups on diagnostic guidelines for Alzheimer's disease. Alzheimers Dement 7：270-279, 2011
4) Brodaty H, et al：Mild cognitive impairment in a community sample：The Sydney Memory and Ageing Study. Alzheimers Dement 9：310-317, 2013

IV-4

1) Takechi H, et al：Scenery Picture Memory Test：a new type of quick and effective screening test to detect early stage Alzheimer's disease patients. Geriatr Gerontol Int 10：183-190, 2010
2) Kim JW, et al：Improvement of screening accuracy of Mini-Mental State Examination for mild cognitive impairment and non-Alzheimer's disease dementia by supplementation of verbal fluency performance. Psychiatry Investig 11：44-51, 2014
3) Stroop JR：Studies of interference in serial verbal reactions. J Exp Psychol 18：643-662, 1935
4) 目黒謙一ほか：地域在住後期高齢者における認知症関連「基本チェックリスト」認知症関連3項目の認知症スクリーニングツールとしての妥当性の検討：栗原プロジェクト. 老年精医誌 23：725-730, 2012

IV-5

1) Barber SE, et al：Is there a role for physical activity in preventing cognitive decline in people with mild cognitive impairment? Age Ageing 41：5-8, 2012

IV-6

1) Morris MC, et al：Fish consumption and cognitive decline with age in a large community study. Arch Neurol 62：1849-1853, 2005
2) Kesse-Guyot E, et al：Thirteen-year prospective study between fish consumption, long-chain n-3 fatty acids intakes and cognitive function. J Nutr Health Aging 15：115-120, 2011
3) Llewellyn DJ, et al：Vitamin D and risk of cognitive decline in elderly persons. Arch Intern Med 170：1135-1141, 2010
4) Annweiler C, et al：Higher vitamin D dietary intake is associated with lower risk of alzheimer's disease：a 7-year follow-up. J Gerontol A Biol Sci Med Sci 67：1205-1211, 2012
5) Masaki KH, et al：Association of vitamin E and C supplement use with cognitive function and dementia in elderly men. Neurology 54：1265-1272, 2000
6) Singh B, et al：Association of mediterranean diet with mild cognitive impairment and Alzheimer's disease：a systematic review and meta-analysis. J Alzheimers Dis 39：271-282, 2014
7) Ozawa M, et al：Dietary patterns and risk of dementia in an elderly Japanese population：the Hisayama Study. Am J Clin Nutr 97：1076-1082, 2013

V 疲労感・うつ・自己効力感

V-2

1) Yu DS, et al：Fatigue among older people：a review of the research literature. Int J Nurs Stud 47：216-228, 2010
2) Whiting P, et al：Interventions for the treatment and management of chronic fatigue syndrome：a systematic review. JAMA 286：1360-1368, 2001

V-3

1) World Health Organization：The world health report 2001：mental health：new understanding, new hope, 2001
2) 松林公蔵ほか：総合的日常生活機能評価法-I 評価の方法. d 老年者の情緒に関する評価. Geriat Med 32：541-546, 1994
3) Kvam S, et al：Exercise as a treatment for depression：a meta-analysis. J Affect Disord 202：67-86, 2016

V-4

1) Tinetti ME, et al：Falls efficacy as a measure of fear of falling. J Gerontol 45：239-243, 1990

2）Hill KD, et al：Fear of falling revisited. Arch Phys Med Rehabil 77：1025-1029, 1996

3）近藤　敏ほか：高齢者における転倒恐怖．総合リハ 27：775-780, 1999

4）牧迫飛雄馬ほか：日本語版—改訂 Gait Efficacy Scale の信頼性および妥当性．理学療法学 40：87-95, 2013

5）Zijlstra GA, et al：Interventions to reduce fear of falling in community-living older people：a systematic review. J Am Geriatr Soc 55：603-615, 2007

V-7

1）Miyaki K, et al：Socioeconomic status is significantly associated with the dietary intakes of folate and depression scales in Japanese workers（J-HOPE Study）. Nutrients 5：565-578, 2013

2）Gea A, et al：Alcohol intake, wine consumption and the development of depression：the PREDIMED study. BMC Med 11：192, 2013

3）Chang SC, et al：Dietary flavonoid intake and risk of incident depression in midlife and older women. Am J Clin Nutr 104：704-714, 2016

4）Horikawa C, et al：Cross-sectional association between serum concentrations of n-3 long-chain PUFA and depressive symptoms：results in Japanese community dwellers. Br J Nutr 115：672-680, 2016

5）Gougeon L, et al：Intakes of folate, vitamin B6 and B12 and risk of depression in community-dwelling older adults：the Quebec Longitudinal Study on Nutrition and Aging. Eur J Clin Nutr 70：380-385, 2016

6）Tarleton EK, et al：Magnesium intake and depression in adults. J Am Board Fam Med 28：249-256, 2015

7）Lai JS, et al：A systematic review and meta-analysis of dietary patterns and depression in community-dwelling adults. Am J Clin Nutr 99：181-197, 2014

8）Feng L, et al：Frailty predicts new and persistent depressive symptoms among community-dwelling older adults：findings from Singapore longitudinal aging study. J Am Med Dir Assoc 15：76.e7-76.e12, 2014

9）Makizako H, et al：Physical frailty predicts incident depressive symptoms in elderly people：prospective findings from the Obu Study of Health Promotion for the Elderly. J Am Med Dir Assoc 16：194-199, 2015

10）Woods NF, et al：Frailty：emergence and consequences in women aged 65 and older in the Women's Health Initiative Observational Study. J Am Geriatr Soc 53：1321-1330, 2005

11）Lakey SL, et al：Antidepressant use, depressive symptoms, and incident frailty in women aged 65 and older from the Women's Health Initiative Observational Study. J Am Geriatr Soc 60：854-861, 2012

VI 転倒

VI-1

1）O' Loughlin JL, et al：Incidence of and risk factors for falls and injurious falls among the community-dwelling elderly. Am J Epidemiol 137：342-354, 1993

2）Yamada M, et al：Predictive value of frailty scores for healthy life expectancy in community-dwelling older Japanese adults. J Am Med Dir Assoc 16：1002.e7-11, 2015

3）Yamada M, et al：Dual-task walk is a reliable predictor of falls in robust elderly adults. J Am Geriatr Soc 59：163-164, 2011

VI-2

1）Cumming RG, et al：Fall frequency and characteristics and the risk of hip fractures. J Am Geriatr Soc 42：774-778, 1994

VI-3

1）Gillespie LD, et al：Interventions for preventing falls in older people living in the community. Cochrane Database Syst Rev 15：CD007146, 2012

2）American Geriatrics Society, et al：Guideline for the prevention of falls in older persons. J Am Geriatr Soc 49：664-672, 2011

3）Moreland JD, et al：Muscle weakness and falls in older adults：a systematic review and meta-analysis. J Am Geriatr Soc 52：1121-1129, 2004

4）Sherrington C, et al：Effective exercise for the prevention of falls：a systematic review and meta-analysis. J Am Geriatr Soc 56：2234-2243, 2008

VI-4

1）Lundin-Olsson L, et al："Stops walking when

文　献

talking" as a predictor of falls in elderly people. Lancet 349：617, 1997

VI-5

1) Ensrud KE, et al：Circulating 25-hydroxyvitamin D levels and frailty status in older women. J Clin Endocrinol Metab 95：5266-5273, 2010
2) Tajar A, et al：The association of frailty with serum 25-hydroxyvitamin D and parathyroid hormone levels in older European men. Age Ageing 42：352-359, 2013
3) Shimizu Y, et al：Serum 25-hydroxyvitamin D level and risk of falls in Japanese community-dwelling elderly women：a 1-year follow-up study. Osteoporos Int 26：2185-2192, 2015
4) Gillespie LD, et al：Interventions for preventing falls in older people living in the community. Cochrane Database Syst Rev 15：CD007146, 2012

VII　機能評価

VII-1

1) Leong DP, et al：Prognostic value of grip strength：findings from the Prospective Urban Rural Epidemiology(PURE)study. Lancet 386：266-273, 2015
2) Lord SR, et al：Sit-to-stand performance depends on sensation, speed, balance, and psychological status in addition to strength in older people. J Gerontol A Biol Sci Med Sci 57：M539-543, 2002
3) Lauretani F, et al：Age-associated changes in skeletal muscles and their effect on mobility：an operational diagnosis of sarcopenia. J Appl Physiol 95：1851-1860, 2003

VII-2

1) Oshima Y, et al：Estimation of whole-body skeletal muscle mass by bioelectrical impedance analysis in the standing position. Obes Res Clin Pract 4：e1-e82, 2010
2) Yamada M, et al：Comparability of two representative devices for bioelectrical impedance data acquisition. Geriatr Gerontol Int 16：1087-1088, 2016
3) Akima H, et al：Relationship between quadriceps echo intensity and functional and morphological characteristics in older men and women. Arch Gerontol Geriatr 70：105-111, 2017

VII-3

1) 内山　靖ほか(編)：臨床評価指標入門―適用と解釈のポイント―．協同医書出版，東京，2003
2) Podsiadlo D, et al：The timed "Up & Go"：a test of basic functional mobility for frail elderly persons. J Am Geriatr Soc 39：142-148, 1991
3) Butland RJ, et al：Two-, six-, and 12-minute walking tests in respiratory disease. Br Med J 284：1607-1608, 1982
4) Studenski S, et al：Gait speed and survival in older adults. JAMA 305：50-58, 2011

VII-4

1) Hurvitz EA, et al：Unipedal stance testing as an indicator of fall risk among older outpatients. Arch Phys Med Rehabil 81：587-591, 2000
2) Duncan PW, et al：Functional reach：predictive validity in a sample of elderly male veterans. J Gerontol 47：M93-98, 1992

VII-5

1) 村瀬訓生ほか：身体活動量の国際標準化―IPAQ日本語版の信頼性，妥当性の評価．厚生の指標 49：1-9, 2002
2) Hagiwara A, et al：Validity and reliability of the Physical Activity Scale for the Elderly(PASE)in Japanese elderly people. Geriatr Gerontol Int 8：143-151, 2008

VII-6

1) 仲田和正：老人姿勢の研究．日整会誌 62：1149-1161, 1988
2) Quek J, et al：Effects of thoracic kyphosis and forward head posture on cervical range of motion in older adults. Man Ther 18：65-71, 2013
3) 樋口貴広ほか：姿勢と歩行―協調からひも解く―．三輪書店，東京，pp23-24, 2015

VII-7

1) Koyano W, et al：Measurement of competence：

reliability and validity of the TMIG Index of Competence. Arch Gerontol Geriatr 13：103-116, 1991

2）Holbrook M, et al：An activities index for use with stroke patients. Age Ageing 12：166-170, 1983

Ⅶ-8

1）Umberson D, et al：Parenthood, childlessness, and well-being：a life course perspective. J Marriage Fam 72：612-629, 2010

2）大野良之（編）：いきいき社会活動チェック表 利用の手引．1998

3）樋口貴広ほか：姿勢と歩行―協調からひも解く―．三輪書店，東京，pp23-24, 2015

4）栗本鮎美ほか：日本語版 Lubben Social Network Scale 短縮版（LSNS-6）の作成と信頼性および妥当性の検討．日本老年医学会雑誌 48：149-157, 2011

Ⅶ-9

1）Detsky AS, et al：what is subjective global assesment of nutritional status？ JPEN J Parenter Enteral Nutr 11：8-13, 1987

Ⅶ-10

1）小口和代ほか：機能的嚥下障害スクリーニングテスト「反復唾液嚥下テスト」(the Repetitive Saliva Swallowing Test：RSST)の検討(2)―妥当性の検討―．リハビリテーション医学 37：383-388, 2000

2）西尾正輝ほか：Dysarthria における音節の交互反復運動．音声言語医学 43：9-20, 2002

3）Hama Y, et al：Properties of a color-changeable chewing gum used to evaluate masticatory performance. J Prosthodont Res 58：102-106, 2014

Ⅷ 機能トレーニング

Ⅷ-1

1）Wojtek J：ACSM'S Exercise for Older Adults, Wolters Kluwer/Lippincot Williams & Wilkins, Philadelphia, 2014

2）Csapo R, et al：Effects of resistance training with moderate vs heavy loads on muscle mass and strength in the elderly：a meta-analysis. Scand J Med Sci Sports 26：995-1006, 2016

3）Fragala MS, et al：Muscle quality index improves with resistance exercise training in older adults. Exp Gerontol 53：1-6, 2014

4）Zech A, et al：Residual effects of muscle strength and muscle power training and detraining on physical function in community-dwelling prefrail older adults：a randomized controlled trial. BMC Geriatr 12：68, 2012

5）Delshad M, et al：Effect of strength training and short-term detraining on muscle mass in women aged over 50 years old. Int J Prev Med 4：1386-1394, 2013

6）Yasuda T, et al：Effects of detraining after blood flow-restricted low-intensity training on muscle size and strength in older adults. Aging Clin Exp Res 26：561-564, 2014

7）Taaffe DR, et al：Alterations in muscle attenuation following detraining and retraining in resistance-trained older adults. Gerontology 55：217-223, 2009

8）Kalapotharakos VI, et al：Effects of resistance training and detraining on muscle strength and functional performance of older adults aged 80 to 88 years. Aging Clin Exp Res 22：134-140, 2010

9）Geirsdottir OG, et al：Muscular strength and physical function in elderly adults 6-18 months after a 12-week resistance exercise program. Scand J Public Health 43：76-82, 2015

10）Sherk KA, et al：Effects of resistance training duration on muscular strength retention 6-month posttraining in older men and women. J Geriatr Phys Ther 35：20-27, 2012

Ⅷ-2

1）Howe TE, et al：Exercise for improving balance in older people. Cochrane Database Syst Rev CD004963, 2011

2）Wojtek J：ACSM'S Exercise for Older Adults, Wolters Kluwer/Lippincot Williams & Wilkins, Philadelphia, 2014

3）Berg KO：Measuring balance in the elderly：preliminary development of an instrument. Physiother Can 41：304-311, 1989

Ⅷ-3

1）Wojtek J：ACSM'S Exercise for Older Adults, Wolters Kluwer/Lippincot Williams & Wilkins, Philadelphia, 2014

文 献

Ⅷ-4

1) Lexell J, et al：What is the cause of the ageing atrophy? Total number, size and proportion of different fiber types studied in whole vastus lateralis muscle from 15- to 83-year-old men. J Neurol Sci 84：275-294, 1988
2) 池添冬芽：高齢者の転倒を予測するためのステッピングテストの有効性．PTジャーナル 43：989-995, 2009
3) Mansfield A, et al：Does perturbation-based balance training prevent falls? Systematic review and meta-analysis of preliminary randomized controlled trials. Phys Ther 95：700-709, 2015

Ⅷ-5

1) Wojtek J：ACSM'S Exercise for Older Adults. Wolters Kluwer/Lippincot Williams & Wilkins, Philadelphia, 2014
2) Nemoto K, et al：Effects of high-intensity interval walking training on physical fitness and blood pressure in middle-aged and older people. Mayo Clin Proc 82：803-811, 2007
3) Butland RJ, et al：Two-, six-, and 12-minute walking tests in respiratory disease. Br Med J 284：1607-1608, 1982

4) 文部科学省：平成27年度体力・運動能力調査報告書統計数値表．http://www.e-stat.go.jp/SG1/estat/List.do?bid=000001077239&cycode=0

Ⅷ-6

1) Kubo K, et al：Effects of 6 months of walking training on lower limb muscle and tendon in elderly. Scand J Med Sci Sports 18：31-39, 2008
2) Yamada M, et al：Mail-based intervention for sarcopenia prevention increased anabolic hormone and skeletal muscle mass in community-dwelling Japanese older adults：the INE（Intervention by Nutrition and Exercise）Study. J Am Med Dir Assoc 16：654-660, 2015

Ⅷ-7

1) Yamada M, et al：Seated stepping exercise in a dual-task condition improves ambulatory function with a secondary task：a randomized controlled trial. Aging Clin Exp Res 23：386-392, 2011
2) Yamada M, et al：Rhythmic stepping exercise under cognitive conditions improves fall risk factors in community-dwelling older adults：preliminary results of a cluster-randomized controlled trial. Aging Ment Health 15：647-653, 2011

Ⅸ 介護予防領域における各種疾患への対応

Ⅸ-1 評価

1) Keskin D, et al：The risk factors related to falling in elderly females. Geriatr Nurs 29：58-63, 2008
2) 寺山和雄ほか（監修）：標準整形外科学，第6版，医学書院，東京，1996

Ⅸ-1 介入

1) Resnick B, et al：Adherence to an exercise intervention among older women post hip fracture. J Clin Sport Psychol 2：41-56, 2008

Ⅸ-2 評価

1) Movaseghi F, et al：Effect of three-year multi-component exercise training on bone mineral density and content in a postmenopausal woman with osteoporosis：a case report. Iran J Public Health 44：701-704, 2015
2) 骨粗鬆症の予防と治療ガイドライン作成委員会（編）：骨粗鬆症の予防と治療ガイドライン2015年版，日本骨粗鬆症学会 日本骨代謝学会 骨粗鬆症財団，2015
3) Nakamura K, et al：Locomotive syndrome：definition and management. Clin Rev Bone Miner Metab 14：56-67, 2016

Ⅸ-2 介入

1) Carter ND, et al：Community-based exercise program reduces risk factors for falls in 65-to 75-year-old women with osteoporosis：randomized controlled trial. CMAJ 167：997-1004, 2002
2) Weber-Rajek M, et al：Whole-body vibration exercise in postmenopausal osteoporosis. Prz Menopauzalny 14：41-47, 2015

Ⅸ-3 評価

1) 赤居正美ほか：疾病特異的・患者立脚型変形性膝関節症患者機能評価尺度；JKOM（Japanese Knee Osteoarthritis Measure）．運動・物理療法 16：55-62,

2005.

IX-3 介入

1) Silva LE, et al：Hydrotherapy versus conventional land-based exercise for the management of patients with osteoarthritis of the knee：a randomized clinical trial. Phys Ther 88：12-21, 2008

IX-4 評価

1) Pincus T, et al：Assessment of patient satisfaction in activities of daily living using a modified Stanford Health Assessment Questionnaire. Arthritis Rheum 26：1346-1353, 1983

IX-5 評価

1) Nowakowski P, et al：Lumbar spinal stenosis. Phys Ther 76：187-190, 1996
2) Surace MF, et al：Lumbar spinal stenosis treatment with Aperius perclid interspinous system. Eur Spine J Suppl 1：S69-74, 2012
3) Nakamura K, et al：Locomotive syndrome：definition and management. Clin Rev Bone Miner Metab 14：56-67, 2016

IX-5 介入

1) Choi J, et al：Effects of flexion-distraction manipulation therapy on pain and disability in patients with lumbar spinal stenosis. J Phys Ther Sci 27：1937-1939, 2015
2) Kim ER, et al：Effects of a home exercise program on the self-report disability index and gait parameters in patients with lumbar spinal stenosis. J Phys Ther Sci 26：305-307, 2014

IX-6 評価

1) 吉村典子ほか：腰痛の疫学—大規模疫学調査 ROAD から—．日整外会誌 84：437-439, 2010

IX-8 評価

1) 日本腎臓学会（編）：CKD 診療ガイド 2012. https://www.cdn.jsn.or.jp/guideline/pdf/CKDguide2012.pdf
2) 日本透析医学会：維持血液透析ガイドライン：血液透析導入．日透析医学会誌 46：1107-1155, 2013

IX-8 介入

1) 日本腎臓学会（編）：エビデンスに基づく CKD 診療ガイドライン 2013. http://www.jsn.or.jp/guideline/pdf/CKD_evidence2013/all.pdf
2) Pescatello LS, et al：ACSM's Guidelines for Exercise Testing and Prescription, 9th edition, Wolters Kluwer/Lippincott Williams & Wilkins, Philadelphia 2014

IX-9 評価

1) 厚生労働省：平成 26 年国民健康・栄養調査報告．http://www.mhlw.go.jp/bunya/kenkou/eiyou/h26-houkoku.html
2) 日本高血圧学会高血圧治療ガイドライン作成委員会（編）：高血圧治療ガイドライン 2014．日本高血圧学会．http://www.jpnsh.jp/data/jsh2014/jsh2014v1_1.pdf

IX-9 介入

1) 日本高血圧学会高血圧治療ガイドライン作成委員会（編）：高血圧治療ガイドライン 2014．日本高血圧学会．http://www.jpnsh.jp/data/jsh2014/jsh2014v1_1.pdf
2) 日本循環器学会高血圧治療ガイドライン作成委員会（編）：心血管疾患におけるリハビリテーションに関するガイドライン（2012 年改訂版）．http://www.j-circ.or.jp/guideline/pdf/JCS2012_nohara_h.pdf
3) 厚生労働省：「健康づくりのための身体活動基準 2013」及び「健康づくりのための身体活動指針（アクティブガイド）」について．http://www.mhlw.go.jp/stf/houdou/2r9852000002xple.html
4) Cornelissen VA, et al：Impact of resistance training on blood pressure and other cardiovascular risk factors：a meta-analysis of randomized, controlled trials. Hypertension 58：950-958, 2011

IX-10 評価

1) New York Heart Association：Diseases of the heart and blood vessels：nomenclature and criteria for diagnosis, 6th ed, Little, Brown, Boston, pp110-114, 1964
2) Nohria A, et al：Medical management of advanced heart failure. JAMA 287：628-640, 2002
3) Hülsmann M, et al：Muscle strength as a predictor of long-term survival in severe congestive heart failure. Eur J Heart Fail 6：101-107, 2004
4) Ingle L, et al：Prognostic value of the 6 min walk test and self-perceived symptom severity in older patients with chronic heart failure. Eur Heart J 28：560-568, 2007

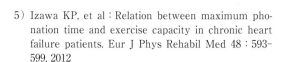

5) Izawa KP, et al：Relation between maximum phonation time and exercise capacity in chronic heart failure patients. Eur J Phys Rehabil Med 48：593-599, 2012

IX-10 介入

1) American Colledge of Sports Medicine：ACSM's guidelines for exercise testing and prescription, 8th ed, Lippincott Wiliams & Wilkins, Philadelphia, p157, 2009

IX-11 評価

1) 厚生労働省：平成 27 年人口動態統計．http：//www.mhlw.go.jp/toukei/saikin/hw/jinkou/kakutei15/index.html

IX-11 介入

1) 日本循環器学会：心血管疾患におけるリハビリテーションに関するガイドライン（2012 改訂版）．http：//www.j-circ.or.jp/guideline/pdf/JCS2012_nohara_h.pdf

IX-12 評価

1) 日本糖尿病療養指導士認定機構（編著）：糖尿病療養指導ガイドブック 2015―糖尿病療養指導士の学習目標と課題―メディカルレビュー社，大阪，2015

2) Andersen H, et al：Muscle strength in type 2 diabetes. Diabetes 53：1543-1548, 2004

3) Ozdirenç M, et al：Evaluation of physical fitness in patients with Type 2 diabetes mellitus. Diabetes Res Clin Pract 60：171-176, 2003

IX-12 介入

1) 日本糖尿病療養指導士認定機構（編著）：糖尿病療養指導ガイドブック 2015―糖尿病療養指導士の学習目標と課題―，メディカルレビュー社，大阪，2015

IX-13 評価

1) 日本呼吸器学会COPDガイドライン第 4 版作成委員会（編）：COPD（慢性閉塞性肺疾患）診断と治療のためのガイドライン，第 4 版，メディカルビュー社，大阪，2013

2) Global Initiative for Chronic Obstructive Lung Disease：Global strategy for the diagnosis, Management and prevention of chronic obstructive pulmonary disease, 2011. www.goldcopd.com

3) Dajczman E, et al：Six minute walk distance is a predictor of survival in patients with chronic obstructive pulmonary disease undergoing pulmonary rehabilitation. Can Respir J 22：225-229, 2015

4) Kharbanda S, et al：Prevalence of quadriceps muscle weakness in patients with COPD and its association with disease severity. Int J Chron Obstruct Pulmon Dis 10：1727-1735, 2015

IX-13 介入

1) 日本呼吸器学会COPDガイドライン第 4 版作成委員会（編）：COPD（慢性閉塞性肺疾患）診断と治療のためのガイドライン，第 4 版，メディカルビュー社，大阪，2013

IX-14 評価

1) Fearon K, et al：Definition and classification of cancer cachexia：an international consensus. Lancet Oncol 12：489-495, 2011

IX-15 評価

1) 厚生労働省：平成 25 年度国民生活基礎調査の概況．pp30-37, 2013．http://www.mhlw.go.jp/tokei/saikin/hw/k-tyosa/k-tyosa13/dl/16.pdf

IX-16 評価

1) Hoehn MM, et al：Parkinsonism：onset, progression and mortality. Neurology 17：427-442, 1967

2) Duncan PW, et al：Functional reach：a new clinical measure of balance. J Gerontol 45：M192-197, 1990

3) Bloem BR, et al：The "posture second" strategy：a review of wrong priorities in Parkinson's disease. J Neurol Sci 248：196-204, 2006

IX-16 介入

1) KNGF Guidelines for physical therapy in patients with Parkinson's disease. Supplement to the Dutch Journal of Physiotherapy 114：Issue 3, 2004

2) Fox C, et al：LSVT LOUD and LSVT BIG：Behavioral Treatment Programs for Speech and Body Movement in Parkinson Disease. Parkinson's Dis volume 2012：Article ID 391946, 2012

X 現場の対応

X-1

1) 内閣府：平成22年度高齢者の住宅と生活環境に関する意識調査結果　転倒事故．http://www8.cao.go.jp/kourei/ishiki/h22/sougou/zentai/pdf/2-3pdf

X-2

1) 内閣府：平成27年版高齢社会白書（概要版）　高齢者の社会参加活動．http://www8.cao.go.jp/kourei/whitepaper/w-2016/zenbun/28pdf_index.html

X-5

1) 日本救急医学会（編）：熱中症診療ガイドライン2015．http://www.mhlw.go.jp/file/06-Seisakujouhou-10800000-Iseikyoku/heatstroke2015.pdf
2) 日本生気象学会：日常生活における熱中症予防指針 Ver.3. http://seikishou.jp/pdf/news/shishin.pdf

X-6

1) Teramoto S, et al：High incidence of aspiration pneumonia in community- and hospital-acquired pneumonia in hospitalized patients：a multicenter, prospective study in Japan. J Am Geriatr Soc 56：577-579, 2008
2) van der Maarel-Wierink CD, et al：Oral health care and aspiration pneumonia in frail older people：a systematic literature review. Gerodontology 30：3-9, 2013

X-7

1) Masakane I, et al：An overview of regular dialysis treatment in Japan(as of 31 December 2013). Ther Apher Dial 19：540-574, 2015
2) Carrero JJ, et al：Etiology of the protein-energy wasting syndrome in chronic kidney disease：a consensus statement from the International Society of Renal Nutrition and Metabolism(ISRNM). J Ren Nutr 23：77-90, 2013
3) National Kidney Foundation：K/DOQI Clinical Practice Guidelines for Chronic Kidney Diseas. https://www.kidney.org/sites/default/files/docs/ckd_evaluation_classification_stratification.pdf

X-8

1) 日本呼吸器学会肺生理専門委員会，日本呼吸管理学会酸素療法ガイドライン作成委員会（編）：酸素療法ガイドライン，メディカルレビュー社，大阪，2006

X-9

1) Cheung AS, et al：Muscle and bone effects of androgen deprivation therapy：current and emerging therapies. Endocr Relat Cancer 21：R371-394, 2014

和文索引

あ

悪液質 170
握力 84
アドヒアランス 114
アメリカスポーツ医学会 108
アルツハイマー型認知症 40
アンドロゲン抑制療法 198
いきいき社会活動チェック表 98
一次予防 188
移動能力 88
インスリン 162
インスリン様成長因子1 14, 48
インターバル歩行 112, 114
ウォーキング 114, 124
うつ 58
　——症状 64
運動介入 22
運動器 28
運動機能 6
運動強度 160
運動耐容能 154, 166
運動麻痺 174
運動量 8
運動連鎖 94
エイコサペンタエン酸（EPA） 12, 50, 52
栄養管理 172
栄養状態 100
エネルギー 53
エビデンス 74
オーラルディアドコキネシス 102

か

介護予防効果 186
介護予防事業 8, 186
改訂 Gait Efficacy Scale 60
外的要因 72
片脚立位テスト 16
片脚立位保持時間 90
下腿周囲径 86
活動量計 92
仮面高血圧 151
カルシウム 36, 38, 39, 53, 80, 81
がん 170
環境整備 180
間欠性跛行 134
関節リウマチ 130
記憶機能 46
危険因子 42
機能レベル 70
基本チェックリスト 4, 187
狭心痛 158
虚血性心疾患 158
居住地域 184
禁煙指導 168
禁忌肢位 118
筋タンパク質合成反応 10
筋力 84
　——増強運動 172
　——低下 6, 74
　——トレーニング 34, 124, 128, 156, 164, 168
頚髄症 JOA スコア 142
頚椎症 142
軽度認知障害 42
血圧変動 194
血液透析 194
結晶性知能 44
口腔機能評価 102
高血圧 150
巧緻動作練習 144
行動・心理症状 44
誤嚥性肺炎 102, 192
5回立ち座りテスト 16, 84
国際標準化身体活動質問票 92
骨格筋電気刺激 22
骨格筋量 86
　——減少 6
骨粗鬆症 18, 32, 124
骨盤アライメント 94
コンディショニング 168

さ

最大酸素摂取量 112
在宅酸素療法 196
サルコペニア 14, 78, 198
酸素化能 166
酸素供給装置 196
視覚機能 182
自己効力感 60, 64
自主グループ 188
姿勢 126, 134, 138, 140
　——評価 94
しびれ 142
社会活動 98
社会参加 184
住宅環境 182
主観的認知機能低下 46
主観的包括的アセスメント 100
手段的日常生活動作 96
障害調整生存年数 58
食事摂取基準 78
食事パターン 50
植物性タンパク質 26
心筋酸素消費量 158
身体活動 152
　——量 92
心不全 20, 154
腎不全症候 146
心理療法 62
遂行機能 46
水分補給 190
スクイージング 192
ストレッチ 34, 108, 124, 128, 156, 172
生活期脳卒中者 176

［日常］生活指導　120, 128, 132, 136, 140, 144, 156, 180
生活動線　182
生体電気インピーダンス法　86
脊柱アライメント　94
脊柱管狭窄症　32
舌圧　102
全身持久力トレーニング　168
全般的認知機能　46
前立腺がん　198
装具療法　144
ソーシャルネットワーク　98
足病変　162
速筋線維　110

た

体位ドレナージ　192
大腿骨近位部骨折　118
立ち上がりテスト　30
脱臼肢位　120
段差　182
タンパク質　10, 13, 38, 39, 53, 69, 81
地域包括ケアシステム　184
中核症状　44
中鎖脂肪酸　52
超音波画像診断装置　86
朝食　10
2ステップテスト　30
低栄養［状態］　170, 194
抵抗運動　104
テストステロン　198
手すり　182
デトレーニング　104
デヒドロエピアンドロステロン　14
デュアルタスクトレーニング　76, 116
転倒　70
　──恐怖感　70, 106, 174
　──自己効力感　54
　──発生状況　72
　──リスク　174

等尺性収縮　132
糖尿病　20, 162
動脈硬化　152
ドコサヘキサエン酸（DHA）　12, 50, 52
トレーナビリティ　8, 24

な

内的要因　72
二重課題（デュアルタスク）　176
二重課題処理能力　76
　──低下　74
二次予防　188
日本整形外科学会頚髄症治療成績判定基準　142
乳製品　27
入浴　120
認知機能低下　18
認知症　40
熱中症　190
脳卒中　174
　──後うつ病　177
脳由来神経栄養因子　48

は

パーキンソン病　178
肺炎　192
バイタルサイン　154
白衣高血圧　151
バランストレーニング　34, 106
バランス能力　90
反応時間　110
反復唾液飲みテスト　102
非アルコール性脂肪性肝疾患　20
膝伸展筋力　84
ビタミンB_6　69
ビタミンD　36, 38, 39, 78, 80, 81
疲労感　56, 64
敏捷性トレーニング　110
ファンクショナルリーチテスト　90
フットケア　165
フラボノイド　66

フレイル　2
　──・インデックス　4
プレフレイル　2
変形性関節症　32, 126
変形性膝関節症患者機能評価尺度　121
保護因子　42
歩行速度　88

ま

マルチタスクトレーニング　48
慢性呼吸不全患者　196
慢性腎臓病　146
慢性腎不全　20
慢性疲労症候群　56
慢性閉塞性肺疾患　20, 166
慢性腰痛　138
ムチランス変形　132
メンタル要因　54, 62

や

有酸素運動　48, 112, 148, 152, 156, 160, 164, 172
指輪っかテスト　16
葉酸　66, 69
腰部脊柱管狭窄症　134

ら

リーチ動作　130
流動性知能　44
リラクゼーション　136, 140
レジスタンストレーニング　22, 104, 148, 160
レビー小体型認知症　40
老研式活動能力指標　96
老年症候群　18
ロコモ25　30
ロコモティブシンドローム　28
6分間歩行テスト　88
ロバスト　2

索引

欧文索引

activities parallel to daily living　96
ADT（androgen deprivation therapy）　198
APDL　96
BDNF　48
behavioral and psychological symptoms of dementia　44
Berg Balance Scale　106
BIA　86
BMI　100
BPSD　44
brain-derived neurotrophic factor　48
CHS（Cardiovascular Health Study）　4
CKD（chronic kidney disease）　20, 146
COPD（chronic obstructive pulmonary disease）　20, 166
core symptoms　44
crystallized intelligence　44
DALY　58
dehydroepiandrosterone　14
DHA　12, 50, 52
DHEA　14
EPA　12, 50, 52
FAI　96
fluid intelligence　44

Frenchay Activities Index　96
GDS（Geriatric Depression Scale）　58
GFR　146
Hoehn-Yahrの重症度分類　178
IGF-1　14, 48
IMAT　24
insulin-like growth factor-1　14, 48
intramuscular adipose tissue　24
IPAQ　92
Japanese Knee Osteoarthritis Measure　126
Japan Low Back Pain Evaluation Questionnaire　138
JKOM　126
JLEQ　138
Kraus-Weber　138
Lee-Silverman Voice Treatment BIG　181
LSNS-6　98
LSVT BIG　181
Lubben Social Network Scale 短縮版　98
6MWT　88
MCI　42
MCT　52
MFES　60
mGES　60

mHAQ　130
mild cognitive impairment　42
mMRC　166
MNA®（Mini Nutritional Assessment）　100
modified British Medical Research Council　166
Modified Falls Efficacy Scale　60
modified Health Assessment Questionnaire　130
muscle density　24
n-3系脂肪酸　66
NAFLD　20
PASE　92
PEW　194
Physical Activity Scale for the Elderly　92
posture second strategy　179
protein-energy wasting　194
squeezing　192
Timed Up and Go test　88
TMIG-IC（Tokyo Metropolitan Institute of Gerontology Index of Competence）　96
Trendelenburg 徴候　118
VAS（Visual Analogue Scale）　56
WBGT（Wet-Bulb Globe Temperature）　190

┌──────┐
│検印省略│
└──────┘

イラストでわかる
高齢者の生活機能向上支援
地域ケアでの実践と手法の活用

定価(本体3,000円+税)

2017年5月9日　第1版　第1刷発行
2019年7月8日　　同　　第3刷発行

編　者　山田　実
　　　　やまだ　みのる

発行者　浅井　麻紀
発行所　株式会社 文光堂
　　　　〒113-0033　東京都文京区本郷7-2-7
　　　　TEL（03）3813-5478（営業）
　　　　　（03）3813-5411（編集）

©山田 実, 2017　　　　　　　　　　印刷・製本：広研印刷

乱丁, 落丁の際はお取り替えいたします.

ISBN978-4-8306-4557-0　　　　　　　　　　Printed in Japan

・本書の複製権，翻訳権・翻案権，上映権，譲渡権，公衆送信権（送信可能化権を含む），二次的著作物の利用に関する原著作者の権利は，株式会社文光堂が保有します.
・本書を無断で複製する行為（コピー，スキャン，デジタルデータ化など）は，私的使用のための複製など著作権法上の限られた例外を除き禁じられています. 大学，病院，企業などにおいて，業務上使用する目的で上記の行為を行うことは，使用範囲が内部に限られるものであっても私的使用には該当せず，違法です. また私的使用に該当する場合であっても，代行業者等の第三者に依頼して上記の行為を行うことは違法となります.
・JCOPY〈出版者著作権管理機構 委託出版物〉
本書を複製される場合は，そのつど事前に出版者著作権管理機構（電話03-5244-5088, FAX 03-5244-5089, e-mail: info@jcopy.or.jp）の許諾を得てください.